方证相应

——济南中医儿科方证流派传承辑要

崔文成 孙 娟 张若维 主编

山东科学技术出版社

编写委员会

主　编　崔文成　孙　娟　张若维
副主编　郑三霞　张慧敏　康凤斌　宋春霞　任　雪
编　委　（按姓氏笔画排序）

于长华	于水灵	万小莘	王　刚	王延泉	王兆芳
王珍珍	王　娜	王　艳	王　萍	王斯琦	王鲁莉
王婷婷	王新钰	艾国军	卢秀艳	边　宁	刘春燕
刘秋红	刘洪坤	刘晓菲	刘淑梅	刘靖靖	刘黎卉
闫　雁	闫瑢琦	闫韶华	安　娜	安　琳	孙　鹏
芦珊珊	杜兆千	李东风	李　刚	李凯峰	李添楠
李胜男	李　雯	吴继芳	吴　越	吴　静	张如水
张明亮	张泽正	张桂兰	张晓冬	张敏青	张　群
张　静	张毅蕾	张　燕	陈荣才	陈振华	陈海燕
陈智敏	卓成瑶	赵延春	赵　岩	郝云萍	郝晓丽
荣雅琪	姜　宁	聂恒磊	贾云云	贾　青	夏立红
徐真真	徐振华	徐　鑫	高桂芳	郭水玲	曹　宏
崔正昱	葛　慧	董　娟	傅纯瑜	窦轶非	

编　审　（按姓氏笔画排序）

马其江	刘荣奎	刘清贞	刘谟梧	孙　虹	杨献春
迟景勋	孟宪兰	耿　杰	郭立华	浦家祚	鲁　冰

内容提要

　　方证相应是指外来的中药处方与接诊个体内在的本质相符,施治后人之神应于中,内应外合,共奏其功。该书主要内容:

　　1.整理了流派历代传人传记及代表性著作、流派典籍、医话医论、方志记载、历史实物等文史资料,梳理出清晰的流派传承脉络。

　　2.比较历代传人学术观点、学术论著,探索流派思想学说的历史发展演化规律,挖掘出对当代中医药学术发展具有开创性和指导意义的学术观点,进一步完善了流派学术思想。

　　3.根据临床实际需要,提炼出了针对优势病种的流派特色诊疗技术。

　　4.挖掘流派文化特色,彰显了流派传统文化中蕴含的美德,体现了济南中医儿科方证流派一个多世纪以来坚持不懈的奋斗精神。

　　5.概要总结了刘清贞、孟宪兰两位全国名老中医药专家传承工作室及刘谟梧、杨献春、崔文成、孙娟等多个省、市、院级中医传承项目的工作成绩。

　　该书对人才培养有学术价值,对文献研究有史学价值,对防治疾病有实用价值,适合广大儿科工作者、医学生、中医爱好者学习参考,儿童家长也能从中获得很多裨益。

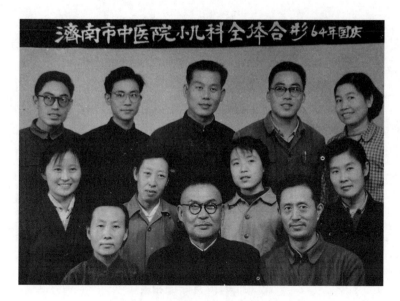

济南市中医医院小儿科全体合影

（1964年国庆拍摄）

前排左起：傅纯瑜　刘东昇　赵蓬山

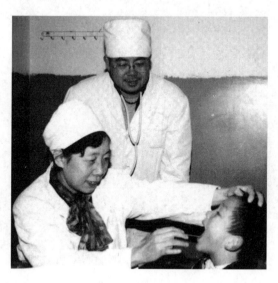

第二批全国老中医药专家学术经验继承工作师承照片

（1998年拍摄）

左起：导师刘清贞　继承人崔文成

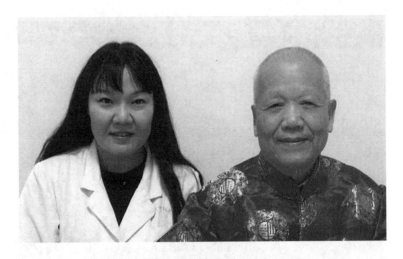

2002 年济南市中医医院名医承继工程师承照片

(2016 年 10 月 25 日拍摄)

左起:承继人张慧敏　导师刘谟梧

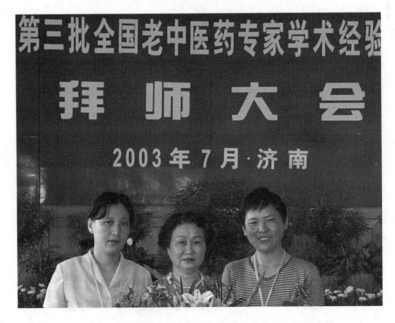

第三批全国老中医药专家学术经验继承工作师承照片

(2003 年 7 月拍摄)

左起:继承人边宁　导师孟宪兰　继承人孙娟

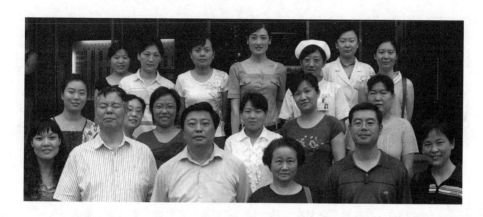

孟宪兰退休仪式

（2007 年 8 月 10 日拍摄）

前排左起:张慧敏　王延泉　书记院长马其江　孟宪兰　崔文成　孙　娟

中排左起:韩　蕊　荣雅琪　李文玲　刘春燕　贾　青　宋春霞

后排左起:卓成瑶　边　宁　郑三霞　任　雪　王兆芳　闫　雁　郝晓丽

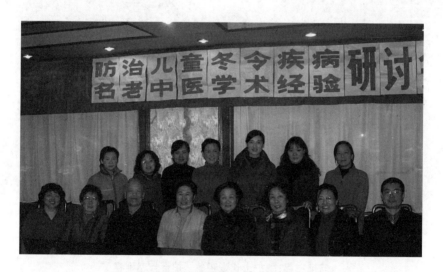

防治儿童冬令疾病名老中医学术经验研讨会

（2007 年 12 月 14 日拍摄）

前排左起:杨献春　张桂兰　刘谟梧　党委副书记孙虹　孟宪兰　刘清贞　刘淑梅　崔文成

后排左起:闫　雁　荣雅琪　郑三霞　孙　娟　任　雪　张慧敏　贺　倩

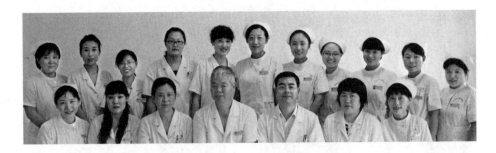

济南中医医院儿科部分人员合影

(2010 年 8 月拍摄)

前排左起:赵延春　张慧敏　孙　娟　王延泉　崔文成　宋春霞　张晓冬

后排左起:张　燕　周英兰　王　艳　吴继芳　任　雪　王兆芳　芦珊珊

张毅蕾　李　雯　姜连双　卓成瑶

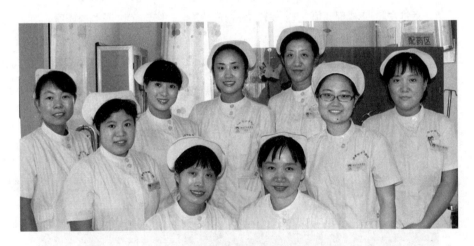

济南中医医院儿科部分护理人员合影

(2010 年 8 月拍摄)

前排左起:副护士长张晓冬　护士长赵延春

后排左起:姜连双　卓成瑶　李　雯　芦珊珊　王兆芳　张毅蕾　张　燕

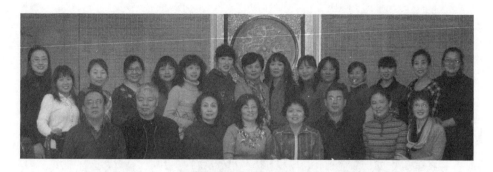

刘淑梅退休仪式

（2010 年 10 月 30 日拍摄）

前排左起:汪育锟　王延泉　赵　岩　刘淑梅　杨献春　崔文成　孙　娟　李东风

后排左起:芦珊珊　刘春燕　姜连双　郝晓丽　谢　芬　张晓冬　任　雪　郑三霞

　　　　张慧敏　赵延春　张　燕　王　艳　李　雯　周英兰　吴继芳

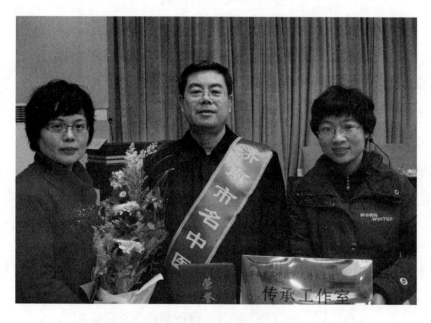

首批济南市名中医"薪火传承 231 工程"拜师大会师承照片

（2012 年 1 月 13 日拍摄）

左起:继承人郑三霞　导师崔文成　继承人张敏青

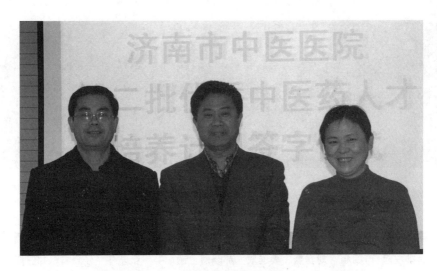

济南市中医医院第二批优秀中医药人才培养计划签字仪式

（2012 年 3 月 22 日拍摄）

左起:儿科主任崔文成　书记院长耿杰　培养对象孙娟

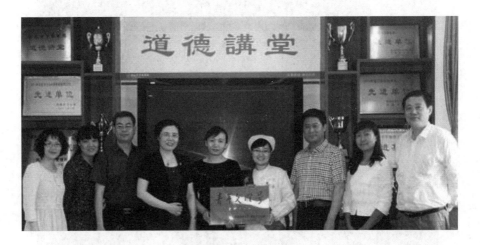

济南市青年文明号授牌

（2013 年 5 月 13 日拍摄）

左起:李东风　张慧敏　崔文成　高　萍　赵延春　张毅蕾　耿　杰　邓　阳　鲁　冰

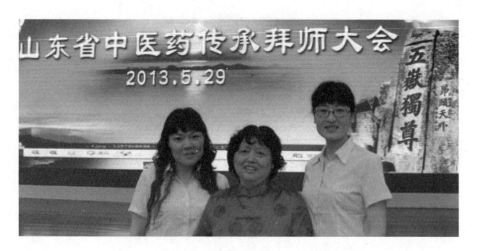

山东省中医药传承拜师大会(第一批)师承照片

(2013 年 5 月 29 日拍摄)

左起:继承人张慧敏　导师杨献春　继承人任雪

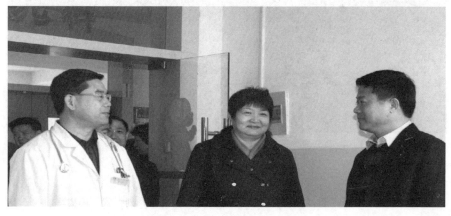

新春团拜

(2015 年 2 月 19 日拍摄)

左起:儿科主任崔文成　业务院长郭立华　书记院长耿杰

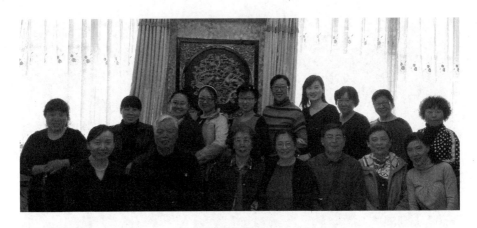

王延泉退休仪式

（2015年4月17日拍摄）

前排左起:赵延春　王延泉　刘清贞　刘淑梅　崔文成　孙　娟　夏立红

后排左起:卓成瑶　刘春燕　张毅蕾　徐真真　张敏青　王兆芳　任　雪

张　燕　郝晓丽　姜连双

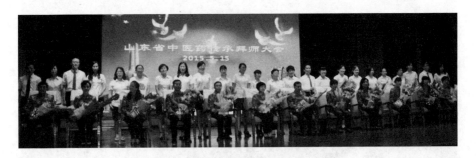

山东省中医药传承拜师大会（第三批）

（2015年5月15日拍摄）

导师　前排左起:刘荣奎　刘维明　唐晔　崔文成　刘　安　冯树军

李　刚　王荣欣　张红星　杨　晶　孙法丽　杨建新

继承人　后排左起第七八位:郑三霞　徐　鑫

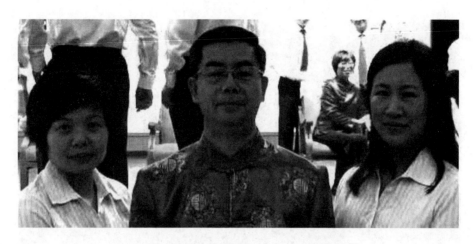

山东省中医药传承拜师大会(第三批)师承照片

(2015 年 5 月 15 日拍摄)

前排左起:继承人郑三霞　导师崔文成　继承人徐鑫

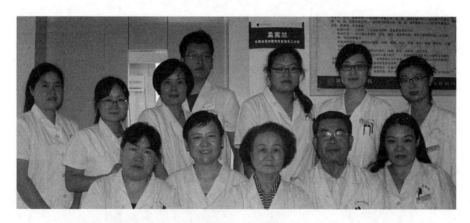

孟宪兰全国名老中医药专家传承工作室(第二批)部分人员照片

(2015 年 7 月 2 日拍摄)

前排左起:宋春霞　孙　娟　孟宪兰　崔文成　张慧敏

后排左起:卢秀艳　葛　慧　郑三霞　闫璐琦　吴继芳　任　雪　张敏青

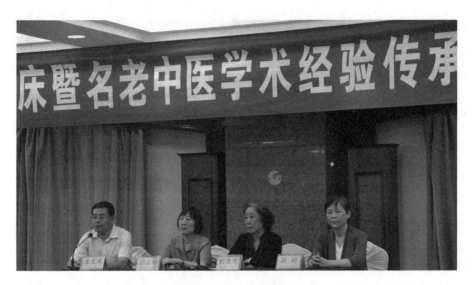

国家级继续教育项目开班仪式

左起:崔文成　张安玲　刘清贞　孙　娟

　　2015年9月17日至19日在济南市吉华大厦举办了国家级继续教育项目"《内经》理论与儿科临床暨名老中医学术经验传承学习班",李安源、刘清贞、孟宪兰、张安玲、崔文成、孙娟、宋春霞、张慧敏等专家学者做了专题报告,来自国内的150余位医务工作者参加了培训。

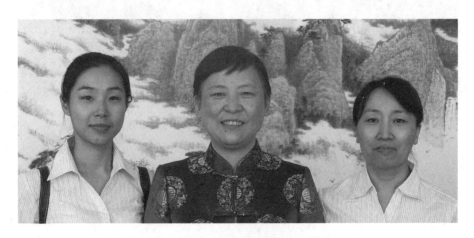

山东省中医药传承拜师大会(第四批)师承照片

(2016年5月17日拍摄)

左起:继承人姜宁　导师孙娟　继承人郭水玲

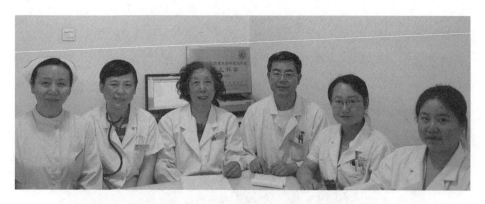

刘清贞全国名老中医药专家传承工作室(第三批)部分人员照片

(2016 年 5 月 26 日拍摄)

左起:赵延春　孙　娟　刘清贞　崔文成　葛　慧　卢秀艳

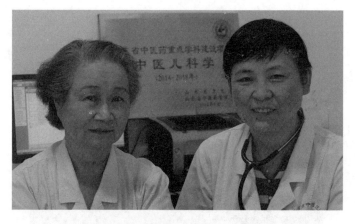

孟宪兰全国名老中医药专家传承工作室(第二批)照片

(2016 年 5 月 26 日拍摄)

左起:专家孟宪兰　负责人孙娟

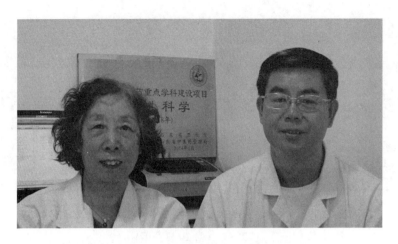

刘清贞全国名老中医药专家传承工作室(第三批)照片

(2016 年 5 月 26 日拍摄)

左起:专家刘清贞　负责人崔文成

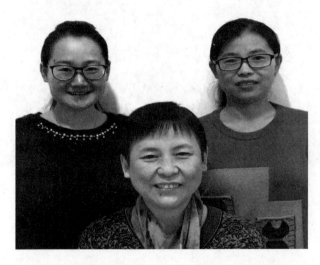

济南市名中医"薪火传承 231 工程"第二批师承照片

(2016 年 10 月 23 日拍摄)

左起:继承人葛慧　导师孙娟　继承人王艳

序

学派是同一学科中由于学说、观点的不同而形成的派别,学派中的分支称为流派。方证流派源于《神农本草经》《伊尹汤液经法》,成于《伤寒杂病论》。以《小儿药证直诀》为标志,中医儿科独立于宋代,名医辈出,代有传承。

济南中医儿科方证流派承扬方证医术,以刘东昇为创始人,有《儿科验方》等传世。这一薪火代有传承、学术影响深远、临床疗效显著、中医优势明显,是社会享有盛誉的中医学术地域性流派,已传承四代,不断适应社会需求,以众多的创新服务于社会,造福于儿童。

济南市中医医院的前身为"济南市立中医诊疗所",于1953年5月成立,是济南市乃至山东省首家由国家经办的中医医疗机构,1957年初济南市中医医院在此基础上筹建,同年8月成立。经过50多年的建设与发展,医院已经成为济南市以中医药为主、中西医结合的医疗、教学、科研、预防、保健、康复中心,是国家中医药管理局评定的三级甲等中医院、全国示范中医医院、国家中医药优势特色教育培训基地、全国第一批"治未病"预防保健服务试点单位、山东中医药大学附属医院、北京中医医院协作医院、山东省立医院协作医院、国家医师资格实践技能考试基地、山东省研究生联合培养基地、济南市科普教育基地。

济南市中医医院儿科从建院之初的几位医师、单一的门诊中医药服务,发展到现在的30多名医护人员、24小时全天候为18岁以下的人群提供中医为主的儿童医疗保健等多功能服务,享誉泉城内外,同时还承担着科研、科普宣传和山东中医药大学等院校的临床教学、研究生培养、住院医师规范化培训、继续医学教育等工作。2011年5月被评为济南市卫生系统"两好一满意"先进集体、2012年度济南市青年文明号,2014年1月被确定为山东省首批中医药重点学科中医儿科学(2014—2018年)建设单位,2016年被山东省中医药管理局评定为第四批"山东省中医药服务能力提升工程"重点专科,形成了特色突出、优势明显、影响较大、公认度高的济南中医儿科方证流派。

《方证相应——济南中医儿科方证流派传承辑要》是为了体现我院儿科成立半个多世纪以来坚持不懈的奋斗精神,佐证刘清贞、孟宪兰两位全国名老中医药专家传承工作室及刘谟梧、杨献春、崔文成、孙娟等多个省、市、院级中医传承项目的工作成绩,结合山东省中医药计划项目课题结题的要求,迎接山东省首批中医药重点学科——中医儿科学学科的验收,为建院 60 周年献礼而出版的一部著作。

本书对人才培养有学术价值,对文献研究有史学价值,对防治疾病有实用价值,适合广大儿科工作者、医学生、中医爱好者学习参考,儿童家长也能从中获得很多裨益。

济南市中医医院　党委书记、院长

2016 年 10 月 8 日

目 录

济南中医儿科方证流派沿革

一、什么是方证相应？

方证相应，是指外来的中药药物处方与接诊个体内在的本质相符，施治后人之神应于中，内应外合，共奏其功。

"内"是人体内，"外"是人体外，内与外的边界为天人之际，是皮、甲、黏膜，内与外的通道是玄。玄而又玄，众妙之门。

方证相应中的"方"，仅指中药药物处方。

"证"是对接诊个体本质的概括性判断。包括病因、病位、病程、禀赋体质、气化状态、因果关系、机制原理、变化趋势等。

"辨证"是指医师对接诊个体进行调查（望、闻、问、切、物理、化学等方法）后，经过鉴别辨认，得出接诊个体本质的概括性判断，而确定证名的过程。

"论治"是讨论治疗方案的过程。如据证立法，依法统方，以方对证，凭药治证。

"方证"是方剂适应证的简称。如《伤寒论》某方的适应证，即称之为某方证。法者不定之方，方者一定之法。证和方剂间存在着一定对应关系，方证相应就是一条捷径。重视辨方证，对发展中医有着重大意义。

"方证相对"即有是证用是方。不论是脏腑辨证、经络辨证，还是八纲、六经、卫气营血、三焦辨证，最终都要落实在方证上。

"施治"是治疗方案的具体实施过程。

"应"是治疗方案的具体实施过程中接诊个体的反应。

"疗效"看神机：有神机而内应、应于中、里应则有效，"方证相对、神机内应，效验必彰"；有神机而不应，神不使则无效；无神机、神机化灭则不治。

二、什么是学术流派？

在中医学数千年的历史发展过程中，涌现了张仲景、孙思邈、钱仲阳等一大批著名医家。他们在学术上各领风骚、独树一帜,形成了伤寒学派、温病学派、儿科学派等不同的学术流派。学术流派相互之间的争鸣与渗透,又促进了中医学术的发展,使中医理论不断完善,临床疗效不断提高,最终形成了中医学"一源多流"的学术及文化特色,使中医学奇葩绽放在世界医苑之中。

(一)学术流派的内涵

一是师承,二是学说。当代已故著名中医学家任应秋教授是第一个明确提出学术流派判定标准并获得学术界公认的学者。他提出:"凡一学派之成立,必有其内在的联系,否则,便无学派之可言。此说诚是也,所谓内在联系,不外两端:一者,师门授受,或亲炙,或私淑,各成其说而光大之;一者,学术见解之不一致,各张其立说,影响于人。"

(二)学派形成的条件

即一个或几个有影响的学术带头人,一部或几部反映该派新的学术观点的传世之作,一大批跟随"宗师"的弟子。

(三)提高临床疗效

临床疗效是中医存在和发展的基础,也是检验学术流派特色、方法和技艺的试金石。正如全国名老中医朱良春所说:"中医之生命在学术,学术之根本在临床,临床水平之高低在疗效"。

培植中医药学派,揭示学术流派理论、技术、特色的深层次价值,以提高临床疗效,服务于社会,适应社会日益增长的中医药物质文化需求,是伟大而光荣的历史使命。

三、济南中医儿科方证流派历史沿革、发展现状、学术影响

济南中医儿科方证流派承扬《神农本草经》、张仲景《伤寒杂病论》、钱仲阳《小儿药证直诀》等方证医术,以刘东昇为创始人,至今已传承四代。

(一)流派体系

1957年8月16日济南市中医医院建院之初,儿科即为骨干科室之一。

第一代成员有刘东昇、侯汉忱、杜震宇、裴玉洁、傅纯瑜等老前辈。

刘东昇(1904—1974年),男,河北省吴桥县人,1946年4月在公祥街10号开业应诊,1951年于济南市医务进修学校中医学部毕业,1952年11月任济南市三区联合诊所副所长。1957年8月16日济南市中医医院成立,刘东昇首任儿科主任,是1961年山东省卫生厅公布的23位济南市名中医之一,1962年4

月为济南市中医学会第六届委员会委员、儿科分会主任委员,专事中医儿科临床30余年,颇负盛名。1964年刘老带徒弟,曾整理出《儿科临床手册》,有《儿科验方》传世。

侯汉忱(1909—1981年),男,东平人,1933年在济南自学中医,1946年在万生堂药店行医,1952年加入联合诊所,1958年任济南市儿童医院中医师,1964年调入济南市中医医院任中医师,同年获市卫生局中医带徒弟奖。侯老行医近四十年,尤精于儿科,群众威望颇高,有《胃病浅说》《儿科求是》等论文数十篇,惜散佚难觅。

杜震宇(1910—1994年),男,济南长清归德镇人,1934年于北京师范大学毕业后,在济南、长清、临邑等地教授英语、历史等课程。日军侵华期间不能正常授课,杜老到归德开联合诊所。1953年奉泰安专署调到泰安中医教师进修班(现泰山医学院前身)讲授《伤寒论》等,1958年调入山东省卫生学校、妇产学校,曾在山东省西医学中医培训班、刘惠民先生开办的中医学习班任教。1963年杜老调入济南市中医医院内科、再到儿科工作至退休。1964年杜老下乡到王舍人庄从事医疗救助,因防病治病成绩突出,服务态度好,《济南日报》有事迹刊登并配发照片。有治疗扁桃体炎验方"喜薇地黄汤"[一见喜(穿心莲)9g,白薇9g,地黄12g]传世。

裴玉洁(1915—2008年)女,北京人,1958年12月于北京市私立汇通中医讲习所学习中医内科三年半,师从陈慎吾、穆伯陶、谢海洲、马秉乾、于道济等,曾任北京市护国寺中医门诊部中医师、北京市西城区人民代表、西城区法院陪审员,1966年来济南市中医医院任儿科医师,有《对功能性子宫出血的认识和临床辨证施治的体会》《急性肾炎的探讨》等资料传世。

傅纯瑜,女,1920年7月出生,北京人,1935年9月考入山东国医专科学校系统学习中医,毕业后开始在济南行医,新中国成立后经历了联合诊所等阶段,1957年8月16日成为济南市中医医院建院初期儿科医师,是济南市著名中医,曾任山东中医学会会员、儿科分会副主任委员、中华医学会会员,编印《中医儿科验方集》一册。

第二代成员有孙彩运、张桂兰、刘清贞、张玉兰、刘谟梧、孟宪兰、杨献春、王鲁莉、赵岩、王延泉、刘淑梅等。

孙彩运,男,1932年9月出生,山东省单县人,1960年起从事中医儿科临床工作,有治疗多汗验方"五倍子散"(五倍子5g,五味子5g,共末敷脐)传世。

张桂兰,女,1937年出生,副主任中医师、副教授,1963年毕业于山东中医学院医疗系,同年分配到济南市中医医院,师承名老中医张希五先生,深受其教诲和指导。因忙于临证,无暇著述,所留资料甚少。

刘清贞,女,1939年出生,主任中医师、教授,是济南市中医医院儿科主任(第二任,至1995年),1997年被评为全国第二批老中医药专家学术经验继承工作指导老师(继承人崔文成),2006年被评为济南市名老中医,2007年被评为山东省名中医药专家,2012年12月任山东省名老中医药专家传承工作室建设项目专家,2014年被评为第三批全国名老中医药专家传承工作室建设项目专家,主研"乳蛾解毒合剂治疗小儿扁桃体炎的临床及实验研究",于1995年获济南市科学技术进步奖二等奖(第1位),参编《方药传真》《婴童金方》等著作,发表论文30余篇。

张玉兰,女,主治中医师,擅用桑菊饮合麻杏石甘汤加减治疗咳嗽。

刘谟梧,男,1943年出生,副主任中医师、副教授,是济南市中医医院儿科主任(第三任,1995—2003年)。2002年被评为济南市中医医院名医承继工程指导老师(承继人张慧敏)。刘老出身中医世家,幼承家训,师承济南市名老中医刘子珍,曾历任山东中医儿科学会委员、秘书,济南市中医学会理事、副主任委员,济南市中医儿科学术带头人,多次被评为山东中医药大学优秀带教老师。

孟宪兰,女,1946年出生,河南原阳人,主任中医师、教授,曾任济南市中医医院儿科副主任(1995—2004年)、农工民主党济南市中医医院支部主委(1995—2003年)。2002年被评为全国第三批老中医药专家学术经验继承工作指导老师(继承人孙娟、边宁),2002年被评为济南市中医医院名医承继工程指导老师(承继人孙娟),2006年被评为济南市名老中医、济南市"医界女杰",2012年9月任全国名老中医药专家传承工作室建设项目专家,发表论文20余篇,主研宣肺合剂,"宣肺饮的临床与实验研究"获山东省卫生厅科技进步二等奖(第1位)和济南市科技进步三等奖(第1位)。2016年孟宪兰全国名老中医药专家传承工作室通过验收,并出版《孟宪兰儿科经验集》。

杨献春,女,1951年出生,主任中医师、教授,曾任济南市中医医院院长助理,科技外事科主任,济南市第十一、十二届人民代表大会代表。1999年被评为济南市卫生局专业技术拔尖人才,2002年被评为济南市中医医院名医承继工程指导老师(承继人任雪),2006 年被评为济南市名中医,2012 年 12 月任山东省五级师承工作指导老师(继承人张慧敏、任雪),发表学术论文 20 余篇,副主编《中医证病名大辞典》《小儿常见病实用方》,主研退热合剂"退热宝治疗小儿发热的临床与实验研究"获山东省科技进步三等奖(第 1 位)和济南市科技进步二等奖(第 1 位);开发研制的"小儿双金清热口服液"已转让药厂投入生产。

王鲁莉,女,1953 年 10 月出生,副主任中医师、副教授,擅长诊疗小儿发热、急慢性扁桃体炎、病毒性心肌炎、小儿哮喘、支气管肺炎、厌食、胃炎、腹泻等疾病,有小儿外治、穴位敷贴之专长。

赵岩,女,1954 年出生,副主任中医师、济南华医门诊部主任,1971 年高中毕业被分配到济南市中医医院儿科工作,曾任济南市中医医院团支部副书记,1979 年考入山东中医学院夜大学习,1994 年在济南市历下区东关大街长盛南区 41 号创建华医门诊部(历下赵岩诊所),泉城内外求诊者众多,日诊高达上百人次。

王延泉,男,1955 年 3 月出生,副主任中医师、副教授,曾任农工民主党济南市中医医院支部主委(2003—2007 年)、济南市中医儿科专业委员会副主任委员、山东中医药学会儿科专业委员会委员,发表《藿连二陈汤治疗小儿急性胃炎 60 例》等论文十余篇,主持研究"清肺止咳合剂治疗肺热咳嗽"项目,成功研制出医院自制制剂清肺止咳合剂(第 1 位)。

刘淑梅,女,1955 年 5 月出生,师从傅纯瑜学习中医儿科,曾任济南市中医医院小儿外治专科主任、副主任中医师、山东中医药大学兼职副教授,2000 年始主持开展了儿科外治、贴敷疗法,特别是引领冬病夏治三伏贴形成了规模效应。

第三代成员有曹宏、崔文成、孙娟、边宁、宋春霞、徐鑫、张慧敏、夏立红、郑三霞、任雪等。

曹宏曾任济南市中医医院儿科医师、山东省首届名老中医学术继承人,现为山东中医药大学附属医院儿科主任中医师、教授、硕士研究生导师、国家重点学科小儿脾胃病专业学术带头人、国家中医药管理局中医师资格认证中心考试命审题专家。其主持的"治疗小儿轮状病毒肠炎的中药贴敷剂及其制备方法"获国家发明专利,已出版《中医儿科学》《儿童常见病中医疗法及生活指南》《婴幼儿合理喂养与日常生活保健》等著作 6 部,发表学术论文 50 余篇。

崔文成,主任中医师、教授,硕士研究生导师,是济南市中医医院儿科主任(第四任,2004 年至今),山东省第四批中医药重点专科儿科带头人,山东省首批中医药重点学科建设项目中医儿科学学科带头人,全国名老中医药专家刘清贞传承工作室建设项目负责人,中华中医药学会儿科委员会委员,山东中医药学会儿科专业委员会副主任委员。2006 年崔主任被评为济南市名中医,2007 年被评为全国优秀中医临床人才,2011 年任首批济南市名中医"薪火传承 231 工程"指导老师(继承人郑三霞、张敏青),2013 年被评为山东名中医药专家,2015 年被评为第三批山东省五级师承工作指导老师(继承人徐鑫、郑三霞)。他主持的"泻肺止咳合剂治疗小儿痰热咳嗽临床研究"于 2000 年获济南市科学技术进步奖三等奖(第 1 位),"甘寒除毒法治疗儿童心肌炎的研究"于 2009 年获山东中医药科学技术奖三等奖(第 1 位)、2010 年获济南市科学技术奖科技进步奖三等奖(第 1 位),出版《小儿常见病实用方》等 9 部著作,发表 40 余篇论文,100 多篇科普文章。

孙娟,主任中医师、教授,山东中医药学会儿科专业委员会委员,全国名老中医药专家孟宪兰传承工作室建设项目负责人。2006 年孙教授被评为济南市优秀青年中医,2009 年被评为山东省高层次优秀中医临床人才,2014 年任第二批济南市名中医"薪火传承 231 工程"指导老师(继承人王艳、葛慧),2016 年被评为第四批山东省五级师承工作指导老师(继承人郭水玲、姜宁),2016 年被评为全国优秀中医临床人才。其主持的"厌食贴对小儿厌食症小肠吸收功能的改善"(第 1 位)通过鉴定达国内领先水平,已出版《儿科病调养与护理》《健康教育丛书·儿科病》《孟宪兰儿科经验集》等 7 部著作,发表学术论文 20 余篇,科普文章数十篇。

边宁,副主任中医师、副教授,2006 年被评为济南市优秀青年中医。

宋春霞,副主任中医师、副教授,已出版《现代儿科学》《现代中医儿科诊断治疗学》等 4 部著作,发表学术论文 15 篇。

徐鑫,副主任中医师、副教授,参编《陈教授谈养生》《亚健康与中医药》等著作,发表多篇论文。

张慧敏,副主任中医师、副教授,是济南市中医医院儿科副主任(2004 年至今),参编《名医经验荟萃》等多部著作,发表学术论文 18 篇。

夏立红,副主任中医师、副教授,已出版《临床新生儿诊疗与护理精要》,发表学术论文十余篇。

郑三霞主治中医师进修于北京儿童医院。任雪主治中医师进修于济南市中心医院,现都已结业。

第四代成员有张敏青、葛慧、卢秀艳、王艳、吴继芳、郭水玲、姜宁、闫璐琦、李凯峰等。他们积极进行中医药继续教育,采用个人自学、在职研修、外出进修、学术交流、教学相长等多种形式,积极参加全国、省、市、院人才培养工作,张敏青、葛慧进修于上海儿童医院,都已结业。他们在临证、教学、科研、传承等方面多有建树,已获荣誉多项,参研项目多项,参编著作多部,发表论文多篇。

(二)发展历程

济南市中医医院儿科从最初的几位医师、单一的门诊中医药服务,发展到现在的 30 多位医护人员、24 小时为 18 岁以下的人群提供以中医为主的儿童医疗保健等多功能服务,享誉泉城内外,同时还承担着科研、科普宣传和山东中医药大学等院校的临床教学、研究生培养、住院医师规范化培训、继续医学教育等工作。2011 年 5 月济南市中医医院被评为济南市卫生系统"两好一满意"先进集体、2012 年度济南市青年文明号,2014 年 1 月被确定为山东省首批中医药重点学科中医儿科学(2014—2018 年)建设单位,2016 年被山东省中医药管理局评定为第四批"山东省中医药服务能力提升工程"重点专科,形成了特色突出、优势明显、影响较大、公认度高的济南中医儿科方证流派。

1988 年始设儿科病床,收治肺炎、哮喘发作、化脓性扁桃体炎等患者,与骨科、妇科共同组成病区。

1989 年开始中药剂型改革,先后研制出乳蛾合剂、小儿退热合剂、宣肺合剂、清肺止咳合剂、泻肺止咳合剂、小儿调胃散、扶正散、厌食贴、清胃健脾丸、参连正心片等,为儿童提供了方便、安全、有效的制剂。

1995 年成立了儿科治疗室,开展日间门诊输液、推拿疗法、灌肠疗法,引进加压雾化机、微波治疗仪辅助治疗呼吸道疾病。

2000 年 5 月成立了小儿外治专科,开展药物贴敷疗法(即时贴、三伏贴),2007 年开展三九贴。

2000 年 8 月成立了儿科病房,同时开展了儿科 24 小时急诊工作,实现了多功能服务。

2004 年以来,连续举办儿童健康公益科普讲座,同时在国家、省、市有关报刊、电台、电视台、网站进行科普宣传,获得了较大的社会效益;科室管理、医疗教学工作按 ISO9001 - 2000 国际质量标准进行。

2007 年开始承担山东中医药大学儿科专业硕士研究生培养工作,至 2016 年 10 月,已有 14 位研究生毕业并获硕士学位,有 9 位研究生在读。

2008 年 12 月 4 日儿科整体搬迁到门诊楼第四、五层全部区域,设有门诊区、输液区(有 50 座椅和 9 张观察床位)和病房区(有 21 张住院床位),扩大了儿科业务用房面积,改善了儿童就医环境。

2009 年 1 月份结束含三聚氰胺奶粉致小儿泌尿系结石患儿的筛查、诊疗、信息表格上报等工作。2009 年防治禽流感、甲型 H1N1 流行性感冒等传染病,儿科医生参加发热门诊值班。院领导积极落实卫生支农巡诊任务,针对传染病,发挥中医药特色优势,积极开展防治活动,突出责任,公益宣传,适应广大人民群众健康需求,与济南教育电视台联合录制了《手足口病中医专家访谈》《中医专家谈甲型 H1N1 流感防治》电视讲座各 3 期,分别播出 12 次。

突出"冬病夏治"特色宣传,与济南电视台《泉城夜话》栏目合作录制了"冬病夏治"专题访谈;充分利用市卫生局与《济南日报》合作的"卫生专版",制发了"冬病夏治"专版。积极进行科普宣传,在《健康报》《中国中医药报》《齐鲁晚报》《生活日报》《山东商报》《当代健康报》以及齐鲁电视台、济南电视台、济南教育电视台、市卫生局网站、医院网站等宣传媒体进行讲座、发表科普文章共计 300 多篇(场)次。

2011 年 5 月 26 日—28 日,成功举办省级中医药继续教育项目"山东省贴敷疗法(冬病夏治)理论与实践进展培训班",来自全省 12 个地市的 150 多名中医药工作者参加了培训,考核合格者获得省级中医药继续医学教育项目学分证书。济南市中医药管理局副处长郭通道,济南市中医医院党委书记、院长耿杰出席培训班开班仪式并讲话,副院长郭立华主持培训班。李燕宁、孙建华、葛宝和、崔文成等专家分别做了《小儿哮喘的中医药贴敷治疗》《影响冬病夏治——穴位贴敷疗效因素的管理》《穴位贴敷疗法在慢性肺系疾病中的应用》《小儿常见疾病的外治疗法》的学术讲座,使国内不同地区的中医贴敷工做得到了交流和进一步推广,同时扩大了医院的知名度与影响力。

2013 年 6 月 20 日—22 日,于山东东方大厦成功举办山东省中医外治法进展培训班,来自国内的同仁百余人参加了培训,其中贴敷疗法(即时贴、三伏贴、三九贴)深受欢迎。培训前举办了开班仪式,山东省中医药继续教育中心刘喆主任参加了开班仪式并发言。马一兵、马淑霞、曹宏、刘荣奎、孟宪兰、崔文成、孙娟、张慧敏等专家分别做了《针灸治疗皮肤病的发展概况》《中医特色疗法——"冬病夏治"》《"冬病夏治"与中医特色疗法"三伏贴"》《冬病夏治穴位贴敷在肺病科的应用》《小儿肺炎三期九法论治》《伏九贴敷疗法要点》《外治法在儿科的应用》《小儿反复呼吸道感染的贴敷治疗进展》的专题讲座,为全省致力于中医外治的医务工作者搭建了一个相互学习、交流的平台,对促进中医外治法的发展起到了积极的作用。

2014年9月25日—27日,于济南市吉华大厦,成功举办山东省中医药继续教育项目"中医理论在儿童心肝疾病中的应用暨老中医学术经验传承学习班",来自全省12个地市260名中医药专业技术人员参加了此次培训。王俊宏、李新民、阎兆君、孟宪兰、刘清贞、崔文成、孙娟、张慧敏等专家分别就《儿童注意力缺陷多动障碍的中医临床思辨》《小儿癫痫的辨证和辨病治疗》《儿童抽动症诊疗进展》等中医儿科心肝系疾病的临床诊疗、名老中医学术经验的传承等做了专题讲座,对临床实践具有较强的指导意义。

2015年9月17日—19日,于济南市吉华大厦,成功举办国家级继续教育项目"《内经》理论与儿科临床暨名老中医学术经验传承学习班",来自国内的150余位医务工作者参加了培训。张安玲、李安源、刘清贞、孟宪兰、崔文成、孙娟、宋春霞、张慧敏等专家学者分别做了《从卫气失常探讨肥胖病机》《经典理论指导下的抽动症诊治》《"五脏六腑皆令人咳"运用经验》《聚于胃关于肺与儿科临床》《气化理论与儿科临床》《经典与儿科临床的几点体会》《治未病理论在儿科的应用》《疱疹性咽峡炎中医药治疗进展》专题报告,对提高各级中医师的专业素养起到了积极的作用。

(三)发展现状及展望

当前济南中医儿科方证流派有全国老中医药专家、山东省名中医药专家、济南市专业技术学科带头人、济南市名中医、全国优秀中医临床人才、山东省高层次优秀中医临床人才等20位医师和12位护士,承担医疗、预防保健、科普宣传、科研、教学、继续医学教育等多方面的工作。加强以坚持中医药特色、发挥中医药优势为核心的内涵建设,及时、有效地为患者提供中医药特色服务,打造

"名科"带动科室发展,推动中医学术进步。

以弘扬中医,造福儿童为主旨,保持和发扬了中医药特色,较好地发挥了中药饮片、配方颗粒和自制制剂(名药)等安全、有效、不良反应少的特色和优势。

运用名药独具特色的中药自制制剂:乳蛾合剂治疗风热、热毒证之扁桃体炎、咽炎、发热,退热合剂治疗发热、食火,宣肺合剂治疗肺气失宣之咳、喘、嗽,清肺止咳合剂治疗肺气不清之咳、喘、嗽,泻肺止咳合剂治疗肺气失降之咳、喘、嗽,清胃健脾丸治疗胃热脾虚之厌食、食火、腹痛,小儿调胃散治疗胃脾气虚之厌食、腹泻等都安全有效,享有盛誉。

名牌特色技术治未病,突出中医内病外治贴敷疗法优势。以预防为主,未病先防,已病防变,贴敷疗法(即时贴、三伏贴、三九贴)康复保健深受老百姓欢迎。尤其是冬病夏治三伏贴、冬病冬治三九贴,来院贴敷人次逐年增加。

名牌特色技术开辟给药新途径:保留灌肠、经皮给药、高压雾化吸入等途径给药,解决服药苦、打针痛的弊端,对治疗儿童疾病有独到之处。

刘清贞全国名老中医药专家传承工作室建设项目、崔文成首批济南市名中医"薪火传承231工程"和第三批山东省五级中医药师承教育项目、孙娟第二批济南市名中医"薪火传承231工程"和第四批山东省五级中医药师承教育项目正在进行中。

积极参与学术交流活动。崔文成当选为中华中医药学会儿科专业委员会委员,连任山东省中医儿科专业委员会副主任委员;王延泉、孙娟、张慧敏连任山东省中医儿科专业委员会委员。

教学相长。我院承担着中医住院医师规范化培训、山东中医药大学硕士生的指导、本科生临床带教工作,山东省中医药高等专科学校、山东省卫生学校、济南市卫生学校等院校学生的临床带教工作。

科室管理、医疗教学工作按 ISO9001 - 2000 国际质量标准、重点专科和重点学科建设标准进行;建立了责权利相一致的科室管理机制,做到职责明确,奖惩分明,激励有据,约束有力,充分调动每位职工的工作积极性。

弘扬中医传统的优良医德医风,积极开展"服务好、质量好、医德好、群众满意"活动,加强职业道德教育,建立和完善监督约束机制,加强监督机制建设,自觉接受社会监督、群众监督,深入开展法制教育,切实规范服务行为,提高群众满意度;认真总结经验,全面加强科室管理。加强基础管理,落实各项医疗管理核心制度;加强中医特色病证管理,坚持以中医药为主的办科方向;规范执业行为,增强依法行医责任意识;加强服务管理,树立中医良好形象,促进科室和谐、持续发展。

加强宣传引导,大力推进中医药文化建设。通过新闻出版、广播电视以及网络等各种传播媒介和途径,宣传党的中医药政策法规,中医药工作的新成就、新进展以及在保障人民群众健康方面的地位、作用和优势等,大力培育和倡导中医药文化的价值观念,营造特色鲜明、内涵丰富的中医药文化氛围,发挥中医药传统文化在弘扬中华文化中的重要作用,注重调动一切因素支持中医药工作的开展,努力为中医药发展创造良好的环境和氛围。

济南中医儿科方证流派不断适应儿童健康需求,与时俱进,不断创新发展,努力发挥中医药简便验廉的优势,为儿童提供安全、有效、方便、价廉的健康服务,发挥中医药适宜儿童医疗保健的特色优势、发挥中医药以预防为主,治未病的特色优势、发挥中西医结合的优势、发挥多学科联合的优势,持续改进,不断满足儿童健康需求,带动中医儿科事业发展,推动中医儿科学术进步。

第一代
刘东昇验方

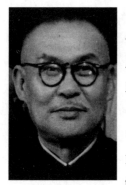

　　刘东昇(1904—1974年),别名椿庭,男,河北省吴桥县人,专事中医儿科临床30余年,颇负盛名,著有《儿科临床初探》一书,多为临床经验之谈。1964年刘老开始带徒弟,曾整理出《儿科临床手册》,深受各兄弟医院欢迎。

　　《济南中医药志》中还记载有:据1946年4月济南市中医登记:刘东昇,男,41岁,在公祥街10号开业应诊。1947年济南市中医师公会会员名册:刘东昇,会员,42岁,籍贯河北,学历儒学,简历行医11年。济南市医务界于1949年冬成立了医务进修学校,1951年中医学部毕业,其中(1、2班)有刘东昇,男,46岁。1951年3月20日济南市中医学会改选,刘东昇为第二届委员会候补委员。1952年11月刘东昇任济南市三区联合诊所副所长。1957年8月16日济南市中医医院成立,刘东昇任儿科主任。1961年山东省卫生厅公布的济南市名中医有23位,其中有刘东昇。1962年4月刘东昇为济南市中医学会第六届委员会委员,儿科分会主任委员。

　　1964年刘东昇著有《刘东昇验方》一书,内容如下。

1. 麻疹

发疹期

【症状】发热无汗,头痛面赤,羞明目泪汪汪,流涕咳嗽喷嚏,烦躁不安,气促,在口颊内部近臼齿处,多出现如针尖大小白色小点数枚,周围红晕,名曰滑氏麻疹黏膜斑。脉搏多数,指纹紫,舌质红,苔白薄。

【病因病机】疹毒郁遏于肺,风寒怫郁肌表,毒邪不得外透。

【治法】辛凉透表。

【处方】金银花6g,连翘6g,浮萍草6g,蝉蜕6g,炒牛蒡子3g,桔梗6g,浙贝母6g,芦根9g,甘草3g。

加减:大便溏薄者加升麻3g,葛根6g。

【方歌】发疹期有发疹方,银花连翘牛桔囊,浙贝蝉蜕萍芦草,便溏升麻葛根良。

透疹期

【症状】疹已出齐,但高热不退,头痛自汗,咳嗽气急,精神不振,脉数,指纹青紫,舌质绛,苔黄。

【病因病机】疹出后期,毒热炽盛,灼伤津液或成败血。

【治法】苦寒解毒,甘寒生津。

【处方】临床验方。川黄连1.5g,栀子6g,黄芩6g,生地9g,金银花15g,沙参6g,生石膏9g,麦冬6g,玉竹6g,石斛6g,人中黄1.5g。

【方歌】麻疹透发苦甘凉,芩连栀膏人中黄,石斛玉竹冬地参,银花走表毒外攘。

向愈期

【症状】疹点减退,热度理应随之而降,反而体热稽留不退,咳嗽,呼吸不畅,唇焦口渴,大便秘,小便短赤,舌质红,少津无苔,脉濡数。

【病因病机】疹后肺胃热毒未清,徘徊于气营之间,灼伤阴液。

【治法】甘寒生津,凉血解毒。

【处方】临床验方。鲜生地9g,白茅根9g,赤芍6g,杏仁6g,桔梗6g,生石膏9g,天花粉6g,竹叶6g,连翘6g,钩藤6g,甘草3g。

【方歌】麻疹向愈茅地生,赤芍杏仁苦桔梗,花粉竹叶生石膏,连翘甘草与钩藤。

麻疹变证一

【症状】疹后高热,心烦,气急咳喘,痰鸣,鼻翼煽动,二目天吊,神志不清,四肢抽动,舌质红绛,津液短少,苔面干燥起刺,小溲短赤,脉数,指纹青紫。

【病因病机】疹出不畅而内陷,郁遏于肺,肺失清肃,温邪化热,热甚化火,火刑肺金,肺失清肃而闭郁,火灼伤阴,阴亏肝风内动。多为肺伤,虚而致内热虚喘。

【治法】救阴生津,定喘息风。

【处方】临床验方。西洋参6g,炙麻黄3g,杏仁6g,生石膏9g,甘草3g,苦桔梗6g,桑白皮6g,竹沥水9g,生石决明6g,僵蚕6g,钩藤6g。

【方歌】疹陷肺虚内闭喘,洋参麻杏石膏甘,桔梗桑皮竹沥水,石决钩藤与僵蚕。

麻疹变证二

【症状】体质消瘦,面色㿠白,二目直视不能眴,甚则失明,耳聋,舌强不能言,鼻干唇焦,舌质绛,苔厚干裂,啼哭无泪,烦躁不眠,手足瘛疭,两手撕挠眼睑,大便干,小便短赤,指纹青紫,直透气关。

【病因病机】疹毒内陷,邪热入肾,灼伤阴液,真阴枯涸,水不涵木,肝失濡养。

【治法】滋阴清热,柔肝息风。

【处方】临床验方。熟地黄9g,牡丹皮6g,山萸肉6g,山药9g,茯苓6g,川芎6g,枸杞子6g,肉苁蓉(寸云)6g,石决明6g,天麻6g,生龙牡各6g,蜈蚣1条,磁石6g,葛根9g(剂量原缺、今补)。

【方歌】疹毒内陷阴亏损,六味去泽入寸云,龙牡枸杞蜈蚣助,天麻芎葛决磁林。

麻疹变证三

【症状】疹出骤然隐没,大口吐血,面色㿠白,神识不清,咳嗽痰鸣,鼻翼煽动,肢冷便溏,小便短赤,舌质红,苔微黄。

【病因病机】疹毒内陷,邪伏于内,邪热炽盛,已伤肺阴,肺胃络脉被灼而破裂,血随咳而溢出,呈内陷外脱之势,患者已入于险恶之境,侍者亦处于惊慌之乡。

【治法】甘寒生津,宣散肺郁,兼以凉血。

【处方】临床验方。沙参9g,麦冬9g,川贝母6g,生地9g,藕节9g(剂量原缺、今补),白茅根10g,三七粉0.5g(分2次冲服)。

加减:血止后咳嗽痰鸣,食欲不振,口渴者,加炙麻黄3g,杏仁6g,生石膏9g,知母6g,天花粉6g,白扁豆9g,麦芽9g。

【方歌】疹毒内陷咳血生,沙参冬地贝母清,藕节茅根三七粉,血止咳加麻石杏。

麻疹变证四

【症状】疹后呼吸痰鸣,耳聋音哑,精神呆板,食欲尚好,二便正常。

【病因病机】湿热炽盛,炼液成痰,上蒙清窍而致。

【治法】升阳降火,滋阴开窍。

【处方】临床验方。蔓荆子6g,柴胡3g,木通3g,杭白芍6g,天冬6g,菊花6g,生地9g,茯苓6g,桑白皮6g,升麻3g,黄柏3g,知母3g,川贝母3g。

【方歌】疹后聋哑知柏来,贝母喜见芍菊开,蔓荆苓升通天外,柴胡地里桑皮栽。

2. 烂喉痧

【症状】壮热心烦,唇焦口渴,咽喉肿痛,周身密布朱红细碎小点,继则如云片摸之不碍手,按之散速聚迟,脉多浮数,舌红绛起刺如杨梅。

【病因病机】感受外邪,时疫疠气自口鼻而入于肺胃,而喉乃肺胃之门户,喉痧发于肌表者,因肺主皮毛,胃主肌肉,风邪外束,毛窍关闭,气郁于肺,且毛窍系胃之藩篱,毛窍闭则卫外之阳郁而上蒸腾肺胃致发喉痧。

【治法】清荣解表利咽。

【处方】临床验方。犀角1.5g(水牛角15g代),牡丹皮9g,生地9g,赤芍9g,玄参9g,川黄连1.5g,地丁9g,板蓝根9g,马勃1.5g,金银花12g,黛蛤散9g,芦根24g。

【方歌】烂喉痧病重喉咽,犀角地黄芍药丹,玄参马勃芦根连,地丁板蓝黛蛤散。

第一期

【症状】恶寒战栗,头晕烦躁,咳嗽胸闷呃逆,骨节痛,喷嚏流涕,咽喉肿痛或不痛,全身出现朱红色小点渐如云片,摸之不碍手,精神疲倦,思睡,舌红或绛起刺如杨梅,脉多浮数,指纹青紫。

【病因病机】时疫戾气,自口鼻吸入蕴于肺胃,复感外邪而发病,此时病毒尚浅,切忌因高热猛进大凉和食油腻辛酸等物。

【治法】辛凉清解。

【处方】葛根6g,薄荷3g,大青叶6g,浮萍6g,芦根9g,金银花6g,连翘6g,杏仁6g,赤芍9g,竹茹6g,桑叶6g,旋覆花6g,蝉蜕6g。

加减:汗不出加淡豆豉9g,牛蒡子6g;汗后仍咳嗽,去葛根,加浙贝母6g,酒芩6g。

若项肿咽痛,此为表邪已解,阴虚肺热,治宜养阴利咽。玄参9g,生地9g,白芍6g,薄荷3g,瓜蒌6g,甘草3g,射干6g,炒枳壳3g,桔梗6g,生石膏9g,山豆根9g。

【方歌】喉痧辛凉清解法,银翘桑杏薄芦加,大青葛蝉浮赤芍,竹茹更与旋覆花。养阴清肺利咽法,玄参地芍薄荷佳,枳壳桔梗生石膏,甘草豆根射干瓜。

第二期

【症状】口渴目赤,舌焦唇裂谵语等。

【病因病机】此为初起失于清解,毒邪不得外透而在体内作祟,毒热膨胀已极,体温40℃左右,营血有崩溃之虞,此时真阴最为要紧。

【治法】护阴祛邪。

【处方】羚羊角粉0.9g(冲),鲜生地9g,牡丹皮6g,金银花6g,浮萍6g,连翘6g,杭白芍6g,竹叶6g,麦冬6g,玄参6g,桑叶6g,芦根9g。

加减:大便不通加牛黄0.3g,再不通加川大黄6g;药后高热不退烦躁不宁,白水冲服局方至宝丹,每次半粒,日三次。

【方歌】护阴丹桑芦地羚,玄参银翘芍竹萍,便秘牛黄川军入,高热不退至宝灵。

第三期

【症状】气喘声哑,鼻翼煽动,周身紫点成片,或见泄泻无溲,口角流出黑血,甚则舌卷囊缩。

【病因病机】此为内外俱被毒热灼伤真阴,此诚内陷外脱存亡之秋,患者已入于险恶之境,侍者处于惊慌之乡。

【治法】救阴补元,清热解毒。

【处方】临床验方。西洋参3g,羚羊角粉0.9g(冲),鲜生地9g,玄参9g,白芍6g,鲜石斛6g,栀子6g,酒芩6g,忍冬藤6g,连翘6g,芦根9g。

【方歌】救阴补元清热毒,洋参羚地玄参斛,白芍栀子忍冬藤,酒芩连翘芦根入。

3. 白喉

风热疫毒

【症状】恶寒发热颈痛,身痛,咽喉肿痛,咳嗽胸闷脉数,咽部赤肿,扁桃体肿大并发现点片块样灰黄色假膜。

【病因病机】瘟疫之气自口鼻而入蕴于肺卫,复感外邪,毛窍闭则卫外之阳邪郁,而气郁于肺,上蒸咽喉而致。

【治法】清瘟化毒。

【处方】临床验方。生地9g,射干6g,山豆根6g,桔梗6g,川贝母6g,薄荷3g,竹叶6g,菊花6g,枇杷叶6g,桑叶6g,金银花6g,甘草3g。

加减:咳嗽甚者加杏仁6g,橘红6g;内热重者加生石膏10g,酒芩6g;便秘加瓜蒌6g,郁李仁6g;胸闷加枳壳(剂量原缺),厚朴1.5g。

【方歌】白喉速用化毒汤,生地射干豆根商,桔贝薄竹杷桑叶,金银菊花甘草强。

疫毒攻喉

【症状】声音嘶哑,咽喉部白膜甚至满口及上颚皆白,极痛且闭,水入即呛,口渴心烦,口臭便秘,溲赤脉数,舌质红绛苔白腻。

【病因病机】毒邪内陷,蕴于肺胃,毒热炽盛,上蒸咽喉。

【治法】清热解毒利咽。

【处方】龙胆草1.5g,生地9g,桔梗6g,白芍6g,射干6g,甘草3g,板蓝根6g,马兜铃4.5g,瓜蒌9g(剂量原缺、今补),生石膏9g。

加减:神志昏迷,舌质鲜红或绛、无苔、起芒刺加犀角3g(水牛角15g代),牛黄0.3g;胸闷加枳壳3g;便秘加川大黄6g,玄明粉6g;小便不利加木通3g,滑石6g。

【方歌】白喉清热泻火毒,胆草生地桔芍付,蓝根兜铃与生膏,射干甘草与瓜蒌。

阴虚毒热

【症状】咽喉干燥如火灼,口渴心烦,舌质红,津液短少,脉数无力,咽部有白点白块。

【病因病机】热毒郁遏于肺,灼伤肺阴。

【治法】养阴清肺。

【处方】玄参6g,生地9g,麦冬6g,白芍6g,川贝母6g,牡丹皮6g,薄荷3g,生甘草3g。

加减:面赤身热加连翘6g,金银花6g;烦躁加栀子6g,半夏3g;大便秘结加川大黄6g,玄明粉6g;小便短赤加木通3g,灯心草0.9g;胸下痞闷加山楂4.5g。

【方歌】郑氏养阴清肺汤,玄参芍甘麦地黄,薄荷贝母丹皮入,时疫白喉是妙方。

4. 水痘

【症状】初起如感冒,继则头面发际出现小疹点,发热,渐次上肢胸背及下肢出现疹点,一二日后高出皮肤,中央有小水疱迅速扩大,小者如米,大者如豆,内含清水晶莹明亮,根盘红晕,极少数因毒盛而灌脓浆,结黑痂,多日方能脱落,此非厉烈之证,若病初为痧疹而妄用透表,疱疹误为天花,滥用补托,皆能另生枝节,为害甚大。

【病因病机】温邪内蕴肺胃,外感风热之邪,湿邪郁肌表而成。

【治法】清散风热,渗湿解毒。

【处方】临床验方。金银花6g,连翘6g,赤芍6g,木通6g,竹叶6g,薄荷3g,蒲公英6g,栀子6g,蝉蜕3g,桔梗6g,滑石9g,杏仁6g,牛蒡子3g。

【方歌】水痘方本经验出,银翘薄荷牛桔竹,蝉栀芍滑木通细,蒲公食杏效勘卜。

5. 顿咳

【症状】阵发痉挛性咳嗽,最后伴有鸡鸣声,夜甚于昼,咳时引动舌本,随咳随伸,面色潮红,眼睑浮肿,口唇青紫,涕泪交流,引动痰食,剧则颈静脉怒张或鼻衄,痰中带血,眼球充血,年龄较大之患儿咳甚弯腰曲背,捶胸顿足,咳后平静如常。此外,有的患儿会伴消化方面的症状,如脘胀、纳呆、便溏。

【病因病机】小儿稚阴稚阳，气血未充，脏腑娇嫩，抗力薄弱，易感时邪，杂食不节，脾胃易伤，肺为娇脏，为五脏六腑之华盖，司呼吸，主皮毛，每感时邪，皮毛受之，肺首当其冲，肺失清肃，邪郁于肺，蕴藏日久，邪从火化，内自阳明，湿与热结，炼液成痰，上输于肺，冲咽喉而成。

【治法】理肺化痰，降逆止咳。

【处方】临床验方。夏枯草 6g，百部 6g，前胡 6g，白前 6g，橘红 6g，半夏 6g，苏子 3g，瓜蒌 6g，桔梗 6g，川贝母 6g，炒枳壳 3g，炙桑白皮 6g，五味子 1.5g，白芍 6g，连翘 6g，甘草 3g。

加减：痉挛者加钩藤 6g，僵蚕 6g；呕吐加旋覆花 6g，赭石 6g；痰涎壅盛加葶苈子 6g，大枣 3 枚；热极犯肺加麻杏石甘汤。

【方歌】顿咳须用夏枯草，百部前胡白前草，橘夏苏蒌桔贝翘，枳芍桑皮五味饶。

痉挛须用僵蚕钩，呕吐覆花赭莫少，痰涎壅盛葶枣入，随证加减很重要，

热极燔肺喘生变，麻杏石甘君莫少。

6. 痄腮

【症状】发热头痛，口渴微喘，腮下肿胀或左或右，或两腮尽肿，脉象滑数，指纹青紫，舌红苔黄。

【病因病机】本病多在于春夏两季，儿童最多见，内因阳明胃热，外因感受风热之邪，侵袭少阳，内犯阳明，腮下肿胀者乃因耳下为少阳阳明循经之路，温热上攻留恋经络所致。

【治法】清瘟解毒。

【处方】临床验方。酒芩 6g，川黄连 1.5g，玄参 6g，炒牛蒡子 3g，桔梗 6g，升麻 3g，板蓝根 9g，柴胡 3g，薄荷 6g，僵蚕 6g，生石膏 9g，连翘 9g，龙胆草 6g，甘草 3g。

加减：大便秘结加大黄 6g；声音嘶哑加胖大海（剂量原缺），蝉蜕 6g。

【方歌】痄腮清瘟解毒法，普济消毒去陈佳，去勃加连五分用，生石膏与胆草夸。

7. 黄疸

【症状】发热或不热,头痛,恶心,五心烦热,身目发黄,身疲无力,胁痛脘胀,小溲短赤,大便秘或便溏,呈灰色,脉多滑数,舌质红,苔白厚或黄厚。

【病因病机】湿热蕴郁日久外发肌表所致。临床分为阳黄、阴黄二种。阳黄为湿热,阴黄为脾寒湿郁。

【治法】阳黄宜清热利湿。

【处方】临床验方。茵陈9g,金银花6g,连翘6g,栀子4.5g,龙胆草3g,牡丹皮6g,枳实6g,败酱草6g,郁金6g,猪苓6g,泽泻3g,碧玉散6g。

加减:便秘加大黄3g,玄明粉3g;肝郁加柴胡、茵陈各3g;食欲不振加焦三仙(焦山楂、焦神曲、焦麦芽)各18g。

【方歌】黄疸清利湿热治,茵陈栀银翘丹皮,胆郁更合建泽泻,猪苓碧玉酱枳实。

8. 感冒

风温袭表

【症状】发热恶寒无汗,鼻流清涕,喷嚏咳嗽,面赤,舌淡苔白厚,脉浮数,指纹青紫。

【病因病机】小儿冷暖失于调节,卫外功能不固,感受风温之邪,客于肌表。

【治法】辛凉解表。

【处方】金银花6g,连翘6g,竹叶3g,薄荷3g,芥穗1.5g,桑叶6g,炒牛蒡子3g,豆豉3g,芦根9g,桔梗3g,甘草3g。

加减:表邪化热或表解内热重,舌质转红加酒芩6g,栀子6g,赤芍6g,去芥穗、豆豉、桑叶;咳甚加杏仁6g;呕恶加竹茹6g。

气营两燔

【症状】外感失治误治,发热不退,有汗或无汗,神志昏蒙思睡,口渴烦躁咳嗽,舌鲜红或绛,苔薄白少津,或苔黄脉数溲赤,指纹红紫,透过气关。

【病因病机】表邪失于清解,郁而化热,徘徊于气营之间。

【治法】透营转气,开窍清热。

【处方】临床验方。菖蒲 6g,郁金 6g,赤芍 6g,牡丹皮 6g,栀子 6g,酒芩 6g,薄荷 3g,竹叶 6g,金银花 6g,连翘 6g,生石膏 9g,知母 6g,菊花 6g,僵蚕 6g,紫雪散 1 瓶。

9. 湿温

湿重于热

【症状】发热恶寒,头痛身重,肢节疼痛,胸闷不舒,面色黄垢,午后发热为著,晨起减轻,脉弦细濡。

【病因病机】外有表邪,内有湿阻,三焦气化失司,湿蕴热蒸,湿重于热。

【治法】利湿清热。

【处方】金银花 6g,连翘 6g,赤芍 6g,栀子 6g,薄荷 6g,竹叶 6g,杏仁 6g,白蔻仁 6g,滑石 9g,莲子心 6g,通草 3g,甘草 3g,薏苡仁 9g。

【方歌】湿重于热三仁汤,滑石杏蔻苡草商,银翘赤芍栀薄荷,竹叶莲心通草良。

热入营血

【症状】发热烦躁,夜寐不安,口渴不欲饮,舌绛而干,脉细数,指纹青紫。

【病因病机】热入营血,扰及神明。

【治法】清营泻热。

【处方】犀角 3g(水牛角 15g 代),生地 9g,玄参 6g,麦冬 6g,丹参 6g,灯心草 1g,金银花 9g,连翘 9g,竹叶 9g,川黄连 1.5g,甘草 3g。

【方歌】热入营血扰神明,犀地玄冬连丹草,灯心银翘竹叶加,清营神明自然清。

湿热伤阴

【症状】夜热早凉,热退无汗,胸闷不饥,耳聋,神疲形瘦,口不渴,舌绛苔白,脉数,溲赤。

【病因病机】热病伤阴,邪热入于阴分,则夜热早凉;邪伏于内不得外出,故热退无汗;湿热之邪内蒙清窍,则神疲、耳聋、胸闷不饥、口不渴;阴伤则体倦。

【治法】育阴清热。

【处方】青蒿6g,鳖甲6g,地骨皮6g,牡丹皮6g,犀角3g(水牛角15g代),玄参6g,麦冬6g,银柴胡3g,白薇6g,胡黄连3g,杏仁6g,白蔻仁6g,薏苡仁6g,薄荷3g,竹叶6g。

【方歌】青蒿鳖甲薇胡连,犀角银柴丹骨玄,薄竹麦冬杏蔻苡,湿去热清阴复元。

10. 暑湿

【症状】夏秋之际,突然高热,昏仆倒地,头痛项强,不省人事,二目天吊,牙关紧闭,四肢抽搐,脉弦滑,舌苔白质红。

【病因病机】暑热盛而内动肝风。

【处方】生石膏30g,知母9g,玄参9g,甘草3g,茵陈9g,僵蚕6g,犀角3g(水牛角15g代),牡丹皮6g,连翘6g,菖蒲4.5g,麦冬6g,钩藤6g。

【方歌】暑湿邪与脑炎通,犀角丹皮为宗正,膏母玄甘茵冬蒲,翘蚕钩藤建奇功。

11. 伤暑

暑湿困表

【症状】身热恶寒无汗,头晕,胸闷呕恶,口渴或不渴,大便泄下,舌质红苔腻,脉浮紧或濡数,指纹青紫。

【病因病机】夏日伤暑湿之邪。

【治法】芳香宣透。

【处方】藿香6g,紫苏1.5g,香薷3g,陈皮6g,白术9g,厚朴1.5g,桔梗6g,半夏6g,川黄连1.5g,扁豆6g,六一散9g。

加减:有汗去香薷加佩兰,热重加酒芩6g,连翘6g。

【方歌】芳香宣透伤暑首,藿薷陈术朴紫苏,六一夏连扁豆桔,有汗去薷佩兰入,热重芩翘二钱付。

暑伤阳明

【症状】壮热头痛,面赤气促,心烦口渴,汗出小溲短赤,脉洪大,指纹青紫,透达气关。

【病因病机】暑热之邪燔灼阳明。

【治法】清气泄热。

【处方】临床验方。生石膏9g,知母6g,金银花6g,连翘6g,薄荷6g,竹叶6g,佩兰6g,栀子6g,赤芍6g,菖蒲6g,郁金6g,六一散9g。

【方歌】暑伤阳明用膏知,银翘竹叶薄六一,菖蒲郁金赤芍佩,逐邪还需用山栀。

暑伤心营

【症状】神志昏迷,烦躁不安,甚则谵语抽搐,四肢厥逆,舌红绛无苔或少苔。

【病因病机】暑伤心营。

【治法】清心凉营。

【处方】临床验方。犀角3g(水牛角15g代),生地6g,玄参6g,麦冬6g,竹叶6g,丹参6g,金银花6g,连翘6g,川黄连1.5g,灯心草0.9g,甘草3g。

【方歌】暑伤心营犀角连,银花连翘竹叶搏,元参丹参麦冬地,灯草引走小肠间。

12. 咳嗽

风寒束肺

【症状】身热恶寒无汗,体温增高,39～40℃,咳嗽,鼻塞声重,流涕喷嚏,不思饮食,大便干,小便短赤,舌淡苔薄白,脉浮数。

【病因病机】风寒外束,肺气失宣。

【治法】疏风散寒,宣肺止咳。

【处方】临床验方。桑叶6g,杭菊6g,牛蒡子9g,竹叶6g,竹茹6g,杏仁6g,桔梗6g,豆豉6g,金银花6g,连翘6g,薄荷1.5g,蚕沙6g,芦根9g,芥穗1.5g。

【方歌】咳嗽药用银翘蒡,桑菊芥穗杏桔藏,薄荷豆豉竹叶茹,蚕沙芦根成良方。

风热扰肺

【症状】咳嗽频频,咳痰黏稠,面赤口渴,大便干,小便短赤,指纹红紫,舌质红,苔白或微黄。

【病因病机】外感风热之邪入于内,从阳化热,并扰肺金而致肺热咳嗽。

【治法】肃肺清金宁嗽。

【处方】苏梗6g,杏仁6g,橘红6g,前胡6g,桔梗6g,桑白皮6g,知母6g,地骨皮6g,酒芩6g,枇杷叶6g,川贝母6g,栀子6g,甘草3g。

【方歌】肺热咳嗽苏梗杏,橘红前胡桔梗行,桑皮地骨知芩草,杷叶川贝栀子功。

燥伤肺津

【症状】干咳无痰,面红,口鼻干裂,烦渴引饮,夜卧不宁,体型瘦弱,神疲乏力,大便干,小便短赤,脉象细数,舌质红,少苔或无苔。

【病因病机】肺热伤津,阴虚燥咳。

【治法】养阴润肺,清燥止渴。

【处方】沙参6g,麦冬6g,玉竹6g,生石膏9g,杏仁6g,桔梗6g,桑叶6g,川贝母6g,阿胶6g(烊),紫菀6g,甘草3g,炙杷叶6g。

【方歌】儿科亦有燥咳证,清燥救肺去麻灵,添入玉竹贝桔梗,紫菀保肺咳嗽宁。

积滞痰热

【症状】咳嗽气促,脘腹胀膨,噫气,纳可,手足心热,睡卧不安,精神萎靡,大便干,小便短赤,舌苔厚腻,指纹多暗滞。

【病因病机】乳食不节,致伤脾胃,积滞生热,蕴酿成痰,而致咳嗽。

【治法】健脾和胃,消食化痰。

【处方】苍术6g,厚朴1.5g,陈皮6g,半夏6g,枳壳6g,砂仁6g,木香3g,六曲6g,麦芽6g,槟榔6g,鸡内金6g,莱菔子6g。

【方歌】伤食咳嗽苍朴陈,半夏枳壳缩砂仁,六曲木香莱菔子,麦芽槟榔鸡内金。

13. 痰喘

风寒闭肺

【症状】发热恶寒,无汗头疼,面红,咳嗽痰鸣,鼻塞流涕,胸闷憋气,舌质淡苔白,脉浮滑数或浮紧。

【病因病机】外因风寒束表,内因肺气郁闭化痰。

【治法】疏风解表,宣肺平喘。

【处方】炙麻黄 3g,杏仁 6g,生石膏 9g,桔梗 6g,薄荷 6g,牛蒡子 3g,金银花 6g,连翘 6g,桑叶 6g,芦根 9g,芥穗 1.5g,甘草 3g,竹叶 6g。

【方歌】风寒喘咳肺闭甚,麻杏石甘竹桔良,银翘薄荷桑牛蒡,芦根芥穗成一方。

痰热蒙窍

【症状】发热面赤,唇焦鼻干,口渴引饮,神志昏蒙,烦躁不安,气急鼻煽,胸部膨胀高实,咳喘连声,舌红苔黄,脉数,指纹多过气关。

【病因病机】痰热内闭于肺,传于心包,清窍被蒙。

【治法】辛凉开肺,清心开窍。

【处方】炙麻黄 3g,杏仁 6g,生石膏 9g,桔梗 6g,菖蒲 6g,郁金 3g,知母 6g,赤芍 6g,薄荷 6g,桑叶 6g,僵蚕 6g,竹叶 6g,甘草 6g,紫雪散 1 瓶。

【方歌】痰闭肺心蒙清窍,麻杏石桔郁赤芍,菖蒲知母薄桑叶,僵蚕竹叶紫雪草。

痰饮气送

【症状】咳嗽气促,喉中痰声辘辘如拽锯,胸膈痞闷,呕吐痰涎,甚则面色青紫,鼻翼煽动,舌苔多白滑或腻,脉多弦滑,指纹青紫暗。

【病因病机】肺胃郁热炼液成痰,阻塞气道,气逆痰饮致喘。

【治法】降逆平喘,化痰止咳。

【处方】炙麻黄 3g,杏仁 6g,生石膏 9g,苏子 3g,瓜蒌 6g,橘红 6g,枳壳 3g,桑白皮 6g,半夏 6g,葶苈子 6g,大枣 3 枚,前胡 6g,甘草 3g,川贝母 6g。

【方歌】痰饮咳喘麻杏甘,橘红苏子枳夏前,川贝桑皮生石膏,葶苈瓜蒌大枣添。

痰热蕴肺

【症状】咳嗽气喘,张口抬肩,痰涎壅盛,喉中痰鸣,夜间为重,胸闷烦躁,坐卧不宁,纳呆,舌质红,苔白薄,脉滑。

【病因病机】痰热内蕴所致的慢性哮喘。

【治法】清降肺气,定喘化痰。

【处方】炒白果6g,炙麻黄3g,杏仁泥6g,半夏6g,生石膏9g,橘红6g,川贝6g,款冬花6g,苏子3g,瓜蒌6g,甘草3g。

【方歌】慢性哮喘定喘汤,白果麻黄杏夏商,橘红川贝生石膏,冬花苏子蒌草强。

14. 解颅

【症状】畸形发育,颅缝分裂,头顶软,青筋暴露,头大如斗,身体瘦弱,眼珠下垂,白睛暴露,目无神采,状如傻瓜。

【病因病机】先天不足,气血俱虚。先天以肾为本,肾主骨,肾虚则骨髓不生;髓生脑,人以脑为根,脑髓不充则血气禀赋不足。可见禀赋的强弱系于父母,人无髓益脑,譬犹无泉之水。

【治法】培元补心。

【处方】生地9g,熟地9g,山药9g,山萸肉6g,枸杞子6g,芡实6g,川芎6g,牡丹皮6g,泽泻6g,地骨皮6g,生龙牡各6g,蜈蚣2条,肉苁蓉6g,牛膝4.5g,磁石9g,莲肉6g,天冬6g。

【方歌】解颅云冬补正气,萸膝芡药生熟地,丹骨芎泽枸杞子,磁莲龙牡蜈蚣宜。

【处方】川芎3g,酒芩6g,炒黄柏3g,牵牛子3g,苏薄荷3g,滑石粉6g,槟榔3g,连翘6g,赤芍6g,生石膏9g,绿升麻3g。

【方歌】解颅积水芎芩黄,滑石二丑薄槟榔,芍翘石膏升麻入,火去水滋脑清爽。

【处方】熟地9g,山萸肉9g,淮山药9g,粉丹皮6g,云苓9g,泽泻6g,车前子6g,川断6g,沙苑子9g,桑寄生9g,肉苁蓉9g,何首乌12g。

加减:脑积水消退后去首乌、川断,加菟丝子9g,女贞子9g。

15. 婴儿湿疹

【症状】头面满布粟粒样丘疹,融合成片,瘙痒难忍,黄水浸湿,甚则遍及满身,有腥臭味,烦躁不安,哭闹异常,昼夜不得眠,苔白腻质红,指纹紫。

【病因病机】风湿客于肌腠,湿热搏结而成。痒甚者为风重,流水多湿重,面赤舌红甚为热重,疼痒并甚者为风湿并重。

【治法】清热凉血,渗湿散风。

【处方】黄连1.5g,黄芩6g,栀子10g,苍术6g,黄柏3g,木通3g,泽泻3g,荆防各3g,赤芍6g,生地9g,连翘6g,薏苡仁9g,六一散9g,蝉蜕6g,大青叶6g。

加减:头面及四肢重者加川芎6g,蔓荆子6g;下肢重加防己3g,草薢6g;口渴加天花粉6g;面赤加白茅根15g;渗出物多加车前子3g;局部鲜红加龙胆草6g;白薇9g,便秘加大黄3g;脱屑成裂纹者加当归6g,何首乌6g。

【方歌】湿疹栀翘青芩连,薏通地芍荆防蝉,苍柏泽泻六一入,头面四肢重芎蔓,面赤加用白茅根,下肢重者薢己添,渗出物多用车前,局部鲜红薇龙胆,口渴花粉秘大黄,脱屑裂纹归首安。

16. 热毒(暑疖)

【症状】夏秋之际,小儿头面身躯或四肢起小疮疖,流脓水,缠绵不已,疼痛乱冒,身不发热。

【病因病机】湿热搏结,气血凝滞肌肤而致。

【治法】益气活血通滞。

【处方】临床验方。生黄芪6g,当归15g,桔梗6g,乳没各6g,皂角刺6g,甘草3g,金银花9g。

加减:头面上肢重者加川芎6g,下肢加牛膝6g。

【方歌】儿科统治热毒方,乳没皂刺黄芪当,银花甘草同桔梗,上引川芎下膝良。

17. 暴发火眼

【症状】目赤肿痛,头痛流泪或生云翳,脉多浮数,指纹紫,舌红苔白。

【病因病机】内有伏火,外受风邪,风热上攻所致。

【治法】清肝泄火,祛风明目。

【处方】临床验方。生山栀6g,胡黄连3g,龙胆草3g,木贼6g,蝉蜕6g,赤芍

6g,生地 6g,蒺藜 6g,柴胡 3g,甘草 3g。

【方歌】暴发火眼风火煽,龙胆柴胡栀胡连,赤芍生地蝉蜕用,蒺藜木贼草相连。

18. 耳脓

【症状】耳朵流脓,或左,或右,或两侧;耳根红肿,或痛,或不痛;烦躁不安,啼哭吵闹;脉多弦数,或滑数,舌质红苔白,指纹青紫。

【病因病机】耳为肾之外窍,足少阴经所主。《灵枢·脉度第十七》篇云:"肾气通于耳,肾和则耳能闻五音矣。五脏不和则七窍不通,六腑不和则留为痈。"肾气虚,清阳不能上升,浊阴不能下降,火炎上耳致病。

【治法】升阳降火。

【处方】临床验方。升麻 3g,葛根 6g,柴胡 3g,蔓荆子 6g,栀子 3g,黄柏 4.5g,川黄连 1.5g,川贝母 6g,羌活 3g,蝉蜕 3g,知母 4.5g,桑白皮 6g,川芎 3g,甘草 3g。

【方歌】耳脓升阳降火汤,升葛柴羌蔓芎桑,连柏栀蝉知贝草,方出刘氏效力彰。

19. 鼻渊

【症状】鼻流浊涕,鼻塞不通,不闻香臭,脉多滑数,舌质红,苔白薄。

【病因病机】肺胃郁热,复感外邪,内郁化火,郁遏于肺,鼻窍郁遏所致。

【治法】清热解郁,宣通鼻窍。

【处方】临床验方。

鼻渊

细辛 3g,苍耳子 3g,薄荷 3g,白芷 1.5g,酒芩 6g,栀子 3g,天冬 6g,生石膏 9g,知母 3g,升麻 3g,枇杷叶 6g,甘草 3g。

【方歌】鼻渊苍耳辛薄芷,天冬升杷酒芩栀,石膏知母加甘草,肺窍清通儿受益。

鼻窦炎

辛夷 3g,酒芩 6g,栀子 6g,寸冬 6g,百合 6g,生石膏 9g,知母 3g,升麻 3g,生杷叶 6g,白茅根 9g,甘草 3g。

【方歌】鼻窦炎用辛夷方,芩栀寸冬百合商,知母杷叶石膏生,升麻甘草茅根尝。

20. 口疮

【症状】口颊、舌边、上腭等处发生白色溃疡、小疮,红肿疼痛,或见口齿肿胀,口流黏涎,烦躁不安,啼哭拒食。

【病因病机】心脾积热。

【治法】滋阴降火清心脾。

【处方】临床验方。升麻 3g,栀子 6g,生石膏 9g,生地 6g,麦冬 6g,木通 3g,竹叶 6g,川黄连 1.5g,甘草 3g,灯心草 0.9g。

【方歌】口疮心脾积热盛,升麻栀草连麦冬,木通竹叶灯心入,石膏生地皆用生。

21. 鹅口疮

【症状】口腔、舌面、牙床满布白屑,随拭随生,舌苔厚若积粉,或呈腐烂状,舌质红绛,满口流涎,烦躁不安,哭而无泪,入暮身热,面赤,大便干,小便黄赤,脉多滑数,指纹紫滞。

【病因病机】心脾二经毒热蒸熏。

【治法】清火解毒。

【处方】临床验方。川黄连 1.5g,酒芩 6g,麦冬 9g,金银花 6g,连翘 6g,熟大黄 3g,云苓 6g,灯心草 0.9g,甘草 3g。

【方歌】鹅口疮用芩连草,银花连翘麦冬好,熟军云苓加灯心,清热解毒此方疗。

22. 牙疳

【症状】牙龈赤烂肿痛,甚则呈紫黑色,口臭,牙缝出血,夜眠惊厥,脉多数,舌质赤,苔白或腻。

【病因病机】牙龈属胃络,毒热攻胃而致。

【治法】清胃凉血,泄火解毒。

【处方】当归9g,防风3g,白芷3g,槐角6g,细辛0.9g,熟大黄3g,升麻3g,藁本6g,地骨皮6g,黑豆9g。

加减:口渴加生石膏9g,知母6g;阴虚热重加生地9g,天冬6g,大青叶6g;烦热重加栀子6g,木通3g,灯心草0.9g。

【方歌】牙疳方用归防风,白芷槐角细辛同,藁本黑豆地骨皮,升麻大黄须用熟。

23. 风火牙疳

【症状】牙痛,或上下,或左右,或满口,牙龈红肿,甚则眼肿,脉多滑数,或浮数,舌质赤苔多色黄。

【病因病机】肺胃郁火,并外受风邪,风火上炎。

【治法】清胃泻火,散风凉血。

【处方】临床验方。青陈皮各6g,生地6g,当归6g,升麻3g,生石膏9g,全蝎2个,细辛0.9g,牡丹皮6g,甘草3g,荆芥3g,防风3g。

加减:上门齿痛属心,加川黄连1.5g,麦冬6g;下门齿痛属肾,加黄柏3g,知母6g;上两侧牙痛属胃,加川芎3g,白芷3g;下两侧牙痛属脾,加杭白芍6g,白术6g;上左侧牙痛属胆,加龙胆草4.5g,羌活3g;下左侧牙痛属肝,加柴胡3g,栀子3g;上右侧牙痛属大肠,加大黄3g,枳壳3g;下右侧牙痛属肺,加桔梗6g,黄芩6g;凡大便秘者加玄明粉6g。

【方歌】风火牙痛一验方,青陈升麻与荆防,丹皮细辛归生地,石膏甘草全蝎尝。

24.瘰疬

【症状】颈部及颌下触及皮下有大小不一的结核,触之可移动,多者如串珠,皮色不变,不觉疼痛,严重者溃破流黄血水,形体渐削,脉多细数,舌质红赤,苔多白腻,或黑苔。

【病因病机】①急性多因外感风热,毒气壅滞而致发。②慢性多因性情急躁,肝气郁久,化火内燔,以致炼液成痰,痰火上升,气血凝滞,结于颈项;或因肺肾阴亏火旺,肺津不能输布,灼伤津液为痰,痰火凝结,气血不得通畅,结于颈项而成。

【治法】散结清肝,养阴化痰,行气活血(原缺,今补)。

【处方】临床验方。海藻6g,昆布6g,夏枯草6g,生牡蛎6g,玄参9g,川贝母6g,桔梗6g,香附6g,青陈皮各6g,乳没各6g。

【方歌】瘰疬方内套消瘰,香附青陈制乳没,海藻昆布夏枯草,桔梗共入效尤卓。

25.伤食

食滞中脘

【症状】脘腹胀满,叩之如鼓,倦怠乏力,纳呆,夜卧不宁,手足心热,舌淡苔薄白或腻,脉滑,指纹暗滞。

【病因病机】饮食不节,积滞中脘,致使脾虚胃弱,运化失司。

【治法】健脾和胃,消食化滞。

【处方】临床验方。苍术6g,川厚朴1.5g,陈皮6g,川木香3g,砂仁3g,甘草3g,炒枳壳3g,焦三仙各6g,莱菔子6g,鸡内金6g,焦槟榔6g,大枣3枚。

加减:呕恶加半夏6g,生姜3片,藿香6g;腹痛加杭白芍6g,川楝子6g;便秘加川大黄3g。

【方歌】伤食腹胀苍朴陈,木香枳槟草砂仁,三仙莱菔枣内金,呕夏姜藿便秘军,腹痛加入杭白芍,川楝之类亦拣寻。

积滞伤脾

【症状】形体消瘦,精神委顿,纳呆气噫,脘闷不舒,大便溏薄,乳食不化,便夹乳块及食物,舌质多淡苔白,脉多濡缓,或稍数,指纹淡暗或青。

【病因病机】脾胃虚弱,运化失司。

【治法】健脾和胃,佐以消食。

【处方】临床验方。台参9g,炒白术6g,云苓6g,陈皮6g,山药6g,甘草3g,砂仁3g,木香3g,厚朴1.5g,泽泻3g,神曲6g,麦芽6g,炒枳壳3g,车前子3g,大枣3枚。

【方歌】伤食脾虚苓术参,曲泽厚朴草砂仁,麦芽车前枳壳炒,木香山药大枣陈。

26. 呕吐

【症状】呕吐嗳腐,其味酸臭,纳呆便秘,小溲短少,舌质红,苔厚或腻,脉多滑数,指纹青紫。

【病因病机】伤食停胃,胃失和降,气逆作呕。

【治法】和胃消食,降逆止呕。

【处方】临床验方。陈皮6g,半夏6g,甘草3g,炒枳壳3g,竹茹6g,木香3g,砂仁6g,厚朴1.5g,鸡内金6g,焦三仙各18g,苍术6g,莱菔子6g,生姜3片。

加减:腹痛加炒杭白芍6g,川楝子3g;吐蛔加干姜。

【方歌】呕吐姜夏砂枳壳,竹茹木香三仙焦,平胃莱菔鸡内金,呕吐蛔虫干姜保,腹痛川楝一钱入,更加二钱炒杭芍。

27. 腹泻

【症状】大便泄泻频繁,其味酸臭,如米泔,腹胀痛,泻后则痛减,矢气纳呆,小溲短赤,苔多厚腻,脉多濡数,指纹暗滞或青。

【病因病机】饮食伤脾,水谷运化失司。

【治法】健脾渗湿,消食止泻。

【处方】临床验方。苍术6g,厚朴1.5g,陈皮6g,枳壳3g,砂仁3g,木香6g,

焦三仙各 18g,川黄连 0.5g,猪苓 6g,泽泻 3g,云苓 6g,车前子 6g。

加减:伤乳去焦山楂;水泻次数多加山药 3g,莲子心 6g,薏苡仁 6g,白扁豆 6g;久泻气虚加台参 6g,炒白术 6g;久泻肠虚去焦三仙、黄连,加干姜 3g,吴茱萸 3g;滑泄不止加诃子 3g,罂粟壳 3g。

【方歌】腹泻伤食平胃好,三仙苍陈砂木壳,二苓车前伴泽泻,黄连厚朴肠疾疗。

28. 吐泻交作

【症状】恶寒身热,汗出不解,胸闷,口渴欲饮,呕吐腹泻,小溲短赤,舌苔厚腻,指纹多青紫,脉多濡数。

【病因病机】多因夏日伤暑湿之邪,致使脾胃气机紊乱,升降失调。

【治法】祛暑解表,化浊渗湿。

【处方】临床验方。藿香 6g,紫苏 1.5g,桔梗 6g,大腹皮 6g,厚朴 1.5g,陈皮 6g,半夏 6g,砂仁 6g,白扁豆 6g,六一散 9g,生姜 3 片,大枣 3 枚。

加减:热重加川黄连 1.5g;湿重加薏苡仁 9g,泽泻 3g,猪苓 6g;痰食停滞加木香 6g,槟榔 6g,焦三仙各 18g;无汗加藿香 3g;有汗加佩兰 3g;暑热伤气配白虎汤。

【方歌】吐泻交作用藿苏,桔梗半夏枣生姜,扁豆陈朴腹皮用,六一砂仁效尤良。

29. 湿热痢

表里两感

【症状】形寒身热无汗,咳嗽鼻塞,大便泄下,次频,里急后重,质黏腻,腹痛,舌淡苔白薄,脉浮数,指纹红紫。

【病因病机】湿热内积,外感时邪。

【治法】解表清里。

【处方】临床验方。葛根 6g,酒芩 6g,川黄连 0.5g,金银花 6g,连翘 6g,薄荷 6g,竹叶 6g,桔梗 6g,枳壳 3g,苏叶 1.5g,槟榔 6g,六一散 6g。

【方歌】葛根芩连银花翘,薄荷竹叶桔枳召,苏叶槟榔六一散,一服湿热痢疾了。

疫伤气血

【症状】便下频数,日夜十数行,面红壮热,烦躁,口渴欲冷饮,腹痛,里急后重,下红白或纯红,黏腻臭秽,肛门灼热,小便短赤,舌红苔黄,脉浮数。

【病因病机】内有积热,外感暑湿毒邪,蕴结肠胃。

【治法】清利湿热,和血调气化滞。

【处方】临床验方。当归6g,杭白芍6g,酒芩6g,川黄连1.5g,杏仁6g,桔梗6g,木香3g,地榆6g,山楂6g,青皮3g,枳壳3g,莱菔子6g,甘草3g。

【方歌】芍归榆草芩连香,枳壳青皮入之良,莱菔山楂积滞尽,杏桔宣肺通便畅。

疫毒伤营

【症状】壮热,神昏思睡,甚则惊厥抽搐,便干脓血质黏,里急后重,腹痛,口渴,舌质红绛,苔黄,脉数,指纹红或青紫达气关。

【病因病机】疫毒蕴伏肠胃,热邪伤营动风。

【治法】清肠解毒。

【处方】临床验方。茵陈6g,槐花6g,大黑豆3g,地榆6g,金银花6g,鸡冠花6g,桔梗6g,川黄连0.5g,白头翁6g,甘草3g。

加减:恶寒者加芥穗1.5g;热重者加黄芩3g,葛根3g;昏迷抽风者加僵蚕6g,钩藤6g,紫雪散1瓶冲服。

【方歌】痢重茵陈槐连翁,鸡冠银榆草豆充,桔梗寒荆热葛芩,风动僵钩紫雪统。

注:刘清贞老师说此方神效,临床应用本方一般3~4剂愈。

30. 白痢

【症状】大便黏稠如白冻,或夹杂不化之食物,里急后重,脘腹作痛,小溲短赤,舌质红,苔白腻,指纹暗滞或青。

【治法】和中导滞,调气分利。

【处方】临床验方。青陈皮各6g,杏仁6g,桔梗6g,厚朴1.5g,槟榔6g,炒枳壳3g,炒谷芽6g,川黄连1.5g,车前子3g,甘草3g。

【方歌】白痢调气青陈朴,枳桔槟榔杏草煮,谷芽川黄连车前配,药病相投一剂祛。

注:一般用1~2剂愈。

31. 婴儿瘫

【症状】面黄肌瘦,或左下肢不能站地、右上肢不能握物,或右下肢左上肢,而伤一方者极少,脉多濡数,舌质淡苔白。

【病因病机】热病后津液灼伤,阳明虚,气血渐衰,四肢、面颊、筋骨皆失濡养,譬犹树缺水,久则必然枝枯叶槁,阳明为宗筋之长,虚则宗筋纵,不能约束筋骨,流注关节,五脏无所禀,不能引气血达于四肢,故肢弱无力,手不能握物,足不能杵地。

【治法】补养气血,舒筋活络。

【处方】临床验方。独活6g,桑寄生6g,炙黄芪6g,当归9g,薏苡仁9g,木瓜6g,牛膝6g,桃仁6g,松节6g,狗脊6g,杜仲6g,炒马钱子0.9g。

加减:筋惕肉瞤加僵蚕6g,钩藤6g;身痛加秦艽6g,桑枝6g;肢软无力者去独活、桃仁,加桂枝3g,人参3g;湿重者加防己6g,萆薢6g;若见气血大伤肢痿废者,用大补气血,滋补肝肾为主,十全大补、健步虎潜丸等,再配杜仲、牛膝、薏苡仁、炒马钱子,共奏舒筋活络之力。

【方歌】婴儿瘫用独寄生,黄芪当归苡米充,马钱三分须用炒,枸杜膝瓜桃仁松。

32. 面瘫

【症状】口眼喎斜,哭笑尤为明显,多见胸闷痰多,舌质淡或红,苔白,指纹青紫。

【病因病机】风邪湿痰阻于经络所致。

【治法】祛风化痰,胜湿通络。

【处方】临床验方。苍术6g,全蝎2个,蝉蜕6g,胆南星6g,半夏6g,羌活

6g,白芷3g,桑寄生6g,当归3g,细辛0.6g,葱须3个,生姜3片。

【方歌】面瘫祛风须化痰,胆星苍夏与蝎含,当归葱须生姜用,寄生细辛羌芷蝉。

33. 脑炎后遗症

【症状】二目失明,耳聋耳鸣,舌强不能语,烦躁不安,肢体频动不能自主,两手撕挠眼睑,大便秘,小便少,舌质淡或绛红,干裂少津,指纹青紫,脉濡数。

【病因病机】热病之后,阴亏火炎,病之传变如闪电,心营被裂,肝阴被劫,肾水枯涸,风火上潜,清窍蒙闭,诸症生焉。经云:肝开窍于目,肾开窍于耳,舌乃心之苗。足少阴脉上循于舌,烈火伤阴,壮火食气,故精脱者耳聋,气脱者目不明,而现本证。

【治法】

(1)肾阴亏,治以滋阴以配阳,壮水之主以制阳光。

(2)肾阴亏及阳者,当予阴中补阳之法。

(3)心脾力弱者,补益心脾,健运中州。

【处方】

(1)肾阴亏者:六味地黄丸加枸杞6g,菖蒲6g,蜈蚣1条,升麻3g,柴胡3g,细辛0.9g,川黄连4.5g,五味子1.5g,紫贝齿6g。

(2)肾阴亏及阳者:桂附地黄丸配入决明、何首乌、补骨脂(原缺,今据方歌补)。

(3)心脾力弱者:龙眼肉6g,远志3g,柏子仁6g,生地6g,生龙牡各6g,枸杞6g,天麻6g,菟丝子6g,人参3g,菖蒲6g,甘松3g,肉苁蓉6g。

以上方用羊肝熬水煎服。

【方歌】

(1)真阴虚宜地黄汤,枸杞菖蒲升麻囊,柴胡细辛川黄连味,蜈蚣贝齿效力彰。

(2)阳虚桂附地黄丸,配入决明首乌联,补骨脂入燃命火,阴中补阳妙难言。

(3)心脾力弱龙眼参,远柏生地龙牡均,枸杞天麻菟丝子,菖蒲甘松与苁蓉。

34. 惊狂

【症状】烦躁易怒,二目直视,口不能言,发则不识人,喜动少眠,不知饥饱,其脉弦数。

【病因病机】暴怒愤郁,肝胆火气上逆,煎熬津液,炼液成痰,上蒙清窍,或由大惊气逆,扰乱神明。

【治法】清心开窍,豁痰开郁。

【处方】临床验方。玄参 6g,生地 6g,麦冬 6g,川黄连 6g,云苓 6g,木通 3g,菖蒲 6g,当归 6g,杭白芍 6g,灯心草 0.9g,甘草 3g,生熟枣仁各 9g。

【方歌】惊狂首开增液汤,云苓甘草木通菖,归芍生熟二枣仁,川黄连灯心病自康。

35. 痫症

【症状】猝然仆倒,牙关紧闭,二目天吊,四肢抽搐,口流涎沫,面色苍白,发出似猪羊鸣叫的异常声,顷刻苏醒,发无定时,每发作后,神疲乏力,有时头痛,脉多弦滑。

【病因病机】热伏于内,炼液成痰,外受惊恐,或郁闷不乐,痰火壅盛,内扰神明。

【治法】开窍解郁,清泄痰火。

【处方】临床验方。陈皮 6g,半夏 6g,云苓 6g,枳壳 6g,竹茹 6g,当归 6g,杭白芍 6g,菖蒲 6g,郁金 6g,麦冬 6g,远志 3g,全蝎 2 个,川黄连 1.5g,磁石 6g,僵蚕 6g,生姜 3 片,炒酸枣仁 6g,甘草 3g。

【方歌】痫症发作不识人,归芍温胆远志仁,菖郁蚕蝎姜麦冬,磁石黄连熟枣仁。

36.舞蹈症

【症状】伸舌挤眼,二目斜视,脚蹬足舞,多动少静,心烦口渴,纳呆,脉多弦滑,舌质红绛少苔。

【病因病机】气郁化火,灼伤阴营,阴亏火旺,上扰神明。

【治法】滋阴清热,镇心安神。

【处方】临床验方。浮小麦15g,甘草3g,大枣3枚,石斛6g,生地9g,麦冬9g,天花粉6g,杭白芍6g,当归6g,栀子3g,云苓6g,瓜蒌6g,磁石9g,炒枳壳6g,生铁落15g。

【方歌】舞蹈借用甘草枣,四物去芎易枳壳,花斛苓蒌铁磁麦,栀清三焦病自了。

又方:生黄芪9g,白术6g,天麻6g,蜈蚣2个,细辛1.5g,炒麦芽9g,红花6g,全蝎2个,桃仁3个,当归6g,生铁落30g。

【方歌】实践验方芪术麻,蜈蚣细辛炒麦芽,全蝎归桃红铁落,舞蹈停止效甚夸。

37.鼻衄

【症状】鼻中流血为特征,舌多红,脉濡数。

【病因病机】热邪壅肺,伤及血络。

【治法】清肺凉血。

【处方】临床验方。阿胶6g,炒蒲黄3g,生地9g,酒芩6g,杭白芍6g,白茅根9g。

【方歌】鼻衄用阿胶,生地蒲黄炒,酒芩白茅根,更加生白芍。

38.溺血

【症状】小便溺血,尿道疼热,或阴痒心烦,化验室检查红细胞阳性,脉多数,舌质红或绛,舌中多无苔。

【病因病机】小儿溺血,多因心热移于小肠,或下焦有热。

【治法】清心泻火。

【处方】临床验方。生地9g,木通3g,灯心草0.9g,龙胆草3g,栀子3g,柴胡3g,当归4.5g,炒蒲黄3g,大小蓟各6g,天冬6g,六一散9g,酒芩6g,车前子3g,泽泻3g。

【方歌】溺血龙胆泻肝治,蒲黄灯心合六一,火清热清血自止,天冬喜配大小蓟。

39. 肠风便血

【症状】大便下血为特征,分便前、便后出血,或粪中夹血,血色鲜红。

【病因病机】风热或湿毒壅遏肠胃血分,血渗肠道。

【治法】清肠凉血,疏风利气。

【处方】临床验方。槐花6g,侧柏叶6g,芥穗3g,枳壳3g,川黄连1.5g。

【方歌】槐花汤用治肠风,侧柏芥穗枳壳充,鸡爪连芍五分用,宽肠凉血逐风功。

40. 蛔虫

【症状】胃脘阵发性疼痛,甚则面色㿠白,若虫窜入肠道,疼痛尤甚,剧则冷汗出,或昏厥,日数次发作。一般患此病的儿童多见面黄,有白斑,眼周皮肤暗滞,下唇内有一或数枚颗粒、舌质多淡红,有红色小点,脉多弦紧。

【病因病机】误食沾染虫卵不洁食物,或因饮食不节,生冷油腻暗伤脾胃,运化失司,积滞中州,蕴蒸湿热而致虫生。张介宾云:逐虫之法,旋逐旋生,终非善策,欲绝其源,必须温养脾胃,气强虫不生矣。必须治其本,才能根除。临床必须按照辨证施治的原则,兼顾急则治标,缓则治本,兼顾首尾,用相应的方法调补脾胃以治本,以固元气,虽逐虫而不伤人体,此诚驱虫良法。切莫疼痛时而妄用攻下,虫患未除,元气先伤,甚则致成厥逆之险症。

【治法】安蛔止痛。

【处方】临床验方。

处方 1：乌梅 9g，细辛 0.9g，肉桂 3g，制附子 3g，黄柏 6g，川黄连 1.5g，干姜 3g，川椒 6g，当归 6g，槟榔 6g，使君子 9g，台参 6g。

处方 2：槟榔 30g，使君子 9g，枳壳 3g，木香 6g，苦楝子 15g，雷丸 6g，川大黄 6g，玄明粉 6g，甘草 3g。

【方歌】蛔虫作病腹中痛，使君急遣雷丸槟，芒把木军来调用，甘枳苦楝建奇功。

41. 蛲虫

【症状】以肛门奇痒为主，夜晚尤甚，睡卧不宁，患儿常因肛门附近的皮肤破裂而引起湿疹，女孩因致前阴发痒。

【病因病机】饮食不节，误食沾染虫卵之食物，或因护理疏忽而坐地嬉戏沾染虫卵，由于蛲虫夜间爬出肛门外排卵，故令小儿夜间肛门奇痒。

【治法】杀虫止痒。

【处方】临床验方。

处方 1：榧子 9g，槟榔 9g，芜荑 9g，白糖 9g。内服。

处方 2：蛇床子 15g。每晚洗肛门。

42. 紫斑病

【症状】全身散在出血斑点，多兼齿衄、失血现象，斑点色紫，下肢腰部尤多，按之不褪色，患者多神疲乏力。化验室检查血色素及血小板明显减低，出凝血时间延长，脉多沉细无力或芤。

【病因病机】内因脾虚不能统血，妄行流散外溢，余氏所谓有形于外，必因于内。

【治法】益气摄血，佐以凉血止血。

【处方】临床验方。炙黄芪 10g，炒白术 10g，台参 6g，当归 10g，远志 3g，生熟地各 6g，炒杭芍 6g，茯苓 6g，龙眼肉 6g，熟枣仁 9g，阿胶 6g，牡丹皮 6g，旱莲草 6g，炙甘草 3g，木香 1.5g，仙鹤草 10g。

【方歌】紫斑龈衄主归脾，二地芍胶粉丹皮，仙鹤草合旱莲草，治病求本病自易。

43. 疟疾

【症状】一日发或间日一发,寒热往来,先寒后热或先热后寒,发作有时,汗出头痛,面赤,化验室检查疟原虫＋。

【病因病机】多因夏伤于暑,邪舍于营内,至秋多感寒,风与卫并居,则暑与寒合邪,邪入于少阳致成阴疟,邪在少阳,半表半里,入阴则寒,出阳则热。

【治法】育阴透阳。

【处方】常山6g,槟榔6g,草果6g,穿山甲6g,柴胡6g,知母6g,乌梅6g,枳壳3g,炙甘草3g。

加减:寒多热少加麻黄3g;热多寒少加青蒿3g,生石膏9g;口渴加天花粉6g;胸痞满闷、脘腹痛、嗳气酸痛、泛恶纳呆加神曲6g,麦芽6g,土白术6g,姜半夏6g;严重者加钩藤6g,僵蚕6g;咳嗽加前胡6g,杏仁6g,浙贝母6g。

【方歌】疟疾育阴透阳治,常山槟榔草果知,山甲柴胡乌梅肉,枳壳甘草须用炙。

44. 荨麻疹

【症状】全身起大癣片,奇痒难忍,越挠越多,夜间为重,不能安睡,有的腹痛呕恶,大便秘或溏,小溲短赤,脉多数,舌苔白薄。

【病因病机】饮食不节,外受时邪侵袭,或夜卧乘凉、汗出当风。多因内有积热、外受风邪而成。

【治法】清热凉血,渗湿散风。

【处方】丹参6g,苦参6g,生地3g,赤芍6g,荆防各3g,薏苡仁9g,苍术6g,滑石9g,蝉蜕6g,地肤子6g,白鲜皮6g,生石膏6g,大胡麻6g。

【方歌】瘾瘤元为荨麻疹,蝉蜕荆防术苦参,丹参地芍地肤子,膏滑鲜薏胡麻仁。

45. 糖尿病

【症状】口渴多饮者为上消,多食善饥者为中消,多尿如脂膏者为下消。今之所谓糖尿病多与中医学消渴病相吻合。

【病因病机】虽有上中下三消之分但其病的性质则多为津涸热淫虚燥所致。

【治法】滋阴清热,生津止渴。

【处方】临床验方。乌梅 3 个,天花粉 6g,天冬 6g,知母 6g,玉竹 6g,金银花 9g,山药 9g,杭白芍 6g,川大黄 6g,玄明粉 6g,佩兰 6g,甘草 3g。

加减:大便溏者去玄明粉、川大黄、玉竹、天冬、金银花、甘草,加沙参 9g,生地 9g,生牡蛎 9g,五味子 3g,黄柏 3g,滑石 6g,通草 1.5g,山萸肉 6g;气虚者加黄芪 9g。

【方歌】消渴阴伤气火炙,硝黄银花草芍知,天冬粉梅玉竹佩,山药养阴益肾脾。

46. 遗尿

【症状】睡中尿床,体质多瘦,面黄精神不振,智力不足,脉多滑数,舌淡苔薄白。

【病因病机】下元虚寒不足,膀胱失约所致。

【治法】固元温运。

【处方】临床验方。益智仁 9g,补骨脂 6g,大青盐 3g,五味子 3g,龙齿 9g,桑螵蛸 9g,附子 3g,肉桂 3g,夜交藤 6g,生牡蛎 6g,远志 3g,茯苓 6g。

【方歌】遗尿固元益智盐,桑螵蛸兮桂附联,龙牡骨脂五味远,茯苓夜交藤寐安。

注:本方载于 1962 年《大众日报》,治疗多人效果好。

47. 疝气

【症状】阴囊肿胀连及小腹,有囊状物隆起或睾丸及少腹急痛。或者一侧睾丸下降一大一小。

【病因病机】多由肝木失于疏泄,或寒邪凝聚厥阴,以及禀赋不足,气虚下陷。因足厥阴之脉络阴器抵少腹,所以厥阴证明显。

【治法】疏肝理气散寒邪。

【处方】临床验方。胡芦巴6g,巴戟天6g,小茴香9g,荔枝核6g,山楂核6g,橘核6g,川楝子6g,制附片3g,上肉桂3g,乌药3g,青皮3g,炒枳实3g,槟榔6g。

加减:睾丸肿硬或有水者加昆布6g,海藻6g。

【方歌】疝气之病属肝经,巴戟胡芦楝子槟,茴香荔楂橘核用,桂附乌药枳实青。

48. 水肿

【症状】

风水肿:初起恶寒发热,间有关节疼痛,头面漫肿为甚,困乏不适。

湿水肿:下身浮肿为特征,尤以两腿为甚。

风湿肿:通身皆肿为特征。

脾虚肿:面色萎黄无华,呈浮肿。

【病因病机】小儿水肿一为外感风邪,一为脾经湿热内蕴所致。其病在肺,久则影响肾脏,但与成人房劳伤肾不同。

肺主一身之气化,职司清肃。若水湿浸渍,肺失清肃,不能通调水道,水气潴留而成水肿。

脾恶湿,主运化。若脾气不足,运化失司,湿盛则脾受困,水湿停留肌肤之间,或水饮内停,外受风邪,风湿相搏,水道不利,肌肤肿胀。

肾为水脏,主一身之水液。肾病则失其调节之能,水湿排泄障碍。经云:"肾者胃之关也",关门不利,聚水生病也。或水肿虽消,而肾气未复,必反复发作。若水气上凌心肺则喘悸。

【治法】发汗利水,疏泄胃肠。上身肿宜发汗,下身肿宜利小便。

【处方】临床验方。

急性:风湿暴肿。

木贼9g,车前子6g,浮萍9g,陈皮6g,茯苓6g,赤小豆9g,五加皮9g,芡实

9g,石韦6g,泽泻6g,白茅根15g,生牡蛎6g,地榆6g,大小蓟各6g,血余炭3g。

加减:咳喘加麻杏石甘汤。

【方歌】水肿暴起君木贼,五加茅萍苓车泽,赤豆芡实大小蓟,牡榆血余橘石韦。

慢性:肾虚血热。

小力参6g,甘草3g,桂枝3g,陈皮6g,肉苁蓉6g,茯苓6g,杜仲6g,炒白术9g,紫河车6g,红枣3g,黑豆衣9g。

羊肾熬水煎药。

加减:尿中有蛋白者加生牡蛎6g,芡实6g,薏苡仁9g;有脓细胞者加车前子6g,赤小豆9g,石韦6g,萆薢6g,木通3g;有红细胞者加生地6g,阿胶6g,白茅根9g,地榆6g,大小蓟各9g。

【方歌】久病水肿须补益,陈皮四君合桂枝,河车杜仲苁蓉枣,羊肾熬水入豆衣。

慢性:脾虚寒湿。

党参9g,苍白术各6g,云苓皮6g,大腹皮6g,五加皮6g,陈皮6g,川厚朴3g,干姜皮3g,生黄芪9g,川木香6g,猪苓6g,泽泻6g,桂枝3g,薏苡仁9g,赤小豆9g,生牡蛎9g,商陆6g,紫苏叶3g,地骷髅15g,牵牛子9g,大黑豆9g,槟榔6g,炙麻黄3g。

【方歌】开鬼门兮洁净府,参芪泽朴丑二术,苏腹五加陈姜皮,赤豆木香苡商陆,猪桂牡蛎仙人头,麻黄槟榔大黑豆。

慢性肾炎:脾虚湿热。

党参6g,云苓6g,生牡蛎6g,肉苁蓉9g,甘草3g,白术6g,薏苡仁9g,桂枝3g,车前草6g,赤小豆9g,生地9g,白茅根9g,萆薢6g,生黄芪9g,地榆6g。

49. 胎黄

【症状】新生儿通身皆黄,状若身热,大便不通,小便如橘子汁,啼哭不止,不思吮乳。

【病因病机】孕妇于妊娠期过食辛热之物,湿热内蕴所致。

【治法】清热利湿。

【处方】临床验方。茵陈6g,升麻1.5g,龙胆草3g,生地6g,栀子3g,滑石9g,灯心草0.9g,寒水石3g,甘草3g。

【方歌】胎黄亦禀湿热染,茵陈栀子草龙胆,升麻生地灯心草,寒水滑石病霍然。

50. 佝偻病

【症状】面黄肌瘦,精神疲惫,胸骨日渐高耸,脊背日渐突出,行必佝偻。

【病因病机】先天禀赋不足,后天护养失调,致气血虚弱,筋骨失养所致。

【治法】培补脾胃,强壮筋骨。

【处方】生龙牡各30g,阿胶30g,淮山药30g,沙参30g,砂仁15g,炒谷芽30g,鸡内金30g,羊肝粉9g,胎盘粉90g,白糖半斤,鸡子皮半斤。

共为细末,每服一匕,日二服。

【方歌】佝偻病本脾胃虚,龙牡胶糖鸡子皮,内金羊肝胎盘粉,谷芽砂药沙参剂。

51. 白癜风

【症状】皮肤出现大小不一的白斑,逐渐蔓延,无疼痒等,但有碍雅观。

【病因病机】风湿侵入毛孔,致气血瘀滞,毛窍闭塞而成。

【治法】祛风逐湿,益气活血。

【处方】内服1:生黄芪9g,当归9g,川芎4.5g,牛膝6g,赤芍6g,桃仁9g,红花4.5g,酒芩9g。黄酒1.5g兑入上八味煎去渣。

外用(方脱失)。

【方歌】白癜内服膝酒芩,芪归芎芍桃红寻,外敷火麻枫樟脑,水银木鳖胡桃伦。

内服2:桂枝9g,当归9g,蛇蜕9g。水煎服。

52. 唇风

【症状】唇起疱疹,溃破疼痛作痒,口渴不欲饮,纳呆,大便正常,小溲短赤。

【病因病机】脾经湿热,兼受风热湿热搏结所致。

【治法】清脾渗湿,活血祛风。

【处方】临床验方。荆防各9g,当归6g,赤芍6g,川芎6g,白术9g,连翘6g,薄荷3g。

【方歌】唇风治宜荆芥防,归芎赤术薄翘强,清脾渗湿活血功,唇风宜把此方宗。

53. 野菜中毒

【症状】因饮食野菜,突然头面手脚浮肿,肤色光亮、重者青紫,脘胀纳呆,呃逆,四肢倦怠。

【病因病机】某些野菜和树叶含有一定的毒素,食时处理不当最容易成中毒因素,积于肠胃,湿热内蕴,发于肌腠。

【治法】祛湿解毒。

【处方】临床验方。浮萍6g,川芎6g,蝉蜕6g,大腹皮6g,桔梗6g,海藻6g,昆布6g,牛膝6g,苍术6g,地肤子6g,车前子6g,桂枝3g,白鲜皮6g,桑白皮9g,通草3g,猪苓3g,滑石9g。

【方歌】祛风浮蝉鲜桂芎,利湿苍腹车滑苓,通气祛恶桔昆藻,下利牛桑通草行。

54. 肝硬化腹水

【症状】肝脾大,食后腹胀,食欲不振,肢疲乏力,头晕目眩,嗳气吐酸,右胁疼痛,大便溏软,胃脘痞闷,小便不利,眼睑微有浮肿,下肢有指压肿,颈部或胸部有蜘蛛痣等。

【病因病机】肝脾积聚,气滞血凝,脾虚运化失职,升降无权,水道不通,水湿停留所致。

【治法】健脾化积,利气散郁。

【处方】临床验方。土白术6g,枳实6g,陈皮3g,生牡蛎9g,山萸肉3g,鳖甲6g,杭白芍6g,大腹皮6g,忍冬藤6g,猪苓3g,郁金6g,穿山甲3g,小谷芽9g,木瓜6g,鸡内金6g,通草3g,云苓皮6g。

【方歌】水臌枳术白芍夸,枣谷陈鳖牡山甲,苓皮通猪内金郁,冬藤腹皮宣木瓜。

55. 异食症

【症状】面黄肌瘦,烦躁不安,睡眠不宁,纳呆,善食杂物,如泥土、石灰粉等物。

【病因病机】脾虚胃热所致。

【治法】健脾清热。

【处方】临床验方。苍术6g,白术6g,广陈皮6g,炒枳壳3g,云苓6g,条芩6g,生石膏9g,黄连3g。

【方歌】异食脾虚胃热生,苍白二术陈皮兴,石膏芩连枳壳苓,病儿服此肌肉生。

56. 肺痨

【症状】咳嗽有痰或无痰,午后低热,面赤颧红,舌绛苔薄津少。

【病因病机】邪热郁遏于肺,阴被灼所致。

【治法】养阴润肺,清热止咳。

【处方】祖传方。炙桑皮6g,天冬6g,麦冬6g,生地6g,熟地6g,阿胶6g(烊),红花3g,杏仁6g,川贝母3g,知母6g,杭白芍6g,白芷3g,甘草3g。

鸡蛋1枚煮熟去皮,再用竹签钻孔,放药内同煎,食蛋喝汤(成人加倍)。

【方歌】肺痨方内二地冬,桑皮胶红杏贝冲,知母杭芍白芷草,救肺滋阴清热功。

57. 急惊风

【症状】忽然壮热烦躁,面红唇赤,痰盛气急,涕泪俱无,头部剧痛,惊悸焦啼,继见神志昏迷,目上视,牙关紧强急,身剧烈抽搐,二便秘涩,脉搏洪数。

【病因病机】多由他病续发,如感冒风寒、风湿,不得宣通,郁闭于内,痰盛热极而内动肝风。

【治法】(原缺,今补)息风清热,宣通郁闭。

【处方】临床验方。杭白菊6g,天麻6g,生牡蛎6g,生石决明6g,桑叶6g,薄荷3g,生地6g,茯苓6g,远志3g,菖蒲3g,全蝎2个,钩藤6g,龙胆草3g,甘草3g,麦冬6g。

【方歌】急惊息风决钩藤,桑叶全蝎菖蒲冬,天麻生地薄菊佳,牡蛎甘远苓胆明。

58. 风湿热

【症状】发热汗出,周身关节疼痛,下肢尤重,屈伸不利,口渴不欲饮,舌质淡苔白腻,脉多濡数。

【病因病机】感受风热,汗出不解,湿热搏结相碍,经络气血凝滞。

【治法】活血通络,清热渗湿。

【处方】临床验方。独活6g,桑寄生6g,当归6g,杭白芍6g,狗脊6g,萆薢6g,薏苡仁9g,松节9g,木瓜6g,僵蚕6g,忍冬藤9g,炒马钱子0.9g,丝瓜络6g,牛膝6g,地龙6g,防己6g。

加减:痛甚加秦艽6g,细辛0.9g,防风9g。

【方歌】风湿热病归芍寄,薢蚕忍冬独活苡,狗脊地龙马钱子,松节丝瓜防木膝。

附方

1. 慢惊风

【处方】经验方:白附子6g,南星6g,蜈蚣2条,全蝎7g,天麻6g,天竺黄9g(量原缺),水煎频服。

2. 癫痫

【处方】经验方:鱼鳔6g,生牡蛎6g,钩藤6g,茯神6g,全蝎3g,蜈蚣2条。

3. 哮喘咳嗽

【处方】经验方:炙麻黄15g,木耳30g,海螵蛸60g,半夏酌加。

共为细末,日2次,开水冲服。小于2岁,每次0.5g。

4. 反花瘤

【处方】经验方:麦冬6g,知母6g,黄芩6g,石斛6g,枳壳3g,生杷叶6g,金银花3g,犀角3g(水牛角15g),生地9g。

(著者:刘东昇

手抄稿提供:迟景勋

整理:崔文成　郑三霞)

傅纯瑜对儿科三十种病之按语

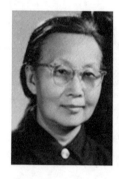

傅纯瑜,女,1920年7月出生,北京人,汉族,1935年9月考入山东国医专科学校系统学习中医,毕业后在济南行医,新中国成立后经历了联合诊所等阶段,1957年8月16日济南市中医医院建院时成为儿科医师,为西学中的同志授课、临床示教及开办讲座,下乡巡回医疗,上山采药,协助建立合作医疗室,对赤脚医生进行技术指导等,是济南市著名中医,曾任山东中医学会会员、儿科分会副主任委员,中华医学会会员。

傅老师诊疗儿科疾病经验丰富,认为儿科病宜及早治疗、防微杜渐;治愈多例尿崩症、急慢性肾炎、小儿急慢惊风、顿咳、久泄不止、湿温重症;整理出传染性肝炎、肺炎、肾炎、牙龈炎、蛔虫症、猩红热、感冒、消化不良、小儿舌面血管瘤等资料,编印《中医儿科验方集》一册。

1959年《济南市中医医院临床验案汇辑》刻蜡纸油印本中有李乐园、钱翔青、马润斋、李廷来、傅纯瑜等著名中医的医案。

1980年8月12日完成《从治愈小儿舌面血管瘤来认识活血化瘀、清热解毒疗法的重要性》一文。

肿瘤有良性与恶性两种,小儿良性肿瘤的发病率较恶性肿瘤约高2倍。软组织肿瘤多属良性;而肾、眼球、睾丸等部位之肿瘤则恶性者居多。有些恶性肿瘤生长迅速,如急性白血病可于数周内致死。

良性肿瘤如血管瘤是小儿最常见的肿瘤,女多于男。但小儿良性肿瘤有恶性变的可能,故必须及早治疗。

我国古代文献对于肿瘤早有记载。公元前(周礼)天官有疡医下士八人掌管肿疡等病,同时并有瘿瘤记载。《东医宝鉴》云:人体气血凝滞,结为瘿瘤,瘿则忧恚所生,多着于肩项,则瘤随气凝结。坚硬不可移者名曰"石瘿";肉色不变者名曰"筋瘿";赤脉交结者名曰"血瘿";随忧愁而消长者名曰"气瘿";软如棉色不变者名曰"肉瘿"。五瘿皆不可决,破则脓血崩溃,多致夭枉。

外科书籍载,瘿如缨络之状,瘤因随气留滞,故而得名。瘿、瘤二症或发于皮肉之间,或发于筋骨之处。瘿多生于颈项,瘤则遍体可生。古代文献上分五瘿六瘤(脂瘤例外)以配合五脏:如石瘿气瘤属肺,肉瘿肉瘤属脾,筋瘿筋瘤属肝,血瘿血瘤属心,石瘿骨瘤属肾。但是瘿、瘤的证治相同,故合并论述,其他尚有黑砂、发虱等瘤,因临症少见,暂不叙述。

根据以上记载,血瘿血瘤色现紫红(脉络交叉露现),软硬兼杂,皮肤隐约缠着红丝,时时牵痛,擦破则流血不止等症候群,颇似现代医学所称之血管瘤。该病在记载中均提到"气血凝滞结为瘿瘤,瘤则随气凝结"等字样,说明了瘿瘤与气的关系。

中医学在不同疾病中的"血瘀"可以反映和表现出与肿瘤相同的证候,例如疼痛肿块,瘀斑,唇、舌、皮肤青紫,出血紫黑以及皮肤甲错,精神狂躁等。凡有上述症状的一种或数种出现,即提示有瘀血存在。瘀血症状虽然复杂,但通常有以下特征:痛有定处、按之不减、夜剧,甚则有坚硬块,固定不移,推之不散,舌质暗红,脉沉涩有力。以下三种最为多见。

1. 以疼痛为主的血瘀   中医理论,"不通则痛",即气血不通所产生的疼痛,特点痛有定处,痛处拒按。如冠心病、溃疡病、类风湿关节炎和骨神经痛,这些病都是痛有定处。用膈下逐瘀汤治疗过敏性肠炎、肠结核、慢性盆腔炎等,即活血化瘀,通则不痛。

2. 以瘀斑为主的血瘀   中医认为是由于各种因素伤络血溢致瘀,如各种损伤的瘀血斑及皮肤、唇、舌出现青红紫红瘀点或斑片,均属此类。

3. 以肿块为主的血瘀   中医认为痰湿、积邪壅阻等阻塞气血,以致气滞血郁而致血瘀积聚脏腑,或恶血凝结日久逐渐成块,按之有形,如常见慢性肝炎、血吸虫病、久疟、慢性心力衰竭所致的肝脾大、肝硬化等。各种赘生物、扁平疣、大如甲状腺囊肿、子宫肌瘤及各种瘤等,这些病应用复元活血汤、血府逐瘀汤加减均取得相应效果。《医林改错》说:"肚腹结块,必有形之血。"说明腹内有形的结块肿物,多由血瘀所致,故活血化瘀为治瘤一大法。

在疗法方面,中医学早在公元七世纪的《晋书》已有"初帝目有瘤疾,使医割之",这是手术治疗肿瘤最早的记载。但有些血管瘤范围广泛而深,或发生在某些部位如眼部、舌部,均不宜割治。汉·华佗指出:"痈疽疮肿之作,皆五脏六腑蓄毒不流,非独因荣卫壅塞而发也",故活血化瘀法往往与清热解毒法并用。今以治愈小儿舌面血管瘤典型病例,来谈谈活血化瘀、清热解毒法对该病的应用及疗效观察。

患儿陈某,男性,4岁,于1973年春在舌面、舌边及舌下均发现生有高粱米大小及小米粒大小之肿瘤,突出皮面,界限清楚,色鲜红及暗紫相杂,颇与由新生的毛细血管所组成的杨梅状血管瘤相似。亦有时出血,微有疼痛感,瘤体逐渐增多与扩大。遂在某省级医院(两个医院)检查确诊为"舌面血管瘤"。据一个医院对患儿家长讲,该病治疗方法应将患儿之舌牵出口外进行刮治,再生、再刮,别无他法。否则肿瘤长大能塞满全口,或舌体长大垂出口外能长达尺余即不易治,且有危险性。当时其家长顾虑患儿已具备肿瘤全身症状,如消瘦、厌食、贫血、虚弱等,深恐刮治以后,致残成哑,不肯手术,改服中药治疗。

当时来我院门诊时患儿体温正常,体质较好,厌食,面色黄瘦,精神可,舌质红苔白,舌面隆起红及紫色大小不同型之无数肿瘤,舌下、舌边亦相继发生,且逐步增大,脉细滞有力。遂诊为血瘀证,以血府逐瘀汤加炒蒲黄、仙鹤草、黄连、连翘等治疗后瘤色渐淡,但数未减少,此消彼长,且舌尖较多,遂改前法,加清心经热之剂,方用以下药物加减治疗:

当归9g,连翘9g,白茅根15g,生地9g,金银花9g,紫花地丁9g,黄连1.5～3g,竹叶9g,木通3g,麦冬9g,灯心草4.5g,莲子心4.5g,丹参9g,炒山栀4.5g,茯苓9g,扁豆花9g,橘红4.5g,甘草3g。加减为方,共服药30余剂,舌面肿瘤全消,饮食增加,精神好,眠安便调而愈,至今七年未再复发。

个人体会:《内经》云:"诸痛痒疮,皆属于心。"心开窍于舌,舌为心之苗,故心病往往舌有改变如舌肿、舌绛、木舌、垂舌、舌面瘀斑、舌卷、舌硬、舌光无津等。

瘤生于舌面部位属心,是以瘀斑为主的血瘀,中医认为是伤络血溢致瘀的有力依据。心为内在之主宰,又为血液循环之中枢,因而选用活血化瘀法是必要的,但必须加入引经药。且心与小肠相表里,在前法应用中还应加入利尿剂如导赤散等,给心经蕴热以出路。王孟英说:"凡心经蕴热用犀角、黄连等药物,必兼用木通,其效尤捷,以能引心经热从小便出也。"木通苦寒入心、肺、小肠、膀胱经,降火利水。

中医学中心的功能:心主血脉、主神志,开窍于舌。中医所谓的心近似于现代医学的循环、血液、中枢神经系统等功能,故临床上的一些心血管疾患都与心有关。

心与小肠相表里,小肠主受盛化物,泌别清浊,下注大肠,或转输膀胱。心与小肠通过经络的联系,构成表里的关系,心经有实热,可下移于小肠,临床出现小便短赤,尿道灼热或疼痛、尿血等,如心血瘀滞证,则可见舌质暗红及紫色斑点,重时面唇、指甲均青紫,宜活血通络,可用血府逐瘀汤加减。

小肠实热证:心烦、口疮、小便赤涩、尿道刺痛、舌质红苔白、脉滑数,宜导赤散。如心经未移热未出现小肠症状,亦可借导赤散之力引热下行。

根据各方面的论说,该病的治则活血化瘀、清热解毒,再加导赤散引热下行是合理的,治愈该证也就是用这类药物取得疗效的。

1982年张奇文主编《幼科条辨》中,赵蓬山附记傅纯瑜用自拟涩肠止血汤(酸石榴皮60g,乌梅30g,仙鹤草18g,槐花15g,当归9g,白芍9g,山药20g水煎服)治疗便血。

2002年《山东中医杂志》第9期568—569页发表于长华、傅纯瑜《鼠伤寒治验》案例,认为鼠伤寒为虚实相兼之证,因泄泻不止,伤及气血,致气液亏耗,虽正气已虚,但大便中仍夹脓血,可见致病菌仍然存在,故辨证为虚中夹实。在治疗方面虽应以益气回阳为主,又必加升提及清热解毒之品,涩肠止泻、温振脾阳之品急宜投入,方可奏升阳益气、举陷防脱之效。继以扶正祛邪、温中固脱,调摄护理,可渐康复。此外,临床如遇婴幼儿腹泻经治而效不显者,应及时做大便培养,尽早明确诊断。

2004年10月25日傅纯瑜写出手稿《三十种病之按语》,现校对整理如下。

1. 顿咳

顿咳是一种小儿急性呼吸道传染病,四季均可发生,以五岁以下小儿为多见,并发症较少,预后一般良好。此证约分三期。初期与感冒咳嗽相似,但经过一般治疗不效,反而咳嗽加重;中期即呈现阵发痉挛状咳嗽,咳甚则吐,甚至将饮食倾吐无余而后止,或痰中带血,鼻、双目均出血;三期为恢复期,咳吐均轻,可调理而康。

古人对此证之论述很多,如《诸病源候论》"厥阴咳,咳而引舌本是也",我们认为说得很对,正如《内经》曰:"五脏六腑皆令人咳,非独肺也。"顿咳确系厥阴咳,观其痉咳之状可知为疫毒之邪传肝及胃(因其咳时如抽风样,而又有剧烈性呕吐,故云传肝及胃)。

咳嗽一症,古无是名,由《金镜录》捷法歌中,有连声顿嗽黏痰至之一语。俗从而呼为顿嗽,其嗽亦能传染,感之则发作无时,面赤腰曲,涕泪交流,每顿嗽至百声,必咳出大痰乃住,或所食乳食,尽皆吐出乃止;咳之至久,面目浮肿,或目如拳伤(形容眼出血的情况),或咯血,或鼻衄……此症最难速愈,必待百日后可痊。

以上这两段论述,对顿咳的描写很形象化,我以为该证在初起时的治疗除宣肺清热之外,宜加入镇肝息风药如桑叶、生石决明、钩藤之类,特别是中期也就是痉咳期,一定要加入镇肝息风药、活血化瘀药及止血药、降逆止呕药,才能缓解当时紧急症状。至于后期,亦即恢复期,因久咳伤气,必用益气养阴保肺之品。

治疗重点在痉咳期,因其状若痉挛故加蝉蜕、钩藤、白芍、桑叶等平肝息风,甚至加镇肝息风药,如生石决明(早加亦可);如鼻衄、吐血加入白茅根、藕节、枇杷叶、仙鹤草与赭石同用止血之力更强;如两眼出血,宜加凉血活血化瘀药,可加生地10g,南红花3g。恢复期可用沙参麦冬汤、生脉散等。

至于顿咳之呕吐非一般止呕药所能治,因足厥阴肝经之脉,沿腹股沟、环阴器,达腹上行,夹胃属肝络胆。肝病循经犯胃,咳必呕吐,甚则倾吐无余而后止,治必平肝降逆始克有效。

2. 汗证

小儿汗证是指小儿在静坐、安卧、睡眠等时全身或身体某部汗出很多,甚至大汗淋漓不止为主的一种证候。若睡后微汗,或饮热汤及食辣味食物后汗出,此为生理常态。若天气酷热,衣着失宜,或暴受惊恐,感受暑湿等引起多汗,均不在此范围。睡中汗出,醒后汗止者称"盗汗";不分寤寐,无故汗出者称"自汗"。其病因不外表虚不固、营卫失调、气阴两虚、脾胃积热所致。

古代有关于汗证的论述也很多,如《小儿卫生总微论方》中有"小儿有遍身喜汗出者,此荣卫虚也"之说,并认为"荣卫相随,通行经络,营周于身,环流不息,营阴卫阳,营虚则津液泄越,卫虚则不能固密,故喜汗出遍身也"。《丹溪心法》中也有"汗者,心之液也,自汗之证,未有不由心肾俱虚而得之者"的论证。

《幼科准绳》也指出:"汗有虚实之证,虚者谓诸病后,大汗后,血气尚弱,液溢自汗。或潮热,或寒热发过之后,身凉自汗,日久令人黄瘦,失治则变为骨蒸,疳劳"。《诸病源候论》说:"虚劳病,若阳气偏虚,则津液发泄而为汗。"

综合前人论述及临床所见,小儿汗证确有虚实之分,以及病态或非病态之不同。总之不论盗汗与自汗均应辨证论治。

如伴有低热或高热,而舌质红,苔白花剥少津,脉细数,此为阴虚有热,治宜沙参麦冬汤加生牡蛎、浮小麦、白芍等。

如患者汗证,见面黄、倦怠乏力、精神不振、舌质淡苔白而少、唇淡无华、脉缓无力,此脾肾阳虚,宜补中益气汤,加五味子、浮小麦等。

如属胃热积滞、熏蒸迫津外泄之多汗,则多表现唇面皆红,舌质红苔白腻或黄厚,脉数等,治宜清热导滞汤加白芍等,则热去津留而汗自止。

要知既不贻误病机,也不可草木皆兵,更重要的是虚虚之祸,切莫掉以轻心。

3. 热痹

宣痹汤《温病条辨》:防己、滑石、连翘、山栀、薏苡仁、杏仁、蚕沙、赤小豆皮、半夏。

痹症有三,即行痹、痛痹、着痹是也。

如寒湿稽留既久,湿郁成热,寒从热化,即转为热痹。此型多见于小儿。

《内经·痹论》指出:"风寒湿三气杂至,合而为痹"。但此三者之间又各有偏胜,因此在临床表现上也极不一致。

如风为阳邪,善行而数变,若风邪偏胜,则疼痛游走不定,称为行痹或风痹;

寒性收引,其气凝闭,寒胜则气血阻滞,运行不畅,故疼痛剧烈,且有定处,屈伸不利。寒邪属阴,故局部皮肤不红,触之不热,称为痛痹或寒痹。

湿性重浊黏腻,如湿邪偏胜,则肢体失养,疼痛不甚,但手足沉重,活动不便。湿为阴邪,最易损伤阳气,湿邪过盛,阳气闭阻不通,则肌肤麻木不仁,称为着痹或湿痹。

如素有积热,又为风寒湿所袭,热为邪郁,阻塞经络,气血流通不畅,故关节疼痛剧烈,局部红肿灼热,喜冷拒按,发热,汗出,恶风,口渴,烦躁,手指挛曲,膝关节肿痛时则步履维艰,称为热痹。

凡痹症之痛处多在肢体,尤其是腕、肘、膝、踝等处更为明显,屈伸不便,遇天气变化时,则疼痛酸楚倍增。

本例即为热痹,其主证即同上所述。治以宣痹汤加减:方中秦艽除风湿,舒筋止痛;防己祛风止痛;桑枝祛风通络;忍冬藤清热通络;石膏、知母清热;薏苡仁利水渗湿除痹;蚕沙燥湿祛风;赤芍、连翘清热凉血;牛膝通利关节,补益肝肾,且能引药力下行直达病所;木通引湿热从小便出,故可风除湿热悉蠲而愈。但"邪之所凑,其气必虚",外邪侵犯经络,以致气血受阻,不得宣通,因此不仅要祛、散、清、利,还须理气活血、通经活络。如果波及脏腑,出现虚损,则应加以补益,要根据病情,标本兼顾论治。如有低热可加青蒿、白薇;纳呆加炒谷芽、鸡内金;心悸加人参、茯苓、白术、炙甘草或生脉散;汗多加浮小麦、生牡蛎等;如照顾肝肾,养血活血,可加丹参、当归、白芍、黄精、何首乌、牛膝等。总之,治疗热痹之用药宜风湿热同时并治,不可偏重一方,收效较快,预后良好。小儿之病易虚易实,往往虚实互见,一般着重祛邪,邪去正自安,但要注意病情变化,勿为假象所惑,是一个重要的环节。

4.咳嗽

咳嗽为儿科常见病之一,以冬春两季居多。其致病因素,不外小儿腠理不密,易为外邪所侵,无论风寒或风热,都是邪从鼻入,必先犯肺,如清·叶天士说:"温邪上受,首先犯肺。"春月暴暖忽冷,先受温邪,继为冷束,咳嗽痰喘最多。故冬末春初咳嗽患者尤多,早期多属肺闭,如兼消化不良,脾为湿困,极易生痰,痰湿内蕴,则肺气不宣,而为痰嗽,若久咳不止,虚热上泛,口燥咽干,出现潮热。

《丹溪治法心要》云"午后嗽多者属阴虚",则宜清肺。《丹溪治法心要》云"五更嗽多者为胃中有食积""上半日嗽多者此属胃中有火"。

在治疗方面,由外感引起的咳嗽,应当宣发肺气,疏通腠理,使病邪外达,风从表散,寒从汗解。

如兼食积化热,湿热生痰,影响肺气,湿重脾必困,热重胃必伤。因此,这种湿痰阻肺的咳嗽,必须肃清肺胃,除湿豁痰。临床所见此类咳嗽的患儿颇多,且极难治疗,如兼大便溏泻则更棘手,肺与大肠相表里,伤肺必影响大肠,故如苏子、杏仁、瓜蒌等品均不宜用。

至于久嗽不止、虚火上炎、午后潮热、颧红多汗、口干不欲饮,宜养阴清热。

若咳嗽气短、食减便溏,此为阳虚,宜益气补脾。

总之,治疗小儿咳嗽不外散风清热、除湿化痰、养阴益气。由于小儿肺脏娇嫩,形气未充,故解表不宜过度发散,泻热要注意保阴,即有可下之证,亦不宜峻下,以防损伤肠胃。

所谓泻下之意不单指通大便,清热、泻火、利小便,使邪从下达都为泻下,如用泻白散、导赤散、葶苈大枣泻肺汤等,都属于"盛则下之"。

咳嗽初期表证明显者可用桑菊饮、杏苏散;咳兼气喘者加炙麻黄、蝉蜕。

风热咳嗽、涕黄、口干、脉数者,用银翘散、麻石金银花。

郁热不解,咳嗽,面赤潮红,用泻白散、葶苈大枣泻肺汤。

湿痰壅盛者用二陈汤加金沸草、鱼腥草等。

便溏加苍术、薏苡仁等。

咳嗽恢复期,气短多汗、乏力,可加沙参、童参、五味子、炒白芍等。

咳嗽本为常见病,但若治疗不当,往往迁延病程,影响健康,因此要注意早期治疗。以上为一般咳嗽治法,如肺炎须中西医结合治疗,重症宜住院。

5. 疳

疳疾为儿科四大证之一,主要是指小儿脾胃虚损,运化失常,吸收功能长期障碍,脏腑失养,气液干涸,形体羸瘦,饮食不育肌肤,影响生长发育,病程较长的一种慢性病。

本证多见于3岁左右的婴幼儿。其主证多有不同程度之羸瘦,气血不荣、发稀多汗、疲惫乏力、腹大青筋,或腹凹如舟、饮食异常、终日啼哭、极少笑容等为特征。

主要病因多由乳食不节、喂养不当、营养失调或因其他疾病导致气血两伤、津液消耗过度而引起。

如巢元方《诸病源候论》:"小儿丁奚病者,由哺食过度,而脾胃尚弱,不能消磨故也。哺食不消,则水谷之精减损,无以荣其气血,致肌肉消瘠,其病腹大颈小,黄瘦是也,若久不瘥,则变成谷症。伤饱,一名哺露,一名丁奚,三种大体相似,轻重立名也"。这说明了古代对此病之名称及病因病机、症状等都描述的很好。

《幼幼集成》说:"夫疳之为病,亦小儿恶候,十六岁以前为疳,十六岁以上,其病为痨,皆真元怯弱,气血虚衰之所致也。究其病源,莫不由于脾胃,盖胃者,水谷之海也。水谷之精气为营,捍气为卫,营卫丰盈,灌溉诸脏。为人身充皮毛、肥腠理者,气也;润皮肤、美颜色者,血也。所以水谷素强者无病,水谷减少者病,水去谷亡则死矣。凡病疳而形不魁者,气衰也;色不华者,血弱也。气衰血弱,知其脾胃必伤。有因幼少乳食,肠胃未坚,食物太早,耗伤真气而成者;有因甘肥肆进,饮食过餐,积滞日久,面黄肌削而成者;有因乳母寒热不调,喜怒房劳之后,乳哺而成者;有二三岁后,谷肉果菜恣其饮啖,因而停滞中焦,食久成积,积久成疳;复有因取积太过,耗损胃气,或因大病之后,吐泻疟痢,乳食减少,以致脾胃失养。二者虽所因不同,然皆总归于虚也……疳之为病皆虚所致,即热者亦虚中之热,寒者亦虚中之寒,积者亦虚中之积。故治积不可骤攻,治寒不宜峻温,治热不可过凉。虽积为疳之母,而治疳必先于去积,然遇极虚者而迅攻之,则积未去而疳危矣。故壮者先去积,而后扶胃气;衰者先扶胃气而后消之。书曰:壮人无积,虚则有之。可见虚为积之本,积反为虚之标也"。

根据以上的论述,结合临床所见,此症确是典型的脾胃虚弱证,主要治则应当要重点顾本,或攻补兼施,标本同治。用药须轻少通灵,如四君子汤、参苓白术散等健脾益气为主,加炒谷麦芽、焦六曲、鸡内金等鼓舞胃气为辅,严禁苦寒攻伐之品,重伤胃气,损耗真阳。否则虚虚之祸,易如反掌,不可不慎。

6. 喉痧

喉痧(今之猩红热)亦称"烂喉痧",为叶天士医案中之命名。此症为急性传染病,在儿科系常见病。其病势极为迅速,与疫疠相同,故陈耕道著《疫痧草》遂命名为"疫痧""疫痧喉""疫喉痧"。《临证指南医案》:"疫疠之邪从口鼻吸受,分布三焦,弥漫神识,不是风寒客邪,亦非停滞里症,故发散消导,即犯劫津之戒,与伤寒六经大不相同。今喉痛,丹疹,舌如朱,神躁暮昏,上受秽邪,逆走膻中,当清血络,以防结闭,然必大用解毒,以驱其秽,必九日外不致昏愦,冀其邪去正复"。《疫痧草》:"兄发痧而预使弟服药,何若兄发痧而使弟他居之为妙乎!"观此可知古代已知此症为传染病,提到应当预防及隔离。

本病发作急剧,突然高热可达40℃以上,头痛,咽喉肿痛,呕吐,惊厥,昏迷,谵语等,全身呈弥漫性红色,按之褪色,与毛囊一致的红色细疹,无健康皮肤存在,口周围苍白圈,舌质红如杨梅状。病愈之后全身大张脱皮,以上均为本病特征。

主要治则为清热解毒,凉血养阴保津。否则此症病邪在卫之时极为短暂,迅速入营入血,耗血伤津,因此早期诊断极为重要。辛温之药一定禁用,苦寒劫津之品也在所必忌。发病初期辛凉解表之药中可加入凉血解毒、养阴清热药同时并用，以防阴伤不复现象及其他病变，如久热不退致发心肌炎、肾炎等症，也是屡见不鲜的，因此在治疗的过程中要掌握病机，予以迎头痛击，使病邪迅速消失，是为至要。

7. 马刀

马刀，俗称瘰疬，一说形如蚬蛤之属。其病位于颈之左右，有急慢性之分，如少阳素有积热，又感时邪，因发热而肿痛加重，此可清热解毒、活血化瘀而愈。表证已罢，颈部肿硬之核不消反而加重，大如核桃甚或如梨，疼痛拒按，但表皮多无红肿，舌质略红，苔少，脉弦细，证属气滞血瘀，治宜养血活血、软坚散结，消肿止痛。方用消瘰丸加味，以丹参活血化瘀、清热解毒，消瘰丸（原方玄参、生牡蛎、浙贝）与夏枯草清热散结，当归养血活血，陈皮、香附理气等品治之，可以获效，切勿纯用苦寒之剂，冰伏其邪则肿难消而且疮口极难封愈，切勿轻视。

8. 唇风

唇风一症，俗名驴嘴风，小儿偶有患之者，临床表现主要以唇肿疼痛日久，干裂出血，口张难开（甚则妨碍饮食）为特征。其病因多为风邪上扰，郁久化热，稽留于阳明经络，以致唇肿。缘脾开窍于口，其华在唇，如小儿中焦素有积热，又为时邪所侵，则内外合邪而发病。《内经》说"火郁发之。"但本例唇已干裂出血，可知热邪已耗津烁血。亟宜清热凉血、养血息风，方可获效，若过度疏风，苦寒直折之品则均非所宜。故用丹皮、赤芍清热凉血，以丹参、生地养血息风，佐以银、翘等品清热解毒，治疗痊愈。

因足阳明之脉起于鼻之交頞，挟口环唇，积热上冲故唇肿。

9. 便秘

便秘一症，小儿患之较少。《内经》云："大肠者，传导之官，变化出焉。"如果肠胃素无积滞，则大便必然畅通无阻。小儿便秘，多为燥热内结，但亦有血虚而肠道干涩者。六腑以通为用，如不通则出现烦闷纳呆，夜卧不宁等。本例患儿即为血虚肠涩之证，症见面黄、多汗、倦怠乏力、舌质淡红苔少、脉缓无力，服泻下药无效。故以当归养血滑润治肠涩；苁蓉入肾、大肠经，治肠燥便秘；郁李仁、火麻仁、瓜蒌仁均润肠通便；再加炙杷叶降肺胃之气；以杏仁苦温泻肺、润肠通便。本例患儿因血虚肠涩，故仿《沈氏尊生》润肠丸加减，水煎服而效。《沈氏尊生》润肠丸原方：桃仁、杏仁、火麻仁、当归、生地、枳壳。如患儿舌质红，苔厚者,即可用此原方服用。

10. 鼻渊

鼻渊为头晕头痛,鼻塞不能闻香臭,时流黄浊涕为主。但临床所见,有不少婴幼儿在无感冒时亦终日流清涕不止,冬夏不愈。患儿多舌质淡红,苔白腻脉弦滑。揆其病因,为湿热郁积,上扰清窍,且与肝胆有密切关系。故《内经》说:"胆积热于脑,则辛頞鼻渊。"因思上病下取很有道理,此例以清热凉血,导湿下行而愈。可见小儿之病,随拨随应,只要能很好地辨证施治,往往可一药而愈。

11. 㖞僻

㖞僻一症在儿科非常见病,但如罹此疾往往迁延不愈,其病因病机不外风邪犯络,肌肉感觉消失而为之宽缓,但无病之侧不宽缓,故牵引而㖞僻。尤在泾曾解释说:"受邪之处,筋脉不用而缓,无邪之处,正气独治而急,缓者为急者所引,则口目为僻,而肢体不遂是以左㖞者邪反在右,右㖞者邪反在左。"

同是感受风邪,为什么有不患此症者,原因何在?正如《素问·评热病论》说:"邪之所凑,其气必虚。"《金匮要略·中风历节篇》:"络脉空虚,贼邪不泻,或左或右,邪气反缓,正气即急,正气引邪,㖞僻不遂。"虚,正气虚也,故风邪趁虚而入,停留于空虚的一边而为病。《巢氏病源》在风口㖞候说:"风邪入手足阳明,手太阳三经遇寒则筋急引颊,故使口㖞僻,言语不正,而目不能平视。"对发病诱因又提出说:"夜卧当耳勿得有孔,风入耳中,喜令口㖞。"以上都说明此症与风邪的关系。

至于发病的部位与经络有关。如《灵枢》:"手足阳明之脉,挟口环唇,手足太阳之脉,抵目两眦。"其他古籍所载亦有云:肝胆之脉,均循行面颊等处,故邪入少阳,壅滞经脉,气血流行受阻,与此症有绝大关系。

总之,此症多由患儿平素性急易怒,素有郁热循肝胆之脉上达头部而波及手足阳明之经脉,故有时兼见唇干肿裂,甚则出血,肝胃之积热上冲,再为风邪所侮,则内外合邪而致㖞僻。治宜清热疏风而兼活血,血行风自灭。故方中以四物汤养血活血,以桑叶、菊花、蝉蜕、僵蚕、钩藤平肝息风,龙胆草泻肝胆积热,忍冬藤活络,热解风息而愈。

12. 尿崩

尿崩一证,中医无此病名,但应属于消渴病的范畴,因本病以多饮、多尿为主要特征。

古代医籍中有类似本病之证候,如《金匮要略·消渴脉证并治篇》说:"男子消渴,小便反多,以饮一斗,小便一斗,肾气丸主之。"《东医宝鉴》云:"热伏于下,肾虚受之,腿膝枯细,骨节痠疼,精走髓虚,引水自救,引水不多,随即尿下,小便多而浊,病属下焦,谓之消肾。"

综上所述,颇与现代医学所称之尿崩证相似。观其病因病机,可知多饮多尿为肾阴耗损,肾阳亦虚,不能蒸化水液,故大渴引饮而不能止渴。因脾肾双虚不能统摄,故肾关大开而多尿。

火灼津液之消渴证则多饮而不必多尿,下消为饮一溲二,而尿崩为多饮多尿,两者有一定不同之处。

故应当阴阳兼顾,气血并补,开源节流,生津止渴。所谓"壮水之主,以制阳光",苦寒劫津之品在所必忌。治则应宗肾气丸之意。以《沈氏尊生》玉泉丸加减水煎服。

本例患儿为脾肾阳虚,方用人参、黄芪补中益气,葛根升阳生津,乌梅味酸生津止渴,适用于有虚热的消渴证,故玉泉丸中用之。天花粉、石斛生津止渴;沙参益气生津;生地、麦冬养阴生津;桑螵蛸主治肾阳不足所致的遗尿及小便频数,为补肾助阳收涩之品;益智仁治下元虚冷、不能固密所致之小便频数及遗尿或夜多小便者;覆盆子能益肾脏、缩小便;沙苑子温肾阳。上药出入为方,共奏益肾固涩缩尿,养阴助阳,生津止渴之功效而痊愈。

如患儿舌质红,苔白而少或花剥者,此阴虚夹热,可加知母、生石膏、玉竹,去黄芪。

虽同为一病,且同为虚证,但阴虚与阳虚、夹热与不夹热,用药截然不同,须详辨之。

13. 胎黄

胎黄即新生儿全身皮肤、黏膜及巩膜出现黄染。此多与胎孕时期因素有关,故称之为"胎黄"或"胎疸"。如属于生理性者,则多在数日内自行消退,精神亦正常,一般不需治疗。如生后十日以上黄染不退且逐渐加深,尿如浓茶,厌乳呕吐,大便色白,时哭闹,倦怠,精神不佳者,则属病态,应予治疗。

黄疸可分为阳黄和阴黄两类。阳黄常因湿热引起,病程较短,黄色鲜明,精神正常,有实热之象。阴黄常因寒湿与脾阳虚弱引起,病程较长,黄色晦暗,神倦,伴有虚寒之象。临床阳黄多见,阴黄较少,特别是新生儿则尤为少见。

其病因阳黄者由于母体素蕴湿热,传于胎儿,如《小儿卫生总微论方》中说:"又有自生下,面身深黄者,此胎疸也。因母脏气有热,熏蒸于胎故也。"《证治准绳·幼科》认为:"此胎黄之候,皆因乳母受湿热而传于胎也。"《幼科铁镜》也说:"胎黄由娠母感受湿热,传于胞胎。故儿生下,面目通身,皆如黄金色,壮热便秘溺赤者是也。"以上都指出发黄的原因与妊母感受湿热等因素有密切关系。

临床主要应辨清阴黄和阳黄,然后再按湿寒或湿热用药,与幼儿黄疸治法一致,只要不贻误病机,一般预后多为良好。本例患儿即属阳黄,故以清热利湿治疗。

14. 遗尿

遗尿一症,非小儿多发病,常见有两种情况,如醒时小便自出不禁者为遗尿,睡中尿出不自知者为尿床,其病因均属肾虚不约所致。历代诸家学说论之甚详,如《灵枢·九针论》中指出:"膀胱不约为遗溺。"《甲乙经》说:"虚则遗溺。"《诸病源候论》说:"遗尿者此因膀胱有冷,不能约于水故也。"《幼幼集成·小便不利证治》:"小便自出而不禁者,谓之遗尿,睡中自出谓之尿床,此皆肾与膀胱虚寒也。"《金匮》所谓:"上虚不能制下也。"《杂病源流犀烛》:"遗溺,肾,小肠,膀胱三经气虚病也。而经又推及肺,肝,督脉,缘肺主气以下降生水,输于膀胱。肺虚则不能为气化之主,故溺不禁也。"以上都说明了肺与肾虚是导致遗尿的主要原因。

临床所见小儿(三岁以上)以睡中尿床者居多,白昼小便不能自禁者较少,但此证并无尿频、尿急、尿痛等症状,且患儿多舌质淡苔白而少,面黄不泽,脉缓乏力等,证属脾肾双虚,治宜健脾益肾。

小便自出不禁者用补中益气汤加芡实、山药、益智仁等;口渴加葛根、乌梅。

夜间尿床者用桑螵蛸散(《千金方》)去鹿茸,加覆盆子、益智仁、山药、白术等(原方:桑螵蛸、鹿茸、黄芪、煅牡蛎、赤石脂、人参、厚朴)可以收效。

如小便自出不禁者,切勿认为下焦湿热之滴沥不尽则误之甚矣!倘为湿热下注膀胱者,多尿黄而少,尿频而涩,舌质多红苔黄,脉滑数等。宜详辨之。

15. 风火眼

小儿风火眼,即白睛赤壅、胀疼难忍、热泪羞明、胞睑红肿、发热头痛,大便干,小便黄,脉弦数。此症多属肝经积热,又为暴风客热所侵,致成暴发火眼。

目疾虽微,但与五脏的关系确很密切。因此,治疗目疾必须重视脏腑气血之虚实寒热,审证求因。

小儿肝常有余,故极易积热,脾常不足,又易积湿。内外合邪、循经上炎而发病。治宜清热利湿、凉血息风,佐以活血化瘀,故可赤肿消、疼痛止而痊愈。

16. 热淋

热淋(今尿路感染)一症在儿科亦属常见病,临床以发热、尿急、尿频、尿痛及排尿困难为主要特征。婴幼儿发病率较高,女多于男。小儿急性为多,慢性较少。

古代文献记载,本病多属"淋证"之热淋范畴。其致病之因不外感受湿热之邪,蕴结下焦,或由脾胃湿热蕴积下注膀胱,或因肝胆郁热,不能疏泄而积热于膀胱。根据以上诱因,使膀胱之气化功能失常而致发本病。如《丹溪心法》:"淋证有五,皆属于热。"《景岳全书》说:"淋之为病,小便痛涩滴沥,欲去不去,欲止不止者是也。"《幼科金针》说:"淋病有五,热、冷、血、气、食淋是也。名虽不同,小儿得之,不过肾热流于膀胱,故令水道不利,小便赤少而数。小腹急痛引脐……"《诸病源候论》说:"膀胱与肾为表里,俱主水。水入小肠,下于胞,行于阴,为溲便也。……若饮水不节,喜怒不时,虚实不调,则脏腑不和,致肾虚而膀胱热也。……肾虚则小便数,膀胱热则水下涩,数而且涩,则淋沥不宣。"以上诸家学说对本病已有较详细论述,多认为淋证是属于湿热蕴结下焦。

在急性期治宜清热利湿为主,如导赤散、八正散等加减。尿道痛甚可加海金沙,湿热重加金钱草,有血尿加白茅根,多可用至30g左右。

如久治不愈转为慢性时则应着重健脾补肾,佐以渗湿。可用济生肾气丸或参苓白术散加车前草。

如阴虚有热可用知柏八味丸等。

另外宜做好鉴别诊断,因此证初期多有高热寒战,做好辨证施治是关键性问题。小儿虽少菌属感染,亦不可不及时治疗。

17. 滞颐

滞颐是指小儿涎液过多,经常流出口外、渍于颐间,浸湿衣襟,甚至颐部及下颏部糜烂成疮者亦有之。

证属中焦湿热蕴积,不得下行所致。因脾之液为涎,廉泉穴乃津液之道路。

若脾胃素蕴湿热,致廉泉不能制约,故涎液自流。

治宜清泻脾胃之热,导湿下行。热重者用导赤散加黄连,湿重者加薏苡仁、车前草等,湿去热除自可痊愈。

如果先天性痴呆症之流涎,则非本方所能治愈,宜注意鉴别。

18. 瘖瘰

瘖瘰或称"隐疹",现代医学称荨麻疹、风疹块或风团。中医学最早见于《素问·四时刺逆从论》,"少阴有余,病皮痹隐疹"。《金匮要略·中风历节篇》说:"邪气中经,则身痒而隐疹。"至《千金方》始有"瘖瘰"之名。

此证特征为突起突消,消后不留任何痕迹。形状为扁平疙瘩,边缘不齐,或融合成片,或如粟米大小不一,或隆起于头面及全身皮肤上之包块,大者可如橘子、小者如山楂,与皮肤同色。不论扁平或隆起,均奇痒异常,甚至搔破出血痒始暂停,继之仍痒,烦乱碍眠。

其主要原因,不离内外。

内因多由体弱阳虚、卫外不固,症见疹色淡红或发白,为扁平团样丘疹,遇冷加重,得温暂退,方用消风散加黄芪。或湿热内郁日久波及血分,或胃肠素有积热则兼有呕吐、腹痛。

外因则由感受风寒湿热之邪,客于肌表;或汗出当风,风邪挟寒客于腠理,不得宣泄所致。

总之,此症虽为常见病,亦往往因治疗不当,迁延病程,持久不愈。

如因风邪湿热内郁日久,波及血分,则多有午后发热,疹块色红,或周围红晕,反复发作,头晕乏力,口干不渴,大便干,小便清,脉细数,证属阴血暗耗,内生虚热。宜养阴清热,凉血息风。方用沙参麦冬汤加丹皮、蝉蜕、白蒺藜、白茅根、丝瓜络等。

如平日嗜食肥甘,胃肠素有积热,复感风邪,内不得疏泄,外不得透达,郁于皮毛腠理之间,发为隐疹,症见风团疹块持续不已,反复发作,疹色多红,奇痒难眠,伴有脘腹胀疼,恶心呕吐,或高热不退,舌质多红,苔多黄厚,或白腻而厚。治宜清热导滞汤加蝉蜕、黄连、竹茹。如伴有发热,加青蒿、芦根、丹皮,须表里双解方可获愈。

19. 大惊卒恐

大惊卒恐属惊风范畴,因其出现症状往往有惊风八候中之证候,但不能以惊风论治，因无惊风证之痰、热、风、惊明显症状。故《景岳全书》说："今幼科诸书，皆以大惊之证，例作急惊论治，误亦甚矣！不知急惊、慢惊，一以肝经风热，一以脾肾之虚，皆不必由惊而得。"我们认为张介宾说得很对，结合临床所见，真正由惊恐致病者，并无风热及脾肾双虚之现象，只有短暂八候中之症候群，继之而来的症状则有低热、善太息、昏睡、半昏迷、目直似怒、呆思不食、惊悸、不眠、惊慌畏惧等。

即一时症现八候，亦不可轻率诊为惊风或大惊卒恐，必须审证求因。如破伤风、流脑、流行性乙型脑类、婴儿瘫、疫毒痢（中毒性痢疾）等症都有强烈的惊厥，甚至角弓反张，频繁不止的抽搐。但传染病之喷射性呕吐，惊风则少见。像这些病都不是因惊而得，在治疗方面则非息风镇肝所能治愈，这是应当鉴别的重要的环节。

惊恐属情志为病。《素问·举痛论》归纳为"怒则气上""喜则气缓""悲则气消""恐则气下""惊则气乱""思则气结"。《灵枢·寿夭》篇说："忧恐愤怒伤气，气伤脏，乃病脏。"因此认为惊恐伤气病脏。

凡属五脏为病均属难治之症，诱因复杂，有触异及损害身心健康等不同情况。虽小儿情志为病较少，而诸家学说对大惊卒恐亦很少谈到治疗措施，但我们遇到的一些患儿确是由大惊卒恐致病。面对现实情况，以安神定志、益气和中治本，息风治标的治则治疗而收到满意的疗效。

心藏神，心主神明，这个神就是指人的精神意识及思维活动，和人的大脑功能有关。一旦由于某些原因扰乱了神明，影响到脑，就会出现异常现象，可是没有痰、热、风的指征，所以清热化痰、凉肝息风药都用不合宜。

古人对大脑的作用和名称已早有记载，如《内经》云："诸髓者，皆属于脑，故上至脑，下至尾骶，皆精髓升降之道路。"《医宗金鉴》说："头为诸阳之首，位居至高，内涵脑髓，脑为元神之府，以统全身者也。"从以上所谈的各种原因来看，不能用清热解毒药，也不能用芳香化浊、泻心凉肝药。

应以安神定志，益气和中，少佐息风之品为方。方以远志丸《济生方》加味：茯神9g，龙齿10g，远志6g，茯苓9g，人参10g，菖蒲6g，郁金3g，小麦30g，大枣5枚，甘草3g，蝉蜕6g，天麻6g。水煎服。有体温微高者加青蒿9g，白薇9g。《素问·脏气法时论》曰："肝苦急，急食甘以缓之。"故用甘麦大枣汤，《金匮要略》云，此汤缓肝养心。天麻甘微温，入肝经，古有定风草之称，能治虚风，养液以息风;蝉蜕味淡性平,能息风止痉。

如因惊恐致瘫,多为软瘫,四肢不举,神志不清,或半昏迷。此为惊伤气,恐伤肾,肾主骨,骨伤则不立。宜气血双疗,安神定志,开窍息风。方用八珍汤加茯神、远志、狗脊、川断、山药、生龙牡、菖蒲、天麻、蝉蜕等。俟神清、四肢能抬举,再以人参养荣丸善后,庶可康复为常。此症如误诊误治,可迁延病程,终为不治之症,切勿轻视。

20. 惊风

惊风又称"惊厥",俗称"抽风",是小儿常见证候。临床以抽搐或伴神昏为特征。一般以婴幼儿为多见,学龄前后则逐渐减少。此病来势凶险,变化迅速,如治疗不当,甚或危及生命,为儿科急重症之一。故《幼科释谜》云:"小儿之病,最重惟惊。"在宋以前无惊风之称,至北宋《小儿药证直诀》始创惊风病名,并分急、慢惊风两类,其后又有慢脾风病名之说。由于惊风主症为强直和痉挛,故有许多书籍中把惊和痉作为通用名称。近代则统称为惊风。

惊风可由多种原因引起,急惊多由热、痰、风致惊;慢惊多由大病久病之后,脾虚肝旺、肝肾阴亏为主要发病因素。慢脾风为久病不愈,阳气衰败,以致虚风内动,为慢惊风中危重证候。

惊风八候:①搐——肘臂伸缩。②搦——十指开合。③掣——肩头相扑。④颤——手足头身动摇。⑤反——角弓反张。⑥引——四肢牵引,手若开弓。⑦窜——目睛上视,或直视似怒,而目光窜动。⑧视——目斜视或偏左或偏右而露睛不活。

凡患惊风不论急惊风、慢惊风或慢脾风均可出现八候中之症候群,但是一定要做好鉴别诊断,再根据辨证施治、理法方药进行处理,才能取得一定的疗效。反之潦草从事或草木皆兵,都可能轻病致重,重病致死,不可不慎。

方中用白薇之意,因白薇性味苦、咸、寒,入肝、胃经。《别录》:"治惊邪风邪痉病。"文献摘要,主暴中风,及忽忽不知人等。《重庆堂随笔》:白薇凉降,清血热……凡惊风证未有不头晕、目眩者,白薇凉降用于惊风,不论急慢,均有清头目的作用。根据病体虚实配伍用药,均可取效。

天麻古有定风草之称,味甘,微温入肝经,能息风镇痉、止头晕痛。故该药只要配伍合宜,能治疗一切抽风证。

其他药品均为常用药,在此不再多作叙述。

21. 鹅口疮

鹅口疮为口腔舌面满布白屑,状如鹅口,故名。因色白如雪片,又称"雪口"。如《医门补要》:"脾胃郁热上蒸,口舌白腐,叠如雪片,在小儿名鹅口疮"。《婴童百问》巢氏曰:"鹅口候者,小儿初生,口里白屑满口,上舌,如鹅之口,故曰鹅口也"。可见早有此病名。

其主要病因为心脾积热及虚火上炎两种类型,但临床所见虚火上浮的较少,心脾积热的较多。患者多系新生儿或久病体弱,营养不良的婴幼儿。舌质虽不甚红,但甘温之剂不宜,苦寒之品亦不应用,只须清热解毒之轻剂,兼以健脾利湿而可痊愈,非若胃中实火口腔糜烂者可比,否则药过病所,则非图无益,而又害之。

22. 水痘

水痘为儿科常见病,传染性很强,全年都可发病,冬、春两季为多。由于疱疹内含水液,状如痘粒,故名"水痘"。

最早见于《婴童百问》中说:"发热一二日,出水疱则消者,名为水痘。"《医宗金鉴·痘疹心法要诀》:"水痘发于脾肺二经,由湿热而成也。初起与大痘相似,面赤唇红,眼光如水。咳嗽喷嚏,唾涕稠黏,身热二三日而始出,其形尖圆而大,内含清水,易胀易靥,不作脓浆。初起荆防败毒散主之,继以加味导赤散治之。"

以上对水痘之描述颇形象化,且治法亦颇中肯。不过在临床用药不必非用荆防,以蝉蜕、芦根、金银花、青蒿、牛蒡子、薄荷等即可,因为若湿热较盛之患儿亦有不少含浆成脓者,故辛温药尽量不用。由于此症为湿热蕴积,复为风邪所侵,则风湿热相抟而为病,宜清不宜散,故除祛风清热解毒之外,加入导赤散是很有道理的,同时不妨加入薏苡仁、竹叶等也可,予湿热以出路,确可缩短病程,亦釜底抽薪法也。

23. 口疮

口疮为小儿口腔疾患,以口腔黏膜、舌及齿龈等处发生灰白色、红色大小不等之小疮或溃疡面为特征。重者可满口糜烂,妨碍饮食或高热不退等。

其主要原因为心脾胃素有积热,或热性病之后余焰未息、虚火上炎两种类型,但以心脾积热者居多,阴虚火旺者较少。虽云小儿阴常不足,但毕竟久热伤阴的少。

正如《幼幼集成》指出"口疮者,满口赤烂,此因胎禀本厚,养育过温,心脾积热,熏蒸于上,以成口疮"。《景岳全书》中也说:"凡口疮六脉虚弱,或久用寒凉不效者,必系无根之火……"观此可以说明引起口疮的原因有虚实之不同。

所以在治疗当中应当注意以下几点。

1.退热问题。治疗口疮的同时不要加用辛温药,如羌活、白芷、荆防等,虽辛凉解表药亦须少用,否则热不易退。

2.若高热、舌质红、苔黄厚者,宜加熟大黄以荡涤积热,但大黄的不良反应容易引起腹痛和呕吐,可于用大黄的同时加炒白芍、竹茹、陈皮等。

3.如低热、舌质红、少苔或苔白花剥、脉细数者,则证属阴虚内热,治宜养阴清热,宜用生地、玄参、白薇、青蒿、白茅根、丹皮等。

4.导热下行如导赤散等,清热解毒重用金银花、蒲公英则热可退,热可除,口疮自愈。否则口疮虽非重症,如治疗不当,亦可迁延病程,使儿童不能早日解除痛苦。

5.前症患儿因口疮愈,颌下淋巴结肿大,遂改用消瘰散加味,颌肿亦消,两症均愈。

24.呕吐

呕吐为儿科常见病。引起呕吐的原因很多。《内经》云:"诸逆冲上,皆属于火,诸呕吐酸,皆属于热。"又云:"寒气客于肠胃,厥逆而出,故痛而呕。"临床所见呕吐之症确有因寒因热之不同,但其病因主要在胃。

小儿脏腑功能未臻完善,多因饮食不节,积滞伤中,极易发生呕吐,治疗时除消积之外,宜分清因寒因热区别用药。

但某些急性传染病均有喷射性呕吐,必须注意鉴别,以免贻误病情。若属传染病之呕吐,单纯用止吐药是无效的。

若一般呕吐的治疗,则不外芳香化浊如藿香、佩兰、厚朴、白豆蔻、橘皮,清热如黄连、竹茹、荷叶等;消导化滞如炒麦芽、神曲、枳壳、鸡内金;伤肉食加焦山楂等,佐以降逆之品如枇杷叶、莱菔子、旋覆花、生姜、半夏。

如面黄肢冷,舌质淡苔薄白,脉缓者,宜温中,可用人参、草蔻、吴茱萸等。

但注意不要按成年人治法,如小柴胡汤、逍遥散等,因小儿肝郁作呕者极少。

此外,小儿有时亦能因咽喉疾病引起呕吐,宜治疗咽喉病为主,呕吐自止。

25. 乳蛾

乳蛾一证即以喉核红肿化脓,疼痛难忍为主要证候的疾病。中医学有"喉蛾""喉痈"等名称。

主要为热毒炽盛或风热上袭,搏结于咽喉所致。

主要治则为疏风清热,解毒凉血。

初期不宜过用辛温之剂,红肿程度加重时,虽辛凉解表药亦宜少用,既化脓之后虽高热不退,在清热解毒药中只须加入解表药一二味而已,否则高热难退,即便热退之后,阴虚内热现象亦恢复较慢。因此,在治疗当中要以清热解毒、育阴保津为主,这样可使预后良好。否则久热不退可影响心脏或肾脏,以致出现心肌炎、心动过速,或急性肾炎等证。

乳蛾为儿科常见病,虽非重症,切须及时辨证治疗,否则对小儿健康影响匪浅,不可轻视。

26. 外感

感冒为儿科最常见的疾病,由外感时邪所致,一年四季均可发生。

其主证不外发热、恶寒、头痛、全身痛、鼻塞、喷嚏、流涕、咳嗽等,但由于小儿稚阴稚阳,卫外功能不固,兼以寒温不能自理,故极易发病,且肝常有余脾常不足,肺脏娇嫩,神气怯弱,故感邪之后,传变迅速,常可出现夹痰、夹滞、夹热、夹惊等兼证。

《幼科释谜》指出:"感冒之原,由卫气虚,元府不闭,腠理常疏,虚邪贼风,卫阳受摅。"说明了感冒的病因与气候变化、小儿正气强弱、护理是否合宜均有密切关系。

此外小儿为"纯阳"之体,是说阳气较微弱,不是说纯阳无阴。

阳常有余,阴常不足,故感邪之后易从热化,出现壮热、口渴、面赤、唇红、舌质红绛、口鼻干燥、大便干、小便黄之实热证候。如治疗不当易化燥伤阴,出现阴虚内热之症状。

如在夏季感受暑湿之邪,暑必伤气,又曰暑多兼湿。常可出现壮热多汗,或无汗,身重困倦,呕吐、泄泻等症状。

故四季感冒绝非一方一药所能治疗,必须审证求因,方可治愈。

感冒虽为常见小病,但必须妥善处理,可预后良好,切勿姑息,否则养痈为患,不可轻视。

27. 湿疹

奶癣一症现代医学称"湿疹",为婴幼儿常见病,中医学文献中称胎癣、胎风、乳癣等均系本病。

其病因不外小儿素禀胎毒,复感风邪引动湿热,外发肌肤。

症见头面、眉间、颈部、胸部等处皮肤潮红,继而出现红色丘疹、水疱、糜烂、渗出黏稠,甚则化脓,初时瘙痒异常,继则痛痒交加、烦躁碍眠、不思饮食,或伴发烧、舌质红苔黄、脉滑数。

证属风热湿毒郁结肌肤。宜祛风胜湿,清热解毒。

轻者用外治法,重者须内服药。可服六神丸或汤剂,但不要过用散风药。加用渗湿利湿药予湿热以出路。

如因汗水、涕泪、溢乳、口涎长期浸渍,可在颌下、口周、鼻旁、耳后、肘弯、腋窝、会阴等处出现湿疹,治法同上。

如患儿形体瘦弱,纳呆腹泻,局部暗淡,皮肤瘙痒较轻,破后糜烂,脓稀淡黄,淋漓不断,面黄苔白,脉弱,此脾虚湿困,宜健脾利湿益气,方用参苓白术散加生黄芪以促进生长新肌肉,使疮口愈合。

如湿疹反复发作,经久不愈,局部皮肤肥厚粗糙,且起鳞屑,干裂出血,奇痒异常,此为湿热久羁,波及血分,以致湿未去而血已虚,耗血生风。治宜养血润燥,凉血息风以止痒。方用四物汤加丹皮、地肤子、丹参、白蒺藜、蝉蜕、白鲜皮、蒲公英、木通等。

注意:硬痂宜以油剂润之,勿用手揭。

28. 痢疾

痢疾为夏末秋初多发病,对小儿健康影响极大,往往因治疗不当形成慢性痢疾,迁延不愈,痛苦异常。特别是疫毒痢(中毒性菌痢)更是危险万分,如抢救不及时,则危亡立至,因此症多住院治疗,在此暂不论述。

《幼科全书》:"凡痢不论赤白,皆属湿热。""赤痢者湿热伤在血分;白痢者,湿热伤在气分;赤白相兼者,气血俱伤。"《外台秘要》:"天行热毒,伤于肠胃,故下脓血。"古代医籍有关痢疾的记载很多,但亦不外湿热伤及气血,下迫于肠所致。

临床所见,纯赤痢者较少,如纯下鲜血应与阿米巴痢及直肠息肉,或其他原因便血相鉴别,其治法均有所不同。

若确为赤痢,则除清热解毒外,宜加活血化瘀药,如当归、仙鹤草、槐花等。

纯白无血者属湿重于热,除一般治疗外,宜加苍术、薏苡仁等。

如久痢不止为正虚邪恋,宜参苓白术散加苍术、乌梅炭、金银花炭、马齿苋,重用莲子肉。

如赤白相兼者加当归炭、炒白芍;病实者可用芍药汤、白头翁汤化裁为方。

总之,对痢疾一证,要及时治疗、彻底治愈,否则迁延病程,形成慢性痢疾则贻害无穷。

29. 痄腮

"痄腮"为一种急性传染病。临床以发热、耳下腮部肿胀疼痛为主要特征。以冬春两季为多,婴儿少见,幼儿较多,年长儿童可并发睾丸炎,如高热不退亦可并发脑炎。但一般预后良好,可获终身免疫。

其治则宜疏风清热解毒为主。

《外科正宗》:"痄腮乃风热湿痰所生,有冬温后天时不正,感发传染者,多两腮肿痛,初发寒热。"《活幼新书》:"毒气蓄于皮肤,流结而为肿毒……多在腮颊之间,或耳根骨节之处。"以上均说明痄腮之病情及症状。

临床所见为腮部一侧或双侧肿胀疼痛、发热、头痛,口张不大,或伴呕吐。其病因病机,认为肝胆素有蕴热,又感时邪,但多半有接触史而致发本病。因足少阳之脉起于目内眦,上抵头角下耳后,绕耳而行,邪入少阳,经脉壅滞,气血流行不畅,故耳下腮颊漫肿作痛。足少阳与足厥阴相表里。足厥阴肝经之脉绕过阴器,若邪毒传至肝经故可并发睾丸肿痛;若温毒炽盛,窜入营分,陷入心包,则可痉厥昏迷。

治疗原则,据个人体会,认为该证除感受时邪之外,主要与肝胆有密切关系。柴胡为少阳经之主药,方中何以不用?因柴胡性虽苦平但能升举阳气。痄腮一症病在头部,上病宜下取,不宜升举阳气。否则使气血并走于上,极易犯脑致痉,或致耳聋,或致音哑持久不愈。

因此可重用清热解毒药如金银花、蒲公英之类,加龙胆草泻肝胆之热,蝉蜕、僵蚕息风,竹叶引热下行。

在初起之时,虽腮颊焮热肿胀,但多为浮肿,只有因治疗不当,过用苦寒之品,凉遏冰伏,使邪无去路,始结坚硬之块,扪之若石,治宜活血化瘀,软坚散结,始可向愈。否则化脓穿腮者亦有之。可不慎欤!

30. 泄泻

泄泻一症为儿科常见多发病。在《内经》已有"诸病水液,澄澈清冷,皆属于寒;诸呕吐酸,暴注下迫,皆属于热"的记载。《幼幼集成》中说:"夫泄泻之本,无不由于脾胃,盖胃为水谷之海,而脾主运化,使脾健胃和,则水谷腐化而为气血以行荣卫。若饮食失节,寒温不调,以致脾胃受伤,则水反为湿,谷反为滞,精华之气不能运化,乃至合污下降,而泄泻作矣。"

泄泻之因,无不由于内伤脾胃、外感时邪所引起,但具体来说还要详询病情、辨证施治,勿实实,勿虚虚,不可轻视。

临床所见多为伤食泻,感受外邪致泻,脾虚泻,脾肾阳虚致泻。

(1)伤食泻:《素问·痹论》指出:"饮食自倍,肠胃乃伤。"这说明了饮食要节制,不可恣食无度,否则损伤脾胃,以致运化失常,清浊不分并走大肠而泄泻。此种泄泻多有腹胀腹痛,泻前哭闹,泻后痛减,大便腐臭,口臭纳呆,或伴呕吐,舌苔多厚腻,脉滑数有力。治宜消食导滞,和中止泻,方用平胃散加焦三仙、鸡内金、车前草、茯苓、薏苡仁等。

(2)感受外邪致泻者,可分风寒与湿热两型。

如感受风寒之泻,则大便稀有泡沫,臭气轻,肠鸣腹痛,或伴发热、流清涕等。舌质多淡苔薄白而润、脉浮。宜藿香正气汤加防风少许,蝉蜕9g。

如湿热型则发热或不发热,大便稀黏,内杂不消化食物,日泻十余次,肛门因大便灼热而色鲜红,小便黄少,舌质多红苔黄腻,指纹紫或脉滑数。宜葛根芩连汤加炒银花、六一散、薏苡仁、扁豆花、荷叶等。夏季暑热之邪,损伤脾胃,下迫大肠,多致暴泻,亦可用上方,如高热无汗可加香薷、青蒿等,使湿热分消,泄泻自止。

(3)脾虚泄泻:多因禀赋素弱,或过服寒凉之药,攻伐太过,以致运化失常,水谷不能化生精微,而水反为湿,谷反为滞,清浊不分,而为泄泻。治宜参苓白术散加乌梅炭、苍术等,健脾利湿而病自愈。

(4)脾肾阳虚泄泻:多见久泻久病之后,致脾肾阳虚,不能温运水谷,则症见完谷不化,澄澈清冷,泄泻无度等危重证候。患儿多面色苍白、肢冷、多汗睡后露睛、欲哭无泪、囟门及目眶下陷,精神萎靡不振,舌质淡少苔或无苔,脉微欲绝。治宜升阳益气,温中固脱。方用升麻、黄芪、人参、白术、煅牡蛎、补骨脂、葛根、山药、扁豆、炮姜炭、茯苓、大枣、浮小麦等。重者须住院治疗,中西医结合抢救治疗并进,庶可转危为安。处理危重患儿要争分夺秒,切勿迟延,是为至要。

第二代

张桂兰学术特色方证传真

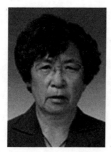张桂兰,女,1937年出生,副主任医师,副教授,1963年毕业于山东中医学院医疗系,同年分配到济南市中医医院,师承名老中医张希五先生,深受其教诲,从医50余年,勤求古训,涉猎群书,潜心临床。对于治疗儿科高热、感冒、肺炎、心肌炎、厌食、腹泻、扁桃腺炎、肾炎、小儿多动症等疾病,内科高血压、冠心病、支气管炎、哮喘、胃炎、消化不良等疾病,妇科月经不调、带下病、不孕不育等疾病及疑难杂症有丰富的临床经验。

因忙于临证,无暇著述,所留资料甚少,然通过临证对儿科医理有较为深刻的认识,并积累了丰富的临床经验,现略作简述。

一、学术特色

(一)儿科诊病,重视望诊

儿科古称哑科,因小儿有病不能自言,父母所见也不全面,全凭医生审度,治疗难度较大。中医认为,五脏虽然藏于体内,但由五官九窍的表象可以察知脏腑气血及表里寒热虚实。因此儿科四诊之中,望诊最为重要。尤其要重视望神、面部五色、苗窍及指纹。

神为一身之主,寒热虚实,神色可辨,如神旺声亮者为热为实可攻,神衰声微者为虚为寒可补。

要了解小儿疾病原因,则应仔细诊察小儿面部气色。因为面部是十二经总会的地方,根据"有诸内必形诸外"的理论,五脏内部的变化,可以从面部相应的五部、五色表现出来。如青色多是惊风证候,红色多是大热证候,黄色多是伤脾伤湿伤食证候等。

从小儿面部气色的变化亦可判断疾病的新久和预后,如气色光泽、五色鲜明的多是新病,证多轻而易治;气色沉暗、五色晦浊,证多重而难疗。

察苗窍以鼻、口、目尤为重要。例如,肺开窍于鼻,风寒束表则鼻流清涕,风热袭表则鼻流浊涕。心开窍于舌,脾开窍于口,口舌生疮,属心脾病变。小儿眼部疾患如目赤多眵,则多因肝经有热所致。

临床察看小儿"指纹",对诊断小儿外感病、脾胃病准确率较高,如小儿病是寒是热、是否有疳积等均可通过小儿指纹反映出来。

(二)顾护脾胃,贯穿始终

脾胃为后天之本,气血生化之源。脾胃功能正常,方能化生水谷精微,滋养四肢百骸。小儿脏腑娇嫩,脾常不足,加之饮食不知自节,寒热不能自调,外易为六淫所侵,内易为饮食所伤,他脏病亦可影响脾胃而致呕吐、泄泻、积滞等脾胃病发生。因此,对小儿脾胃的顾护尤显重要。正如《幼科发挥》所谓"胃气壮实,四肢安宁,脾胃虚弱,百病蜂起"。故无论是外感还是内伤杂病均应重视顾护脾胃。

顾护脾胃应贯穿于防病治病全过程。首先要重视小儿平时饮食起居,做到未病先防。既病要及时调治,辨证用药,补而不滞,温而不燥,消导而不泻;实证慎用峻攻,以免伤正;大苦大寒、大辛大热之品,中病即止。小儿久病,宜调脾胃为主,补其正气,则病自愈。

(三)合理用药,务求精当

小儿用药"稍呆则滞,稍重则伤",须力求轻巧,不应试图以重量、毒烈之药而求奇功。

要掌握"阴阳不可偏伤"的原则。泻实谨防伤正,补虚应避免留邪。

对病情较急或危重儿要密切观察病情,掌握邪正消长变化,做到证变法也变,随机应变。在辨证明确的基础上,该下则急下,该补则峻补,不可拘泥稳妥而放不开手脚,否则病重药轻,贻误时机。

对慢性病患儿或者病情危重经治已趋稳定者,只要服药有效,且其证法相符,可效不更方;需长期服药者,用丸药以缓治之。

另外,寒凉易伤脾胃,克伐易耗正气,补益易滞脾化火。

所以,小儿不得无故用药,如有病非用药不可,应中病即止。辛热、苦寒、有毒、攻伐之品,临床应熟练掌握,恰当应用。

二、方证传真

(一)小儿感冒

感冒是小儿时期最常见的疾病,病因以风寒、风热为主,又有夹暑夹湿之不同,相当于西医普通感冒和流行性感冒。尤以流感常见,多由病毒引起。

外感病邪首先自呼吸道而犯肺,病变部位在肺卫。肺主呼吸,开窍于鼻,外合皮毛,职司卫外,性属娇脏。感邪后很快出现上焦肺系及卫表的症状,如风寒证之发热、恶寒、头痛、流清涕、风热证之身热、微恶风、头痛、咽喉肿痛、口干欲饮等症。因小儿为纯阳之体,感邪后易入里化热,热盛耗津而出现口渴、唇干、苔黄、舌质红绛等症。

依据中医辨证,虽然其病变部位在肺卫,但病邪极易入里化热,而出现热盛伤阴之证,因此,笔者治疗小儿感冒多采用辛凉解表、清热养阴之剂。

经验方感冒方组成如下:金银花、菊花、大青叶、马勃、牛蒡子、玄参、生地、石膏、黄芩、鸡内金、甘草。

此方为感冒常用方,无论风寒感冒或风热感冒,凡见入里化热伤阴之象均可应用。

如夹暑湿可加藿香、佩兰、香薷;表寒重而里热不明显者,可加苏叶、芥穗;咳嗽重加杏仁、前胡;高热痉挛加僵蚕、钩藤;大便干加瓜蒌;寒热往来加柴胡;腹痛加郁金等。

感冒方中金银花、菊花、大青叶清热解毒;马勃、牛蒡子利咽;生地、玄参甘寒滋阴,清血分热;石膏辛寒入胃,清气分热而透热外出。此方解热降温效果明显,感冒一般二至三剂可愈。

(二)小儿哮喘

1.病因的认识

小儿哮喘初发多因幼儿时期呼吸道感染,失于宣透,或过早应用润肺止咳之剂,使邪留肺系,肺失清肃,以致咳嗽迁延不愈,酿致哮喘;也有因过食生冷寒饮,导致脾胃受伤水湿不化,酿成痰饮上射伤肺,在寒暖交替季节,或其他因素刺激,内外合邪,肺气不宣而为咳逆,痰阻气道成哮喘。又因肺脏娇嫩,脾常不足,致使津液凝聚成痰,伏藏于肺,成为哮证宿根,遇外感六淫或非时之气、劳倦过度、饮食内伤等而引反复发作。哮喘日久,损耗肺气,血运无力亦可致血瘀,痰瘀互结,亦是哮喘的重要病理改变。

2. 治疗经验

急性发作期,以宣肺透邪为主,佐以祛痰降气。

基本方:炙麻黄、紫苏、杏仁、地龙、厚朴、白前、紫菀、桔梗、甘草。

风寒者,给予辛温宣透,加荆芥、紫苏子;偏于风热者加牛蒡子、桑白皮等清肺透邪之品;寒包热者,加黄芩、鱼腥草;鼻塞流涕者加苍耳子、辛夷;痰湿盛者半夏、陈皮;肺气虚者加沙参、太子参。无论风寒与风热,都宜加入虫类药如僵蚕、蝉蜕,以疏风解痉,化痰散结。此外,在宣透中加用沙参,可益肺气而不碍邪,防止肺气受伤,为治标而不忘本之意。

缓解期,以补虚治本为要,重点在健脾。补益脾胃,上可荫肺,下可滋肾制水。

基本方:党参、茯苓、甘草、当归、白芍、白术、沙参、熟地黄、僵蚕、百部、款冬花、白前、地龙。

加减:偏于肺气虚者加黄芪、山药;偏于肺阴虚者加麦冬、五味子;痰湿甚者加半夏、陈皮;肺有伏热者加芦根、竹茹;过敏体质者加苍耳子、蝉蜕;食欲不振、消化不良者加鸡内金、麦芽。

基本方中用数味宣透之品,以清肺气。因哮喘之邪是宿邪、伏邪。急性期发作是由新凉引动而诱发;急性症状缓解后,伏恋之邪,未必清彻,在益气养血、扶正培本中,加入牛蒡子、僵蚕、白前、百部数味,治本而不忘治标。

3. 几点体会

(1)小儿哮喘外感风寒者多,风热者少;寒包热者多,纯热者少,遣方用药,慎用寒凉。

(2)哮喘病诊治中应"因势利导"。当感邪之后,要给邪以出路,临床证明,疏导法比遏制法好,邪透则咳自止,痰去则喘自平。

(3)顽固性哮喘应兼顾痰瘀,可配伍川芎、桃仁、瓜蒌等。

(4)小儿形气未充,肺卫不固,易招外邪,正所谓"邪之所凑,其气必虚",应注重缓解期调理,以治本为主,增强正气,抗御病邪,才能预防复发。

(三)小儿泄泻

泄泻是儿科常见病,小儿脏腑娇嫩,脾常不足。凡饮食不节,起居不时,寒热不避,大惊卒恐,均易伤脾胃。脾胃受伤,运化无权,水湿积聚,迫于肠间而作泄。本病的病因复杂,病机多变,或感受外邪,或内伤饮食,或脾胃虚弱,或脾肾虚寒,或大惊卒恐,但主要的病理改变是脾胃受损,健运失司,故治法皆不离脾胃。正如《幼幼集成》所说"泄泻之本,无不由于脾胃"。

基于以上认识,笔者通过长期临床研究,总结出泄泻方,组成:苍术、厚朴、陈皮、茯苓、木香、枳壳、砂仁、泽泻、车前子、焦三仙、山药、党参、白术、木瓜、炒扁豆、黄连。本方的配伍特点是健脾、运脾、醒脾、和胃、淡渗、利水、燥湿、行气,诸法共用,标本兼治;调脾胃,祛水湿,泻自止。

加减应用:如胃肠有热加黄芩、葛根;恶心呕吐加藿香、半夏;腹胀痛加鸡内金、大腹皮;泄泻无度加煨肉蔻、煨诃子、炙罂粟壳;脾肾虚寒加补骨脂、五味子、吴茱萸;惊恐泻加龙齿、僵蚕。

【典型病例】

邹某,女,1岁半,1995年6月5日初诊。腹泻3天,西药治疗效果不明显。现症:每日腹泻7~9次,泻下清稀,粪便中有食物残渣,气味酸臭,厌食,身微热,小便短赤,舌质红,苔薄微黄,指纹紫滞。为伤食脾失健运所致。治宜调理脾胃,淡渗利湿。泄泻方去党参加大腹皮、炒莱菔子,服三剂而愈。

(四)小儿遗尿

小儿遗尿临床比较常见,是指5岁以上的儿童睡眠中经常遗尿,轻者数日一次,重者可一夜数次的一种病态。遗尿一般与肾、脾、肺三脏功能失调有关,但与肾更为密切。肾气不固是遗尿的主要病因,多由先天禀赋不足引起,下元虚冷,不能温养膀胱,膀胱气化功能失调,闭藏失职,不能制约而小便自遗;肾为先天之本,脾为后天之本,二者互为滋生;肺为水之上源,肾为水之下源,如肺肾虚,则治节不行,通调水道失职;三焦气化失司,则膀胱失约,津液不藏,亦成遗尿。因此,小儿遗尿的治疗关键是温补肾阳,兼补脾肺。

笔者在临床多以金匮肾气丸、五子衍宗丸、益智仁散等辨证加减,基本方:菟丝子、枸杞子、覆盆子、桑螵蛸、党参、益智仁、熟地黄、山药、五味子、远志、生龙骨、生牡蛎、制附子、肉桂。

本方具有补肾健脾益肺、固精缩溺安神功效。方中益智仁、菟丝子补肾暖肾、固精缩溺;覆盆子、桑螵蛸、五味子固精缩溺;制附子、肉桂补命门之火;熟地、山药、枸杞子平补肝肾,党参健脾益肺;远志、生龙牡益智安神定魄。

曾治一10岁男孩,患儿自幼一直遗尿,中西医治疗多年效果不明显,约7岁后遗尿加重。诊时患儿面黄身弱,倦怠乏力,手足不温,小便清长,大便溏薄,舌淡少苔,脉沉迟无力。证属脾肾两虚,下元虚寒。以上方加减,三诊后遗尿次数已明显减少,间断服药30余剂,遗尿消失。多年后遇患儿家长述停药后偶有遗尿,亦未再治疗,已完全治愈。

(五)小儿多动症

小儿多动症属于儿科疑难病。该病以身体多动、情绪多变、注意力不集中为主要临床特征。中医认为,本病多由心、脾、肝、肾诸脏的阴阳功能失调所致。其中肝在发病中尤为重要。小儿精气未充,"肾常虚",肝阳易旺,肝风易动,故有"肝常有余"的生理特点,肝为刚脏而性动,其志怒,其气急,所以小儿多动症发病与肝脏功能失调密切相关,多表现为烦躁多动、任性易怒、难以自控。脾亦十分重要,脾为后天之本,小儿生长发育,依赖脾胃化生精微,由于小儿饮食不知自调,致脾运受损,生化不足,心血亏虚,也是多动症发生的重要原因,表现为神思涣散、注意力不集中、记忆不佳、食欲不振等。因此,治疗小儿多动症多以滋肾平肝潜阳,健脾养心安神为主要治则。

笔者常用方:熟地、女贞子、旱莲草、菊花、石决明、钩藤、珍珠母、生龙骨、党参、黄芪、茯苓、白芍、酸枣仁、五味子、瓜蒌、枳实、石菖蒲、炙甘草。通过多年临床应用,取得较好效果。

用药体会:临床多用酸味之品如五味子、酸枣仁、覆盆子等,常配合收涩药如龟甲、芡实、桑螵蛸以及养身收神的百合、麦冬、制首乌等。"怪病多痰""久病必瘀",在治疗时,除用上法外,常配合泻火涤痰、活血化瘀之法,以开通心窍,多联合温胆汤、通窍活血汤加减化裁。上述治疗,临床实践证明,确为有效。

另外,合理饮食也是一项重要治疗措施。要注意饮食多样化,忌偏食。适当减少甜食及高蛋白食物的摄入,少食用辣椒等刺激之品,多吃新鲜水果和绿叶蔬菜,常吃含钙丰富的食品如奶制品、鱼虾、排骨和鸡蛋等。核桃、花生、芝麻、黑木耳可改善脑营养,对防止和减轻小儿多动症亦十分有益。

(六)小儿脑发育不全

小儿脑发育不全属中医学"五迟、五软"的范畴,以发育迟缓、肢体痿软无力为主症,两者既可单独出现,也常互为并见。多数患儿由先天禀赋不足所致,少数由后天因素引起。肾主骨主脑髓,肝主筋,脾主肌肉,心主血脉其声为语,肺主一身之气,故五脏亏虚皆可使小儿在发育、智力、动作方面发生障碍,然以肝肾心脾虚损为主。

【典型病例】

郑某硕,男,4岁,2003年5月7日初诊。患儿智力和身体发育迟缓,举动笨拙,反应迟钝,言语不清,面黄瘦弱,步态不稳,手足轻微畸形,舌淡,苔薄,脉细无力。辨证肝肾不足,心脾两虚。治拟滋补肝肾,健脾养心。处方:熟地6g,鹿角胶3g,龟甲6g,牡丹皮6g,山萸肉6g,枸杞6g,红参5g,黄芪9g,茯苓6g,白术6g,天麻3g,菊花5g,益智仁6g,石菖蒲3g,肉苁蓉3g,龙齿9g,木瓜5g,远志5g。因患儿为外地患者,带药30剂。

复诊:患儿行动、反应稍微好转,步态、言语亦有些改善。再服原方30剂。

停药1个月后三诊:患儿行动、反应的灵敏度等与治疗前比较已有较明显改善,步态较稳,言语已能听清,智力有一定改善,体重增加。原方加当归5g、菟丝子9g,继服30剂。

后经随访,患儿又间断服用90余剂,智力、反应、言语、动作、步态皆有显著进步。

按:本例小儿脑发育不全与肝肾虚损、精血不足及心脾两虚密切相关。髓海不充则举动笨拙,反应迟钝;肝肾亏虚可致步态不稳,手足畸形;心血不足则言语不清;脾虚可见面黄瘦弱。鹿角胶补阳,龟甲填阴,与熟地、山萸肉、枸杞子、益智仁、肉苁蓉补先天、益阴阳,达阴中求阳,阳中求阴,阴阳互生之妙;黄芪、茯苓、白术健脾益气资后天,加红参更添气血生化之源;菖蒲、远志、龙齿宁心安神健脑,天麻、菊花清头风、平肝明目、升清降浊。诸药合用,补先天,益后天,调阴阳,理气血,补肾滋肝,填髓健脑,养心益智,从而获得较好疗效。

刘清贞学术特色方证传真

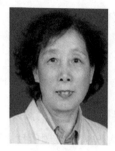刘清贞,女,1939 年生,山东济南人,1959 年考入山东中医学院,1965 年毕业后分配到济南市中医医院儿科从事临床、科研、教学工作,至今已 50 多年,是全国名老中医药专家传承工作室(2014 年第三批)建设项目专家、山东省名中医药专家、山东省知名专家、济南市名老中医、主任医师。

曾任济南市中医医院儿科主任(第二任,至 1995 年),济南中医药学会常务理事兼儿科委员会主任委员,山东中医药大学兼职教授,第二批全国老中医药专家学术经验继承工作指导老师,首批全国优秀中医临床人才指导老师。

擅长诊疗儿童扁桃体炎、发热、厌食、心肌炎、肺炎、哮喘、咳嗽等病症。

撰写发表论文 30 余篇,其中《中医对小儿哮喘发病的认识》获同行专家高度评价;《乳蛾一号治疗小儿急性扁桃体炎 84 例》在《山东中医杂志》发表后,被《中国医学文摘·耳鼻咽喉科学》摘录,又被编入《实用中医儿科学》扁桃体炎篇;《益胃汤加减治疗小儿厌食证的体会》获济南中医学会优秀论文奖;《论小儿"惊风与惊热"》获济南市科学技术协会论文二等奖;《小儿止汗粉外扑治疗小儿盗汗 32 例》获济南市科学技术协会论文三等奖;《小儿"善太息"的辨证治疗》获中国中医学会儿科学会优秀论文。参编《名老中医之路》《方药传真》《婴童金方》等著作。

参研项目"黄牛角代替犀牛角药用研究"获省卫生厅科技成果三等奖,主研项目"乳蛾解毒合剂治疗小儿扁桃体炎的临床及实验研究",于 1995 年获济南市科学技术进步奖二等奖(第 1 位),"泻肺止咳合剂治疗小儿痰热咳嗽的临床及实验研究"于 2000 年获济南市科学技术进步奖三等奖(第 5 位)。

治学孜孜不倦,集古今医家学术之长,见解精辟独特;诊察仔细认真,四诊及辅助检查合参,务求诊断明确;治疗随证制宜,用药奇巧而有章法,价廉安全有效,医嘱耐心周到。因疗效颇高且待人热忱,深受患儿及其家长们的信赖而誉满泉城,曾被山东省卫生厅评为医德模范。2009年庆祝新中国成立60周年时,获得济南市卫生系统"医界楷模"称号。2010年3月纪念"三八"国际劳动妇女节100周年之际喜获济南市卫生系统百名巾帼杰出人物"医界女杰"之称号。

乐于提携后学,通过言传身教把自己丰富的临床经验传授给中青年医生,让中青年医生在医教研活动中锻炼成长,使儿科人才济济,名医辈出。人有专长,科有特色,事业发达,在泉城及省内外享有盛誉。

一、从医历程

(一)杏林梦,少时萌

我自幼体弱多病,有一次发高热,咽喉肿痛化脓,多处寻医,好几天仍高热不退,昏睡。后来听母亲说当时都吓坏了,因为早先有一个大我两岁的姐姐就是高热昏迷,不几天就没了。最后父母带我找到了城里有名的中医儿科大夫,他开了一剂中药,说:"喝了药,明天早上八点就退烧了。"父亲半信半疑,按照医嘱给我喂药,果然第二天到点就退热了。我记得醒来时眼前突然明亮,头脑很清爽,嗓子不痛了。父母惊喜若狂,连说:"这个大夫真是神医也!"我问:"哪个神医?"父亲说:"刘东昇!"从此,刘东昇这个名字就深深地印在了我的脑海里。

我在上初中时,每天经过人民公园,都看见公园对面墙上有"中医师陈伯咸"几个大字,每个字都有两米多高,醒目、气派,有一天我问:"陈伯咸是谁?"父亲竖起大拇指说:"是很有名望的中医,国医学校毕业的,医道高明!"我又问:"国医是什么?"父亲说:"就是咱中国的医学"。从那时起,我就萌生了学中医的念头,后来就考上了山东中医学院。

(二)父之愿,女儿圆

我父亲原是农村人,读过几年私塾,十几岁时跟老乡闯关东,三十多岁回山东在济南落户定居。父亲从亲身经历中悟出一个道理:"想有作为必须要有文化,有文化就能改变人的命运",所以他非常羡慕有学问的人,希望儿女们也都有知识,于是把上大学的梦寄托在儿女身上。父亲对我们几个姐妹们说:"我不给你们什么陪嫁,就给你们学问,学问就是一辈子用不完的陪嫁。"我生长在济南，记得六七岁要上学的时候，父亲让母亲在我的毛背心上绣了"学不厌"三个大字，后来我慢慢懂得了这是父母对我的期望，以后竟成为我终生学习的座右铭。我考上山东中医学院时，嫌学制六年太长了，父亲却高兴地连声说："好！好！好！学制再长，我也要供你读完，上学的年限越长，学的东西越多！"工作后，我深刻体会到中医药学的博大精深，书到用时方恨少，活到老学到老，学无止境啊。

（三）路之遥，恩师导

我心目中最崇拜和敬仰的有两位恩师。

第一位恩师是王传吉老师。王传吉老师是省内著名中医儿科专家，享有"王一付""小儿王"的盛誉。初到山东省立医院中医科实习，很紧张又胆怯。王传吉老师和蔼可亲，鼓励我说："不要紧张，只要谨慎行事，认真观察，灵活辨证，大胆用药，就能收到好的效果！"王老师不善言谈，但熟读经典，背诵如流，令我敬佩不已，是我学习经典的楷模。王老师谦虚谨慎，不夸功自大，尊重同行，还时常对我讲一些临床教训，让我引以为戒，少走弯路。在跟王老师的实习过程中，我学到了老师的一些医术，更学到了老师的崇高医德，为以后独立工作打下了良好的基础。

第二位恩师是刘东昇老师。我大学毕业分配到济南市中医医院儿科工作，仰慕已久的刘东昇老师成了我的同事和老师。他一生中专攻中医儿科，医术非凡，誉满泉城，大多一剂药见效，再诊者极少。刘东昇老师整理的小儿常见病验方有几十个，疗效显著，深得同道的好评。我刚参加工作就遇到了名医刘东昇老师，真是万幸！刘东昇老师言传身教，我就刻苦学，用心记，仔细揣摩。在初用刘东昇老师验方时心里没底，下班后就到患儿家里走访，了解病情变化，观察疗效，亲身体会到老师的验方名不虚传，辨证细腻，用药有据，选方有度，灵活有序的诊疗风范。

俗话说得好："师傅领进门，修行在个人。"走好自己的路，须刻苦努力，付出代价。不但要向老师学，还要向同道学，向书籍杂志学。为了参加在上海中医学院举办的全国中医儿科高级师资培训班，我把两岁的女儿留在家里由她父亲带着，结业回家时女儿竟不认识我了。有得必有失，我无怨无悔，此次培训使我眼界开阔，思路明晰，结识了许多良师益友，为行医之路增加了新的动力！

（四）医之经，学不厌

入学后，老师讲的第一部经典就是《黄帝内经》，初学时像听天书一样，字义词句、古典术语太难理解，只有硬着头皮往里"闯"，理解的要背，不理解的也要背诵，没有捷径可走，就是一个字："背"。只有熟练背诵，才能在临床上进一步认识、理解和运用。如病机十九条，文简意深，概括性强，实用性广。至今在临床实践中，还有着重要的指导意义。

《伤寒杂病论》是我国第一部理论与实践相结合且理法方药比较完善的临床著作，特色是辨病脉症并治，对外感热病特别是伤寒的病因病机、诊断、治疗较详，为后世奠定了坚实的基础。

《诸病源候论》《备急千金要方》《小儿药证直诀》《脾胃论》《景岳全书》《医宗金鉴》等著作依据不同的时代、地理位置、社会环境等各有其精，各具其长。

清代叶天士等温病学家以卫气营血、三焦辨证为中心，继承了热病理论，发展、丰富了外感热病的诊断治疗方药，至今对临床外感热病诊疗工作有较高的价值。

在临床工作过程中，我又重新阅读了这些著作，从中有了更深刻的理解，反复读书，反复验证，中医理论水平提高了，临床疗效也会提高，这是当好医生必需的基础。

（五）薪火传，多贡献

回顾五十多年的杏林之路，诊治过的孩子一批又一批，一代又一代，有的已长大成人，或已为父母，当他们领着自己的孩子来看病时，总会对孩子讲："这就是当年给你爸爸妈妈看病的那位医生，她的药可管用呵！"当我听到这些话时心里有说不出的高兴，这并不是欣慰自己的医术高明，而是看到了中医药在人们心中的威望根深蒂固。诊病之余，回忆自己诊疗过的病案时总有一种愉悦的心情，有时尽管因工作繁忙而感到疲劳，或者碰到疑难病证而苦思冥想，总觉得有一股力量在推动我，用中医药这一技术专长能让孩子们健康成长，我就感到全身有了力量。为自己能成为国粹的继承人而感到骄傲与自豪，更要感谢先贤们留下的经典医籍等宝贵财富。有幸成为第二批全国老中医药专家学术经验继承指导老师，第三批全国名老中医药专家传承工作室建设项目专家，我要为中国医学的传承、发扬做出新的贡献！师承教育是中医事业能够生生不息的有效方法，我培养的徒弟，目前都是学科带头人，有的已是全国优秀中医临床人才和山东省名中医药专家。我要把这项工作继续做好,培养优秀的中医人才是我终生的责任和理想。

真知出于实践,医理贵在躬行,锲而不舍,勇于进取,切忌满足,以实事求是的科学态度,全心全意为人民服务是我从医的准则。

二、学术特色

(一)热爱儿童

强调从事儿科临床工作,首先要充满爱心,同时要熟练运用中西医儿科基础知识和临床应用技术。掌握婴幼儿和儿童的生理特点,病理变化快以及诊疗的特殊性。

(二)精益求精

对技术要精益求精,活到老,学到老,向文献资料学,向同行学,向患儿及其家长学,在科研中学,在培训中学,以及"功夫在诗外",利用一切机会学习,在实践中不断总结经验,提高技术水平。

(三)善于学习

治学格言是:学习态度要认真,善于运用新科技;学习精神要刻苦,善于取精华去糟粕;学习方法要严谨,善于及时总结新经验;学习成绩要扎实,善于取长补短。要求熟知儿科学发展简史,掌握小儿脏腑娇嫩、形气未充、生机蓬勃、发育迅速的生理特点和发病容易、传变迅速、脏气清灵、易趋康复的病理特点。

(四)讲究艺术

在服务中要讲究艺术,千方百计地满足患儿及其家长们合情合理合法的需求,使他们放心满意。行医准则是:以实事求是的科学态度,全心全意地为人民服务。

(五)治病求本

诊断小儿疾病务求明确,治疗小儿疾病要求抓住主要矛盾,治病必求其本,及时、准确、恰当地选用中西医疗法,本着能调不药、能外不内、能中不西、先中后西、中西结合的原则,谨慎治疗。

1.对外感热病主张祛邪解毒为主 从温热与湿热着眼,兼顾体质禀赋及有无积滞湿阻痰瘀脓,宗卫气营血辨证与三焦辨证,立清热解毒护阴与化湿清热解毒两大法门,用药以轻疏灵透为主。临床宜灵活施治,用药应审慎果敢,以中病为准,一般不宜久攻或峻补。

认为"毒"是发热的主要原因,外感六淫、内伤七情、饮食劳倦是其主要诱因,积、滞、湿、饮、痰、瘀、脓等既是病理产物,又可成为发热的原因,对小儿呼吸道感染性疾病多按温热病论治,宗钱乙《小儿药证直诀》"小儿纯阳,无须益火"及叶天士"襁褓小儿,体禀纯阳,所患热病居多"之说,多采用卫气营血辨证;对小儿消化道感染性疾病多按湿热病论治,宗薛生白"太阴内湿,湿饮停聚,客邪再至,内外相引,故病湿热"之说,多采用三焦辨证。

2. 对外感六淫为病主张表里双解 据表证、里证孰轻孰重而选方用药。六淫中以小儿穿着过暖,汗出感受风寒者居多,我多宗张仲景《伤寒论》立法用药,但我强调小儿体禀纯阳,易于化热,即使感受风寒,每易郁而化热,多成外寒里热、表里并见之证,治宜表里双解、解表清里,应据表证、里证孰轻孰重,慎重选方,斟酌用药。推崇刘完素《宣明论方·儿科论》谓小儿为纯阳,其病"热多寒少",主张用辛凉苦寒、泻热养阴以治疗小儿火热病证的方法,认为非常切合实际。风热者仍按温热病论治,湿热者仍按湿热病论治。燥者多宗喻嘉言清燥救肺治法。寒湿、阴暑则多宗《局方》芳香温通,行气化湿。

3. 对气血痰食为病,推崇张从正的攻邪论 主张重在防治乳食积滞,祛除湿阻痰饮,主张小儿慎用补法,以期邪去正安。小儿气血痰食为病,重在乳食积滞。小儿生机蓬勃,发育迅速,需大量的水谷精气来供养,但又脾常不足,运化能力差,神机未全,乳食不知自节。若纵恣口腹,超过脾胃的承受能力,即可发生伤食、积滞。伤食积滞不仅是胃脘痛、腹痛、呕吐、泄泻、湿热、湿阻、痰饮、血瘀、气滞、厌食、疳证、肥胖症等病症的主要原因,而且还是感冒、咳嗽、肺炎、哮喘、癫痫、惊风、夜啼、疮疖等病症的常见诱因。因此,我在临床诊疗过程中,经常向家长们宣传科学喂养知识,常说:"若要小儿安,需耐三分饥与寒。"强调要小儿忍三分饥,吃七分饱。处方用药也常用消食化乳、平胃化积、健脾助运之品。对素体阳旺、胃热偏盛、肠胃积滞者,我常常告诫患儿要纠正饮食偏嗜的习惯,多进食含纤维多的食物,常说:"粗茶淡饭最养人。""膏粱厚味,足生大疔。"临床常用导滞通腑或通腑泄热法治之。

痰饮是病理产物,又可成为致病的原因,为病极其广泛复杂。正如王隐君云:"痰之为物,随气升降,无处不到,为喘为嗽,为呕为泻,为眩晕,或身中结核,或臂肿肢硬,麻木瘫痪,或小儿惊风、抽搐,或癫痫……"我强调辨证时必须探本求原:由于湿困脾阳、脾失健运而生成的为"湿痰"或"痰饮",因肺阴不足、津液被灼的为"燥痰",因热而成的为"热痰",因寒而成的为"寒痰"或为"寒饮",因风而成的为"风痰",因食滞不化而成的为"食痰",因气郁不畅而成的为"郁痰"等,治疗多宗张仲景"病痰饮者,当以温药和之"的原则,多予二陈汤类方,并据痰饮的成因进行加减变化以治之。

4. 对小儿脏腑功能失调为病,常讲"三不足二有余" 主张脾以健运为贵,重在醒脾化湿;肺以宣畅清肃为要,重在祛痰顺气;肾常虚,宜补不宜泻;心肝常有余,宜泻不宜补。

小儿肺脾不足,易感外邪而成温病;胃强脾弱,易积滞湿阻为痰为瘀;心肝有余,易惊风拘挛夜啼不安。我推崇钱乙《小儿药证直诀》、万密斋《育婴家秘·五脏证治总论》等医家著述中倡导的五脏辨证和根据五脏寒热虚实证候而建立的五脏之方。常讲五脏中是"三不足二有余":脾常不足,易生湿,主困,以健运为贵;肺常不足,主咳喘,为娇脏,易伤而难调;肾常虚,易虚寒,宜补不宜泻;神明之心常有余,主惊悸,为热为火,宜同肝论;肝常有余,主风、惊、抽搐,宜泻不宜补。我宗万密斋"心热为火同肝论"之说,认为小儿心肝常有余,在病理状态下多用泻法,宜清心宁肝、镇肝息风;在生理状态下切不可泻,以防伤伐生气,亦不用补,以防助火生风。正如万密斋所说"虽然泻之无用补,少阳生气与春同"。治疗小儿夜啼、惊悸、惊风、抽搐、痉挛等病症之时,多用泻肝、镇肝、平肝及镇心宁神等法。

5. 主张脾以健运为贵 重视醒脾之法,用以治疗脾运失健而脾气不虚者。运用各种方法以祛除积滞湿阻、痰饮血瘀等实邪之困遏,恢复脾气健运之功能,即为醒脾。我谓脾居中州,喜燥恶湿、喜芳香而恶秽恶、喜清淡而恶腻浊,喜灵动畅达而恶实邪困遏,临床常用消食导滞、化湿祛湿、祛痰化饮、利湿化瘀、理气行滞等法来醒脾。

《幼幼集成·伤湿证治》谓"脾虚多病湿",而"内外所感,皆由脾气虚弱,而湿邪乘而袭之"。湿邪的成因,不仅与气候潮湿、饮食生冷、素嗜肥甘有关,更与脾运不及、水湿内生密切相关。湿邪阻滞脾胃,素体虚寒者,则易于寒化而更伤脾阳,表现为寒湿证候;素体阳旺、肠胃积热或阴虚内热者,则易热化而更伤胃阴,多表现为湿热证候或湿热伤阴证候。在治疗上强调以祛湿醒脾为主,用药以轻疏灵动为贵,使湿邪从上焦得以宣化、从中焦运化、从下焦渗利;寒化伤阳者,可配合温运脾阳之品;热化者,多配合燥湿清热之品;热化伤阴者,则配合养阴之品,以清热燥湿不伤阴、生津养阴不助湿为原则。

三、方证传真

(一)乳蛾一号方治疗小儿急性扁桃体炎热毒证

乳蛾一号方:金银花 15g,大青叶 15g,板蓝根 15g,锦灯笼 6g,桔梗 6g,甘草 6g,牛蒡子 6g,玄参 6g,牡丹皮 6g,赤芍 10g,马勃 6g,青蒿 15g,薄荷 6g,蒲公英 10g,黄芩 6g。用水泡半小时,头煎煮沸 8 分钟,二煎煮沸 20 分钟,频服,日 1 ~ 2 剂。

急性扁桃体炎热毒证:发热,咽喉肿痛,扁桃体肿大,充血明显,或有分泌物,舌质红或舌尖边红,苔薄黄或黄厚,脉数。或兼见头痛、腹痛、恶心呕吐、打鼾痰鸣、颈部淋巴结肿大。

乳蛾一号方重用金银花、蒲公英、黄芩、大青叶、板蓝根、锦灯笼、牛蒡子、生甘草解毒清热、消肿利咽,辅以赤芍、牡丹皮、马勃凉血活血、化瘀散结,青蒿、薄荷芳香清透、疏风退热,佐用玄参滋阴降火,以防毒热伤阴,桔梗宣肺利咽,载药上达病所。诸药相伍,使毒解热退,瘀散肿消,共奏其效。

【病案举例】

张某,男,8 岁。发热 7 天,于 1989 年 6 月 7 日来诊。患儿发热,咽喉肿痛,伴头痛头晕,纳差,院外已用麦迪霉素口服、红霉素静滴治疗 3 天,体温不降。查体:体温 38.8℃。咽部充血,扁桃体Ⅲ°肿大,无分泌物,心肺正常,腹软,肝脾未及。舌质红,苔黄燥,脉滑数。化验:白细胞计数 $8.9 \times 10^9/L$,中性粒细胞 0.8,淋巴细胞 0.2。诊为毒热乳蛾,给予乳蛾一号水煎频服,每 2 小时测体温 1 次。药后体温渐降,6 月 8 日最高体温 37.8℃,9 日复诊,体温 36.9℃,咽充血不著,扁桃体Ⅰ°肿大,继服 2 剂以巩固疗效。

按:急性扁桃体炎,因状如乳头,形如蚕蛾,故名乳蛾。其主要致病因素为外感风邪,内蕴毒热,毒随邪来,热由毒生,毒热炽盛,客于咽喉,瘀结不散,乳蛾乃成。小儿阳常有余,阴常不足,易于化热,易于伤阴,故乳蛾比成人发热较急,热势较盛,病情较重,咽喉肿痛及腹痛、恶心呕吐等症状较著。若毒热不除,则热盛肉腐,蕴结成脓。故乳蛾一号方贵在早用,大剂清解,毒热乃除,每收捷功。

(二)菖蒲郁金钩藤汤治疗温病湿热蒙窍证

菖蒲郁金钩藤汤:大青叶 15g,金银花 15g,连翘 10g,黄芩 10g,栀子 6g,柴胡 6g,郁金 6g,菖蒲 6g,生石膏 20g,钩藤 10g,僵蚕 10g,竹叶 6g,荆芥 6g,薄荷

10g,牡丹皮 10g,甘草 6g。水煎服。

湿热蒙窍证:温病发热起伏,胸腹灼热,烦躁不寐,神识时昏时清,或有谵语,舌红,苔黄腻,脉滑数。

菖蒲郁金钩藤汤由菖蒲郁金汤合羚角钩藤汤化裁而成。方中君以菖蒲化浊开窍;辅以郁金、牡丹皮清心凉血,大青叶、金银花、连翘、黄芩清解热毒,生石膏大清气热,柴胡、荆芥、薄荷疏外达表解热,竹叶、栀子利水清心;佐以钩藤、僵蚕解热平肝防痉;使以甘草调和诸药。共奏化浊开窍,清心防痉,解毒退热之功。

【病案举例】

杨某,女,2 岁 6 个月。1999 年 8 月 12 日初诊。发热 3 天,初起发热(体温38.9℃),惊厥抽搐,在山东省某医院查血象不高,诊为急性呼吸道感染、高热惊厥,予复方氨林巴比妥注射液(安痛定)、苯巴比妥肌注,先锋霉素 V、利巴韦材、地塞米松等静滴至今。现仍发热,神疲,纳尚好,涕嚏。查体:咽红,双肺呼吸音粗,心率 144 次/分,舌红苔黄厚腻,脉滑数。证属湿热蒙窍。急当化浊开窍,清心防痉,解毒退热。处方:羚羊角粉 0.5g(冲服),大青叶 15g,金银花15g,连翘 10g,黄芩 10g,栀子 6g,柴胡 6g,郁金 6g,菖蒲 6g,生石膏 20g,钩藤10g,僵蚕 10g,竹叶 6g,荆芥 6g,薄荷 10g,牡丹皮 10g,甘草 6g。水煎服。3剂愈。

按:湿热痰浊、蒙蔽心包,身热不甚、神昏谵语,急当化浊开窍,清心防痉,解毒退热。菖蒲、郁金、栀子、竹叶为必用之品。

(三)生脉保元败毒散治疗心气不足复感风痰证

生脉保元败毒散:党参 10g,北沙参 10g,麦冬 10g,五味子 6g,黄芪 10g,炙甘草 12g,白芍 10g,炒白术 6g,杏仁 6g,桔梗 10g,前胡 10g,枇杷叶 10g,紫菀10g,浙贝母 10g。每日 1 剂,水煎温服。

心气不足,复感风痰证:有心肌炎或心肌酶谱异常病史,乏力、气短、易疲劳,复有喷嚏、咳嗽、发热等,眼睑色黯,面色少华,舌淡红,苔白或厚,脉细数。

生脉保元败毒散由生脉散、保元汤、败毒散、加减复脉汤化裁而来。方中君以党参益气守中;辅以黄芪补气固表,白术健脾益气;佐以北沙参、麦冬、五味子、炙甘草、白芍养阴和营,杏仁、前胡、枇杷叶、紫菀、浙贝止咳化痰;使以桔梗载药上行,达邪外出。诸药合用,共奏扶正达邪、托毒外出、养阴和营、疏风化痰之功。

【病案举例】

张某,女,5 岁 8 个月。2016 年 5 月 20 日初诊。主诉:乏力 1 年,加重伴咳嗽 4 天。患儿 1 年前活动后出现乏力不适,未予治疗,4 天前出现咳嗽,鼻塞流涕,发热 38℃ 左右,自服小儿解表颗粒、利巴韦林、阿奇霉素 4 天,咳嗽未见好转,发热减轻,伴有乏力不适。现患儿咳嗽阵作,痰多,时有黄黏痰咳出,鼻塞流黏涕,活动后乏力,汗多,无发热,无明显喘憋气促,纳可,二便调,夜寐安。既往有心肌损害史,曾静点炎琥宁时有轻微过敏,表现为脸部出现少许皮疹,自行消退。

查体:神志清,精神可,语言清晰,咽红,双肺呼吸音粗,未闻及明显干湿性啰音,心率 98 次/分,律不齐,心尖部可闻及早搏,5 ~ 8 次/分,心音有力,各瓣膜听诊区未及病理性杂音,腹平坦,腹软,无压痛,无反跳痛,舌质红、苔白厚中黄,脉结代。今日查心肌酶谱回示:CK—MB ↑25U/L, CK 85.4U/L, LDH ↑255.6U/L, HBDH↑223.7U/L, AST 24.4U/L。血常规示:血红蛋白 135g/L,淋巴细胞↑0.406 单核细胞 0.05。肝功示:AST/ALT ↑2.3 ,碱性磷酸酶↑192.9U/L,白蛋白 44.2g/L,球蛋白↓15.9g/L。肌钙蛋白示:肌红蛋白↓10.8g/L。中医诊断:心悸(邪热内陷证),咳嗽(风热夹痰证)。西医诊断:心肌炎,支气管炎。遂收入院治疗。治以托毒外出,益气养心,疏风清热,化痰止咳为法,方以生脉保元败毒散加减。

处方:沙参 10g,党参 10g,黄芪 10g,炒白术 6g,杏仁 6g,桔梗 10g,前胡 10g,枇杷叶 10g,紫菀 10g,浙贝母 10g,白芍 10g,五味子 6g,甘草 4g。取中药免煎颗粒 5 剂,日 1 剂,早晚各一次,水冲 100mL 温服。西洋参 10g 另炖兑服。另予痰热清静脉点滴以解毒清热化痰,阿莫西林舒巴坦钠抗感染,维生素 C、磷酸肌酸钠静脉点滴,果糖二磷酸钠片口服以营养心肌。

2016 年 5 月 27 日二诊。患儿体温稳定,无发热,昨晚偶咳一次,3 ~ 4 声,鼻塞流黏涕较前减轻,无恶心呕吐,活动后仍感乏力,无明显喘憋气促,未诉咽痛,无腹痛,纳可,二便调,夜寐安。查体:患儿咽部充血稍有减轻,双侧扁桃体无肿大。颈软,无抵抗,双肺呼吸音粗,未闻及明显干湿性啰音,心率 95 次/分,律不齐,可闻及早搏,6 次/分 ~ 7 次/分,心音有力,各瓣膜听诊区未及病理性杂音,腹平坦,腹软,无压痛,无反跳痛,舌质红,苔黄,脉结代。上方去前胡、白术、桔梗,加苍术、辛夷、藿香、佩兰、焦山楂。方如下:黄芪10g,党参10g,沙参10g,五味子6g,紫菀10g,辛夷10g,枇杷叶10g,浙贝母10g,杏仁6g,苍术10g,焦山楂10g,白芍10g,甘草4g,藿香10g,佩兰10g。取中药免煎颗粒6剂,日1剂,早晚各一次,水冲100mL温服。西洋参3g另炖兑服。另予注射用丹参静脉点滴以活血通脉。

2016年6月2日三诊。无咳嗽,无痰,无鼻塞,乏力感减轻,纳可,眠安,二便调,拟于明日出院。查体:神志清,精神好,咽部微红,双肺呼吸音粗,未闻及明显干湿性啰音,心率92次/分,律不齐,可闻及早搏,2~3次/分,舌质红,苔薄白,脉结代。因外感已除,气阴未复,治宜益气养阴、养心复脉,方以炙甘草汤加味。处方:炙甘草12g,生地黄10g,麦冬10g,北沙参10g,党参10g,当归6g,黄芪10g,五味子6g,白芍10g,陈皮10g,茯苓10g,炒白术6g。取中药免煎颗粒6剂,日1剂,早晚各一次,水冲100mL温服。另每日予西洋参3g煎汤代茶饮。同时继续给予果糖二磷酸钠片口服以营养心肌。

按:我认为小儿心肌炎治疗核心是处理好祛邪与扶正的关系。该患儿有心肌损害史,复感风热之邪,损伤心脉,心气不足,难以鼓动血脉,血流不畅,气机不利而现诸症。初诊时因外感风热邪毒,客于肺卫而加重,治当扶正祛邪兼顾。宜疏风清热、化痰止咳、益气养心、托毒外出、予生脉保元败毒散加减治之。

二诊时痰热已清,故去前胡、白术、桔梗,风邪未解,食积未消,故加辛夷、藿香、佩兰、苍术、焦山楂以健脾祛湿,开胃消食。

三诊时患儿外感已除,气阴未复,治当扶正,故以炙甘草汤加味益气养阴,养心复脉。

(四)益胃山药三仙方治疗厌食胃阴亏损证

益胃山药三仙方:沙参10g,生地10g,麦冬10g,玉竹10g,山药10g,炒莱菔子10g,炒三仙(山楂、神曲、麦芽)各6g,甘草3g,冰糖为引,水煎服。

厌食胃阴亏损证:食少纳呆或者拒食,伴有烦躁,手足心发热,口渴而不欲饮水,或口舌干燥,或生口疮,夜寐不宁,盗汗,大便干燥,小便短少,舌质红或绛,舌苔薄或剥脱或无苔,脉数或细。

厌食胃阴虚,纳食不化者颇多。胃阴亏损胃气亦不足,则水谷不能腐熟,故厌食而不饥,《温病条辨》云:"欲复其阴,非甘凉不可,汤名益胃者,胃体阳而用阴,取益胃用之义也。"

益胃山药三仙方由益胃汤、保和丸化裁而来。方中麦冬滋养胃阴为主药，辅以沙参养肺阴、生地滋肾阴凉血热、玉竹养心益气、山药养脾阴，佐以陈皮理脾气，山楂、神曲、麦芽、炒莱菔子理气消食导滞，冰糖为引，共奏益胃生津、养阴清热、健脾消食、理气化滞之功。

【病案举例】

明某，男，3岁。1999年6月29日初诊。纳呆2个月。初起食欲不振，见食不贪，大便偏干，寐安。平素喜甜食及冷饮。已用复合蛋白锌等治疗，症状无明显改善。现仍纳呆，无食欲，大便干。神清，精神好，形体偏瘦，咽微红，肺心未见异常，腹软，舌红，苔少花剥、呈地图状，脉细滑。

诊断：厌食，证属胃阴不足，纳运不力。

治宜滋胃养阴，消积助运。予益胃山药三仙方加减。

处方：沙参10g，玉竹10g，石斛10g，胡黄连6g，陈皮10g，扁豆10g，砂仁6g，白豆蔻6g，鸡内金6g，炒麦芽10g，神曲10g，甘草6g。日1剂，水煎服，3剂后食欲转为正常。

按：胃阴亏损而导致的小儿食少纳呆或者拒食，其病因一般为：①素体脾胃阴虚，又失于调理。②热病伤及胃阴。③饮食不节，食滞不化，郁久化热，灼胃伤阴。④用药不当，如长期服食辛温燥烈或苦寒之品，伤及胃腑阴津。此类患儿用健脾气、养胃阴、调节脾胃阴阳的方法，有很可靠的临床效果。主张用药以顾阴开胃为主，兼疏邪消导，勿过用温燥之品，在叶天士养胃阴理论启迪下，选用《温病条辨》益胃汤加减治疗，确有良效。运用时须注意随证加减，阴复即止，不可过用甘寒滋阴之品，以防阻遏脾阳。

（五）芩连二陈茵栀方治疗食郁湿热证

芩连二陈茵栀方：黄连10g，黄芩10g，栀子10g，柴胡10g，青蒿10g，牡丹皮10g，浙贝母10g，茵陈10g，车前子10g，郁金10g，菖蒲10g，半夏6g，陈皮10g，茯苓10g，甘草6g。

食郁湿热证：患儿多表现为长期发热，低热起伏，午后较著，形丰体胖，舌红苔厚黄腻或花剥，脉滑或数。

芩连二陈茵栀方以清热化湿、行气祛痰、和胃健脾为法，方中黄连清中焦湿热为主药；辅以黄芩清上焦热，栀子清解三焦郁热，柴胡解半表邪热，青蒿透达里热，牡丹皮凉血透热，浙贝母化痰解上焦郁热，茵陈化浊清中焦湿热，车前子利水清下焦湿热;佐以郁金行气凉血解郁,菖蒲温阳化浊通窍,半夏燥湿降气和胃,陈皮行气燥湿健脾,茯苓健脾益气渗湿;使以甘草调和诸药。共奏清利三焦、达里透表、行气凉血、化痰开郁、和胃健脾、疏解湿热之功。

【病案举例】

黄某,男,10 岁。1999 年 3 月 11 日初诊。低热 2 个月余。初起发热,体温 37.1~37.5℃,难以入寐,烦躁不安,尿频口渴,饮多尿多,伴夜汗多、身热,21 时—凌晨 1 时汗出,1 小时后汗止身凉,大便如常,不泻不干。曾在当地医院及省立医院查血常规示正常范围,尿沉渣见白细胞少许/高,心电图示正常范围,心肌酶谱示 CKMB 增高,心脏彩超示心内结构无异常,胸片示支气管感染,鼻窦片示副鼻窦炎,曾予多种抗生素及中西药物治疗未效。既往有心肌炎史,扁桃体已于 1998 年 6 月摘除。否认药物过敏史。患儿形丰体胖,神清,精神好,咽红,双肺呼吸音粗,心率 96 次/分,舌红苔黄厚腻、尖边赤剥,脉滑。证属湿热内蕴。处方:陈皮 10g,茯苓 10g,半夏 6g,黄芩 10g,黄连 10g,菖蒲 10g,郁金 10g,柴胡 10g,茵陈 10g,牡丹皮 10g,浙贝母 10g,栀子 10g,车前子 10g,青蒿 10g,甘草 6g。5 剂后症状消失。

按:目前生活水平普遍提高,供给小儿的饮食物日渐丰盛,家长们唯恐孩子吃不饱而影响生长发育,故多采取勉强孩子进食、填鸭式进食等方式,加上小儿胃强,乳食不知自节,故每易过食,然小儿脾弱,运化不及,水湿易停止于内,而体属纯阳,易于化热,多成食郁湿热证。在治疗过程中,首先告诫患儿及其家长要节食,以复脾胃运化之机,其次从芳香化浊、行气化湿、苦寒清热着手,或消食导滞,或化湿祛痰,或利湿行瘀,若见表证且苔薄黄腻者,每予菖蒲郁金汤合平胃散、二陈汤;见里证且苔黄厚腻者,多予芩连二陈汤合蒿芩清胆汤化裁;即使见有花剥舌、地图舌,或苔黄燥者,初期也不予滋阴之品,而是径清湿热,湿热一去则阴可自复。

(六)清胃泻脾导赤方治疗唇风脾胃积热心火证

清胃泻脾导赤方:生石膏 20g,黄连 6g,黄芩 6g,栀子 6g,金银花 10g,连翘 10g,板蓝根 10g,炒莱菔子 10g,陈皮 6g,茯苓 10g,竹叶 6g,灯心草 3g,牡丹皮 10g,赤芍 6g,当归 6g,生地 6g,玄参 6g,升麻 6g,蝉蜕 6g,甘草 3g。

唇风脾胃积热心火证:唇部黏膜及唇周皮肤红肿痒痛、干裂出血及痂皮、舌舐颤动,舌红苔黄脉滑。

清胃泻脾导赤方以石膏清胃热为主药,辅以黄连、黄芩、栀子清泻三焦郁结内热,金银花、连翘、板蓝根清解风邪外热,佐以炒莱菔子、陈皮消食行气,茯苓、竹叶、灯心草导赤清心火,牡丹皮、赤芍、当归凉血活血,生地、玄参滋阴解毒,使以升麻、蝉蜕清胃达唇,甘草调和诸药,共奏清胃消积、行气泻脾、导赤清心之功。

【病案举例】

康某,男,3岁8个月。1998年2月5日初诊。唇部干裂痒疼2个月余,平素偏食肥甘及鱼虾,大便干。现唇部黏膜及唇周皮肤红肿干裂,口周环唇有0.5cm的红肿区,干裂起痂,下唇较著,舌红苔黄厚少津,脉滑。辨证为脾胃积热,处方:升麻6g,黄连6g,赤芍6g,当归6g,黄芩6g,栀子6g,玄参6g,桔梗10g,生石膏20g,陈皮6g,甘草3g。水煎服,日1剂。8剂后症状消失。

按:唇风多因偏食、食积、脾胃积热,湿浊内生,复受风邪结于唇部而成,舌舔火燎疼为心火上炎。初起脾胃积热,常选用清胃泻脾导赤方加减治疗,并配合黄连膏、麻油等涂护患处。

(七)导赤清热泻脾散治疗心脾积热胃火证

导赤清热泻脾散:生地10g,黄连6g,黄芩10g,炒栀子10g,木通5g,竹叶10g,车前子10g,茯苓10g,泽泻10g,生石膏15g,甘草梢5g。

心脾积热胃火证:口舌疮赤糜烂,口出气臭,小便短赤,舌红,唇红。

口舌生疮糜烂,名曰口糜,乃心、脾二经蕴热深也。口出气臭为胃热。小便短赤为小肠火热。舌红乃心经蕴热。唇红乃脾经蕴热。

导赤清热泻脾散由《医宗金鉴》治疗口腔诸证的泻心导赤汤、清热泻脾散二方化裁而成,可直泻心脾胃经蕴积之热邪。方中生地甘寒而润,入心肾经,凉心血而能补,滋阴利小肠以制心火为主药;辅以黄连直泻其心热,黄芩清肺热,生石膏清胃热,栀子通水道泻三焦湿热,木通上清心经之火,下导小肠之热,竹叶、车前子、赤茯苓、泽泻淡渗泻脾,导心火下行;佐以生甘草梢清热解毒,调和诸药,还防木通、生地等寒凉伤胃。诸药相合,滋阴利水为主,滋阴而不恋邪,利水而不伤阴,泻火而不伐胃。

【病案举例】

赵某,男,4岁。1983年5月6日初诊。舌下出现肿块3个月。舌体转动受限,语言不流利,纳差,手足心热,小便黄赤,大便干燥。曾在省级某医院诊为舌下囊肿,建议手术,患儿因畏惧手术而来我院就诊。查见舌下肿块约 3cm × 2.5cm × 2cm,表面光滑,色淡红,按之绵软,稍有痛感,舌质红苔黄厚,脉滑数。证属心脾积热,循经上行,与痰涎结聚于舌下。

诊为痰包(舌下囊肿)。治以清泻心脾积热,佐以燥湿化痰,用泻心导赤汤合清热泻脾散加味:生地 10g,竹叶 10g,甘草梢 5g,木通 5g,黄连 6g,黄芩 10g,炒栀子 10g,茯苓 10g,泽泻 10g,生石膏 15g,车前子 10g。水煎服。

6 月 12 日复诊:服 6 剂后,舌下囊肿明显缩小,如拇指指甲大,约 1cm × 1cm × 1cm,其位置偏于舌下左侧,大便已通畅。按上方再加苍术 10g,陈皮 6g,半夏 6g 以燥湿化痰。继进 4 剂,囊肿消散。后经随访未再复发。

按:明代陈实功的《外科正宗》中已有"痰包"证的记载,现代医学称"舌下囊肿",好发生于舌下腺的导管处。由于导管炎症或涎腺结石阻塞,使导管的分泌物潴留,继而膨胀形成囊肿。《外科正宗》:"痰包乃痰饮乘火流行凝注于舌下。"舌为心之外窍,心脉系于舌根,脾之络脉抵舌本、散舌下,故舌病多与心脾二脏有密切联系。脾主运化,其性喜燥恶湿,但由于邪热蕴于脾,致使脾运化无权,水湿停聚而成痰饮。积热与痰饮循经聚于舌下乃成痰包。本案清泻心脾积热,佐以化痰散结,方证相应,十剂收功。

(八)龙胆泻肝蒲金方治疗肝郁化热扰心证

龙胆泻肝蒲金方:龙胆草 6g,栀子 9g,黄芩 9g,柴胡 9g,车前子 9g,石菖蒲 9g,郁金 9g,甘草 6g。

肝郁化热扰心证:多因精神因素如所欲不遂、受责气郁、应试紧张等而起病,初起表现多为反复眨眼、眼睑跳动,或伴耸肩、头痛、手足抖动等,可伴有胸闷太息,或心烦躁动、夜寐不宁等。舌质略红或暗红,苔薄白或苔黄腻,脉弦或弦滑。

龙胆泻肝蒲金方由龙胆泻肝汤合菖蒲郁金汤化裁而成。方中君以龙胆草大苦大寒,上泻肝胆实火,下清下焦湿热,泻火除湿两擅其功;臣以黄芩、栀子苦寒泻火,车前子清热利湿,使湿热从水道排出;佐以石菖蒲、郁金化浊开窍,理气解郁;使以柴胡,引诸药入肝胆,甘草调和诸药。诸药合用,使火降热清,气郁得解,湿浊分消,心窍通灵,循经所发诸证乃愈。

【病案举例】

田某,男,6 岁。1998 年 2 月 9 日诊。20 天前因顽皮受责后出现挤眉眨眼,揉鼻擦脸,张口吐舌,家长认为是不良习惯,反予严斥。病症日增,频繁眨眼,头痛阵作,时作怪脸,经某医院检查脑电图、CT均正常,予硝基安定等口服未效。现患儿心烦躁动,时有眨眼,眼睑跳动,揉鼻擦脸,口苦咽干,大便不干,小便少。舌质红、苔黄稍厚腻,脉弦滑。证属肝郁化火,上扰清窍,治用疏郁清肝泻火法。处方:龙胆草6g,栀子9g,黄芩9g,柴胡9g,车前子9g,石菖蒲9g,郁金9g,甘草6g。水煎服。服3剂后眨眼次数明显减少,烦躁减轻,续服6剂,症状消失。3个月后随访,未再发作。

按:《小儿药证直诀·肝有风甚》指出,"凡病或新或久,皆引肝风,风动而上于头目,目属肝,肝风入于目,上下左右如风吹,不轻不重,儿不能任,故目连扎也""目连扎不搐,得心热则搐"。小儿所欲不遂,肝郁化热化火,神机受累,筋用无主,致筋肉拘挛而不能自控。其病位在脑(心),与肝密切相关,基本病机为肝心失调,初起多为实证,宜疏肝解郁、清肝泻火,并可采取转移注意力、心理疗法及引导家长注意合理教养等措施配合治疗。

(九)芍甘蝎蝉杞菊方治疗阴虚肝旺筋挛证

芍甘蝎蝉杞菊方:白芍10g,全蝎6g,蝉蜕10g,菊花10g,牡丹皮10g,枸杞子10g,生地黄10g,当归10g,柴胡6g,龙胆草6g,栀子6g,车前子10g,川楝子6g,甘草6g。

阴虚肝旺筋挛证:眨眼、目涩,目赤或痛,寐少梦多,烦躁不宁,可伴睑部抽动,口舌生疮,或胁胀太息,或手足抖动等。舌质红或嫩、苔少或花剥,或呈地图舌状,脉细或细滑。

芍甘蝎蝉杞菊方由芍药甘草汤、杞菊地黄汤、一贯煎化裁而成。方中君以生白芍益阴营筋,缓急止挛;辅以全蝎、蝉蜕息风止痉,菊花、牡丹皮清热凉肝,柴胡、龙胆草疏肝泻火,栀子、车前子利湿泻火;佐以枸杞子、生地黄、当归滋肾养血,川楝子泻肝理气;使以甘草调和诸药。共奏益阴营筋、清火止痉之功。

【病案举例】

盛某,女,5岁。1998年1月5日诊。2个月前左眼外侧轻微撞伤,皮下出血成斑,遂觉眼部不适,时有眨眼、目痛,有时耳鸣头晕,曾查脑电图、CT、出凝血时间均正常。予抗生素眼药水、复合维生素B、盐酸吡硫醇片(脑复新)等治疗未效,眨眼更加频繁,左睑跳动。现频繁眨眼,左眼干涩微痛,眼睑抽动时作,夜寐梦多。眼结膜充血,舌红嫩、苔少、中部稍黄燥,脉细。证属伤后气郁,日久化热,损伤肝阴,筋肉失养。治用滋阴柔肝,条达肝气法。处方:白芍10g,全蝎6g,蝉蜕10g,菊花10g,牡丹皮10g,枸杞子10g,生地黄10g,车前子10g,柴胡6g,栀子6g,龙胆草6g,当归10g,川楝子6g,甘草6g。水煎服,每日1剂。1月8日复诊,眼不痛,眨眼次数少,睑跳不明显,寐安,眼结膜充血不明显,苔少、中部稍黄不厚,脉细滑。上方去全蝎、龙胆草、川楝子,加沙参、生麦芽各10g。1月12日三诊,已不眨眼,无睑跳,眼部无明显不适,舌略红、无苔,上方继用3剂,后服用杞菊地黄丸2盒,以资巩固。1998年3月13日因咳嗽来诊,家长述眨眼睑跳等未再复发。

按:先天不足,或久病耗阴,肝经失于濡养而筋肉拘挛。肝心失调,虚中夹实,治当益阴营筋、清火止痉。

(十)补中升陷利湿方治疗尿频湿热下注气陷证

补中升陷利湿方:党参10g,茯苓6g,炒白术6g,黄芪10g,升麻6g,五味子6g,山药15g,黄连3g,扁豆10g,竹叶6g,益智仁15g,甘草3g。水煎服,每日1剂。

湿热下注气陷证:尿频,量少,可有轻微尿痛。舌淡红,苔白厚,脉沉细。

补中升陷利湿方由补中益气汤加味化裁而成。方中君以黄芪益气升陷;辅以党参、茯苓、白术补益中气,山药、五味子、益智仁敛阴固涩;佐以黄连、扁豆、竹叶分利湿热;使以甘草调和诸药。共奏益气举陷,敛阴固涩,分利湿热之功。

【病案举例】

战某,女,6岁。1999年6月18日初诊。尿频半年。半年来小便频数,量少,偶尔有轻微尿痛,不热,不吐,不泻,不渴,寐安。曾用抗生素等,症状无明显改善。现仍尿频,量少,偶尔有轻微尿痛。舌淡红,苔白厚,脉沉细。证属湿热下注,脾虚气陷,下元不固。治宜补脾益气,升阳举陷,清利湿热。处方:党参10g,茯苓6g,炒白术6g,黄芪10g,升麻6g,五味子6g,山药15g,黄连3g,扁豆10g,竹叶6g,益智仁15g,甘草4g。3剂。1999年9月15日因感冒来诊时,述上方未服完就不尿频了,至今未再反复。

按:湿热下注,过用寒凉之品,或久病耗气,导致气虚、气陷而尿频不已,治当益气升陷为主,分利湿热为辅助。

刘谟梧治学体会学术特色方证传真

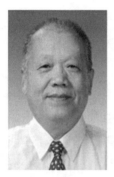

刘谟梧,男,1943年生,山东济南人,副主任中医师,副教授。曾任济南市中医医院儿科主任(第三任,1995—2003年)。

出身中医世家,幼承家训,师承济南市名老中医刘子珍,博古通今,通读历代中医名著,具有坚实的中医理论基础。从事中医儿科临床50余年,学验俱丰,医技精湛,医德高尚。曾历任山东中医儿科学会委员、秘书,济南市中医学会理事、副主任委员,济南市中医儿科学术带头人,多次被评为山东中医药大学优秀带教老师。宗于温病学派,推崇脏腑相关论和气化理论,对小儿温热病、脾胃病的治疗有丰富的经验,对小儿肺炎、哮喘、心肌炎、癫痫、抽动等疑难疾病有较深入的研究。

我出身于中医世家,授业于先父刘子珍,20世纪70年代,医院组织开展名师带高徒工作,经过3年传承,全面整理了先君宝贵的临床经验,从理论主线到诊治特色尽受薪传。1976年我曾被派往山东医专从事中医临床教学工作3年,由此系统整理了历代中医儿科文献,系统学习了历代医家理论知识,并借机整理了个人多年临床体会,充实到教学工作中去,可谓教学相长。1981年曾承担济南市西医学习中医班中医儿科教学工作。在教学中向西医高年医师学习西医知识,开始运用中西医结合的方法认识疾病、治疗疾病。70年代末至80年代,我曾承担山东中医药大学、山东医专及民办医学院业余中医教学工作。从70年代至今,一直从事中医儿科临床带教工作。曾多次获山东中医药大学、山东医专、山东中医药高等专科学校先进带教老师荣誉称号,还曾承担河北省中医临床医师轮训教育教学工作,也带教过加拿大、韩国、印尼等外籍留学生。退休前一年,我院组织中医传承工作,我与张慧敏结为师徒,她中医功底扎实,又虚心好学,我已把自己毕生所学所会全部传授给她。

一、治学体会

回顾几十年治学过程,体会如下。

(一)承继家学,广采众长

在临床中运用家传之长起到了重要作用。如运用升降散治疗小儿热病:升降散合翘荷汤治疗表里俱热的外感高热,其疗效非常满意,可与凉膈散媲美;升降散合达原饮加减与三消饮有异曲同工之妙,可治疗病毒感染性发热,如传染性单核细胞增多症疗效满意;升降散合玉屏风散加味适用于表虚内热的易感儿。

同时,自己非常注意总结儿科老前辈治疗热病的经验,比如运用银翘散傅纯瑜老师常加青蒿、黄芩,张希五老师则加柴胡、生石膏,侯汉忱老师多加秦艽、青蒿。侯老曾风趣说过:"二花、地丁可代青、链霉素,秦艽乃为中药的可的松。"

又如治疗小儿风热外感,出现腹胀,自己常加用苏梗、香附、陈皮,而侯老则用枇杷叶、忍冬藤、薄荷。侯老是济南著名中医中药大师吴少怀的传人,吴少怀用药十分精当。细心揣摩他们的用方能使自己技高一筹。枇杷叶、忍冬藤、薄荷,疏风行气,性味辛凉更适用于外感风热。

还有我年轻时写的第一篇论文《治疗百日咳临床见解》,首获山东省中医学会优秀论文奖。我认为百日咳的病机为肝肺同病,木叩金鸣,治疗应清宣肺热,或疏肝解郁,或平肝降逆,或柔肝缓急。其方药为:麻黄、杏仁、生石膏、甘草、夏枯草、百部、旋覆花、代赭石、枳壳、白芍等。

1978 年全国恢复中医学会,开展学术交流活动。我在省市中医儿科学会任委员、秘书、副主任等职,更有机会向省市中医前辈和同仁学习。

全国著名中医儿科专家张奇文,曾任山东省潍坊市中医院院长、山东中医学院党委书记、连任中华全国中医儿科委员会会长,编著《实用中医儿科学》《幼科条辨》《名老中医之路》《实用医学保健学》《古今儿科临床应用效方》《儿科医籍辑要丛书》等多部著作,为山东著名中医儿科名医蒯仰山的门人,能医能药,中西汇通。他曾教我两首方子。

一首为芷芩四苓散:白芷、黄芩、炒白术、茯苓、猪苓、泽泻、车前子。治疗小儿惊泻。主症:白天惊吓,夜间哭闹,大便青如苔、黏如胶。此方治疗小儿肠炎、秋季腹泻均有良效。

一首为镇惊醒脾散:钩藤、连翘、石菖蒲、茯神、炒酸枣仁、白芍、生龙齿、川贝母、瓜蒌皮、焦山楂、神曲、麦芽、炒栀子、龟甲、鸡内金、羚羊角、人参、白术、珍珠粉、琥珀、朱砂。对小儿佝偻病防治有很好的疗效。

山东省中医院儿科主任丁瑞麟,理论造诣深厚,临床经验丰富,他曾授我一方,治疗小儿鹅口疮。方药:葛根、黄连、黄芩、甘草、红花,治疗湿热内蕴证疗效卓著。

山东中医学院儿科教研室主任靳祖鹏教授,为省内著名儿科中西医结合专家、山东省中医儿科学会副主任委员。曾主持研制开发了小儿升血灵冲剂,获省科技成果二等奖。方药组成:皂矾6g,黄芪12g,阿胶9g,大枣10g,焦山楂9g。适应证:缺铁性贫血。临床疗效:治疗300例,总有效率90.67%。她曾对我仔细讲解研发过程、临床使用标准。

齐鲁医院中医儿科主任李明堂,曾任山东中医儿科学会委员,临床经验非常丰富,他授我小儿遗尿方,方药:补骨脂12g,益智仁、桑螵蛸、钩藤各9g,麻黄4g,升麻3g,胡桃仁3个。此方不仅治疗功能性遗尿,而且治疗因骶椎隐裂而致的遗尿。李老还教我治疗小儿高热方法,他主张解表、清里、和解法同用,以银翘散、白虎汤、小柴胡汤三方化裁组方。此方即为小儿退热3号,是齐鲁医院院内制剂,中医西医都喜欢用,效果很满意。

山东省立医院中医科主任王传吉,为山东省著名中医儿科专家、中华全国中医儿科委员会委员、山东省中医儿科学会委员。幼承家学,精熟中医典籍,善用古方,药少力专,疗效显著,曾有"王一付"之美称。他授我治疗小儿发热方新加正气汤:苏叶、藿香、薄荷、白芷、黄芩、黄连、甘草。功效解表化湿,清热和中。适用于小儿外感表证,风邪夹湿,阻中化热者。症见:发热汗少,头痛身重,困倦嗜睡,纳呆,胸闷呕恶,口渴不欲饮,舌质红,苔白滑腻,脉濡数。此方治疗夏秋季节小儿外感发热往往是一剂热退。

济南市中心医院中医科主任张吉人,曾任中华全国中医学会儿科委员会委员、山东省中医学会副秘书长兼儿科学会副主任委员、济南市儿科学会主任委员。擅长内科,儿科。曾参加编著《吴少怀医案》《幼科条辨》等书。张老用药轻灵,有以巧取胜之美誉。他授我一方"豢龙汤"治疗肝火犯肺之鼻出血。方药:羚羊角、生牡蛎、沙参、麦冬、石斛、夏枯草、川贝母、茜草、荆芥炭、薄荷炭、牛膝、白茅根、藕节。

山东中医儿科学会委员、济南市中医儿科学会委员、济南市儿童医院中医科主任范宝安,组方用药平正灵动,擅长治疗小儿疑难杂症病。自拟参芪鹿地汤,治疗进行性小儿肌营养不良。方药组成:熟地黄6g,枸杞子6g,制首乌6g,鹿角霜9g,菟丝子6g,巴戟天6g,杜仲6g,川断6g,川牛膝6g,狗脊6g,党参6g,黄芪9g,炒白术6g,山药9g,当归5g,知母6g,黄柏6g。

(二)总结经验,汲取教训

儿科常见时病多发于肺经、脾经,也就是呼吸道与消化道。

小儿秋冬季腹泻,每年都流行,我通过多年的临床实践总结诊治规律,认为热泻用葛根芩连汤合平胃散,寒泻用分水散(白术、车前子)加附子或干姜,寒热夹杂泻用乌梅丸,水泻用胃苓汤。

还有呼吸道合胞病毒感染引起毛细支气管炎的中药治疗,寒喘用射干麻黄汤,热喘用定喘汤,虚喘用人参麻黄芍药汤加减,暴喘用三拗汤加炒牛蒡子、细辛、穿山甲。

这些经验是通过大量病例统计总结出来的,是真实有效的。总结经验是必需的,而汲取教训更为重要。下面举两个例子:

对小儿喉炎的治疗我走过弯路,多年来以清热利咽的方药治疗喉炎,结果经常失败。后来我就请教我院耳鼻喉科李尔励主任,拿出用过的方子给他看。他看后就笑了,接着说:"你真把咽喉捆绑一起,分不开了。咽和喉部位不同,治法当然有异。咽喉乃肺胃之门户,咽通于胃,喉通于肺"最后加重语气说,"治咽治胃,治喉治肺。"当时,没有教给具体方子,让自己回去思考。后来我明白了,喉的脏腑基础是肺,治疗当用轻虚升散之品。通过临床不断探索制订了蝉鸣散一方。方药如下:蝉蜕、僵蚕、金银花、连翘、枇杷叶、旋覆花、川贝母、桔梗。若喉炎合并支气管炎,可加用麻杏甘石汤。

还有一个例子,是1974年春节济南中心医院中医科苏云伯大夫的小孩发高热,我用银翘散加石膏、知母治疗,效果不好。他就又找了我改请李乐园主任治疗,结果两付治愈。方子是《笔花医镜》的清热导滞汤。我仔细分析了组方立义、辨证要点,学会了临床应用方法。后来内科王宝萍医生的孩子得了抽风久治不效,我用此方加钩藤、当归、白术,结果症状很快控制了。

（三）与时俱进，不断创新

时代前进，社会发展，气候变化，环境变迁，生活习惯变更，饮食结构变动等各种因素，均可引起小儿疾病谱的变化。过去小儿营养不良多见，现在肥胖症多见；过去细菌感染多见，现在病毒感染多见；过去小儿难治性疾病多属器质性疾病，现在又增添了功能性疾病和心理性疾病。我们治疗疾病也需根据疾病谱的变化而制订新的方案。比如：济南中医医院儿科在20世纪70年代有一张治疗扁桃体炎的方子"乳蛾一号"，对风热毒邪引起的乳蛾有很好的疗效。随着时间的推移，我发现有一部分孩子应用此方效果不佳。这些孩子临床多出现小便短赤或黄浊，舌苔白腻或黄腻。此为湿热内蕴的重要依据。证候变了，治法也应改变，应以清化湿热为重，方药应用银翘马勃散加芦根、滑石，或以甘露消毒丹加减，或以王氏连朴饮化裁治之。

小儿急性肠系膜淋巴结炎，多属病毒感染，多发于7岁以下小儿。腹痛可在任何部位，腹痛性质不固定，可有隐痛或痉挛性疼痛。年龄较小患儿，在临床上，表现有下腹疼痛与阑尾炎有相似症状。过去对这一疾病的诊断要多费一番心思做鉴别诊断。现在诊断，做个腹部彩超就很快出结果。本病多为病毒感染，治疗应当发挥中医优势。现代医学认为该病是小肠内容物的病毒从回盲肠末端进入回盲部淋巴结而发病。从中医医学观点分析，"肝与大肠相通，肝病宜疏通大肠，大肠病宜平肝，脾与小肠相通，脾病宜泻小肠火，小肠病宜泻脾土"（《医学入门·五脏·穿凿论》），就是说病在小肠治脾，病在大肠治肝。调和肝脾，理气治血，可用四逆散、抑气汤、失笑散、金铃子散联合组方而化裁。

小儿慢性咳嗽，临床经常忽视上呼吸道咳嗽综合征。在70年代初，美国学者提出这一病名。西医诊病定位准确，我们应借鉴。中医学认为"鼻为肺之窍""咽喉为肺胃之门户"。外邪留恋，久缠于鼻咽可致日久不愈，明白这一道理，中医治疗这一疾病同样可以发挥优势。我们可以用苍耳子散、菊花茶调散、上焦宣痹汤等方加减治疗。

二、学术特色

余务儿科50余年，诊治了大量的外感时病、内伤杂病，治外感病擅用清养达邪之法和清热利湿法；治内伤病重视调和脏腑，疏通气血。

（一）清养达邪

小儿生理上有纯阳和稚阳的双重性，所以说小儿为少阳之体更为确切。少阳者,春令也,木德也,朝阳也,生机盎然,朝气蓬勃。小儿病,理论上也同样具有稚阴稚阳的双重性,因而小儿阳气易损伤,阴津易亏耗。大辛大热与大苦大寒的药物应慎用。因为苦寒伤阳败胃,辛热伤津耗阴。如孟浪用药必然会导致出现"邪气未除正气伤,可怜嫩芽不耐霜"的困境。

近代,上海儿科名医奚咏裳言"学儿科者,温病学重于伤寒论,小儿纯阳之体,应用于辛凉者多,辛温者少"。临床实践证明,温病学所用的方药更符合小儿体质。叶天士、吴鞠通诸家治疗温病用药多为清凉,立法重在保津护阴,可称为运用清养达邪法的开山。吴鞠通强调治疗温病时时处处顾护阴液,《温病条辨·杂论》:"温病伤人身之阴,故喜辛凉、甘寒、甘咸以救其阴。"治疗温病祛邪时"予护其虚",护正时"逐其余邪"。下面列举运用清养达邪法的三个病例:

案1. 心肌炎

赵某,男,6岁,2006年9月3日初诊。

胸闷乏力6天。6天前发热、头痛、胸闷叹气。首用银翘散加减后热退,今日复诊,低热37.5℃,胸闷,乏力,叹气,活动后气短加重,口渴,汗出,纳食二便正常,咽扁桃体Ⅱ°肿大,舌红苔白少津脉浮数,心率90次/分,心音略低钝,心肌酶CK 600U/L,CKmB 31U/L,心电图示aVF、V4、V6的T波倒置,心脏彩超提示室间隔运动幅度减低。西医诊断:急性心肌炎。中医辨证:热邪留恋,气阴两虚。治法:清热解毒,益气养阴。方药:清营汤合加减葳蕤汤。金银花15g,连翘12g,竹叶5g,生地9g,麦冬10g,丹参12g,玉竹10g,白薇9g,功劳叶9g,桔梗9g,炙甘草3g。3剂,水煎服。

案2. 支气管肺炎

宋某,女,4岁,2009年6月12日初诊。

发热咳喘13天。13天前,因支气管肺炎住院治疗,经头孢、阿奇霉素治疗10天,热退喘轻出院。3天前,咳嗽加重,现症:体温37.8℃,时有汗出,咳嗽有痰,不易咳出,面色少华,神疲倦怠,双肺可闻少量痰鸣音。舌红少津,苔薄黄,脉细数。西医诊断:支气管肺炎。中医诊断:肺炎喘嗽(痰热阻肺,气阴两伤)。方药:洁古黄芪汤加减。沙参9g,黄芪15g,生甘草3g,桑白皮5g,地骨皮9g,白茅根9g,冬瓜仁9g,桔梗6g,浙贝母9g,知母6g,杏仁6g,葶苈子9g。

案3. 支气管炎

孙某,男,8岁,2006年2月12日初诊。

发热咳嗽6天。近6天持续发热,咳嗽痰多、气喘,午后开始发热,夜间热甚。口渴,大便干,尿黄,舌尖绛,苔微褐少津,脉弦细数。血常规:WBC 5×10^9/L,胸部正位片示支气管周围炎。西医诊断:支气管炎。中医诊断:咳嗽(肺热伤阴)。治法:清宣肺脏,养阴透热。方药:麻杏石甘汤合青蒿鳖甲汤化裁。炙麻黄3g,杏仁9g,生石膏24g,甘草3g,青蒿10g,鳖甲10g,地骨皮10g,桑白皮10g,沙参12g,天花粉9g,知母9g,浙贝母10g。3剂,水煎服。

(二)清热利湿法

小儿湿热病,因夏秋高温多雨,热迫于下,湿蒸于上,风行于中、三邪交织而成。或因恣食生冷膏粱厚味,脾失运化,湿邪内生,郁而化热致病。其病机中心为:湿与热合,充斥表里,弥漫三焦。判断三焦病位,是以湿热阻滞气机的表现为依据。湿热在上焦为胸闷,在中焦为痞满,在下焦为腹胀。其治疗关键为通达气机。叶天士曾说"热病救阴犹易,通阳最难。救阴不在血,而在津与汗,通阳不在温,而在利小便"。宣展气机,通利小便,湿从小便而去。阳气通达,热可自去。下面简述三个小儿湿热病的案例。

案1.流行性腮腺炎

周某,男,7岁。1996年8月22日初诊。

发热腮肿3天。发热38.9℃,右侧腮部以耳垂为中心漫肿。疼痛较重,肤色如常,汗出热不退,纳少,口渴不欲饮。舌质红苔白腻,脉滑数。西医诊断:流行性腮腺炎。中医诊断:痄腮(湿热蕴毒)。治法:化湿辟秽,清热解毒。方药:甘露消毒丹合升降散。藿香6g,白豆蔻6g,石菖蒲9g,青蒿10g,黄芩9g,射干6g,浙贝母9g,薄荷5g,滑石9g,竹叶5g,金银花15g,连翘12g,板蓝根15g,郁金6g,蝉蜕3g,僵蚕6g。3剂,水煎服。

案2.疱疹性咽峡炎

杨某,女,6岁。2000年8月30号初诊。

2天前高热39~40℃,伴喑哑,经西医治疗症状缓解。现症:体温37.9℃,咽痛,吞咽艰难,纳少,恶心欲吐,大便黏,排便不通畅,小便黄赤,咽峡部充血,有散在灰白色丘疹,脉数。西医诊断:疱疹性咽峡炎。中医诊断:湿温,热重于湿。治法:清化湿热。方药:昌阳泻心汤加味。紫苏叶9g,石菖蒲9g,芦根10g,连翘12g,厚朴6g,黄芩9g,竹茹9g,青蒿10g,姜半夏9g,黄连3g,金银花15g,板蓝根15g,竹叶5g,滑石6g。3剂,水煎服。

案3. 支气管炎

于某,男,5岁。1996年12月23日初诊。

发热咳嗽10天。10天前因受凉后发热咳嗽,此后体温增高,咳嗽加重,曾投用麻杏石甘汤合银翘散加减,无效。现症:体温39.8℃,咳嗽连声,呼吸急促,心烦不安,口渴汗出纳少,干呕欲吐,腹胀,便溏,小便黄少,舌质红,舌苔灰白腻,脉濡数。双肺可闻及水泡音。西医诊断:支气管炎。中医诊断:咳嗽(湿热弥漫三焦)。治法:清化三焦湿热。方药:杏仁滑石汤合苇茎汤加减。杏仁9g,郁金6g,半夏9g,芦根9g,滑石9g,厚朴6g,黄芩9g,冬瓜仁10g,通草3g,橘红6g,黄连3g,薏苡仁10g,葶苈子9g,浙贝母10g。3剂,水煎服。

(三)调和脏腑

万全《育婴家秘·五脏证治总论》:"是病皆从五脏生,不知脏腑亦徒然,细将色脉相参合,对证裁方治不难。五脏之中肝有余,脾常不足肾常虚,心热多火同肝论,娇肺遭伤不易愈……本脏自病论精神,补泻分明有定方。若是相传作兼病,更宜通变五提纲。"

《难经·五十难》依据五行生克制化理论,阐述五邪之论:"病有虚邪,有实邪,有贼邪,有微邪,有正邪,何以别之? 然,从后来者为虚邪,从前来者为实邪,从所不胜来者为贼邪,从所胜来者为微邪,自病者为正邪。"拿肝脏来论,肝本脏发病为正邪。自后来者是指水生木,肾病及肝称为虚邪;自前来者是指木生火,心病及肝称为实邪;所不胜者是指金克木,肺病及肝称为贼邪;所胜者是指木克土,脾病及肝称为微邪。其治法,肝自病,只治其肝;若心乘肝,治宜泻心;若肾伤肝,治宜补肾;若肺传肝,宜先补肝,而后泻肺;若脾伤肝,治当益脾制肝。

在儿科临床中经常出现脏腑兼病,其辨证施治,下面举案说明。

案1. 抽动秽语综合征

杨某,男,9岁。2009年8月6日初诊。

反复发作不自主抽搐3年。3年前不明原因出现喉部、鼻部、四肢抽动,就诊时闻及喉中有吹哨声,耸肩,瞪眼挤眉,纳可,舌体胖,苔白腻,脉弦细。西医诊断:抽动秽语综合征。中医辨证:脾虚痰阻,肝风内动。治法:健脾化痰,平肝息风。方药:半夏白术天麻汤合四逆散加减。清半夏9g,陈皮6g,茯苓9g,白术9g,柴胡9g,枳壳6g,白芍15g,炙甘草5g,天麻9g,钩藤9g,蝉蜕6g,僵蚕10g,生龙牡各20g。

案2. 慢性胃炎

黄某,女,16岁。1998年9月15日初诊。

上腹部痞胀,咽食时胸骨后不适1年。1年前因饮食不当致胃脘痞胀,胃中有灼热感,吞咽食物咽部不适,胸骨后不适。上消化道钡剂示:胃黏膜粗糙。近日,胃脘嘈热加重,食欲不振,口渴,形体瘦,舌尖边红苔薄白,脉弦细。西医诊断:慢性胃炎。中医辨证:肝胃不和。治法:清肝和胃。方药:化肝煎合四磨汤。青皮6g,陈皮6g,炒栀子10g,牡丹皮10g,芍药5g,浙贝母10g,海螵蛸15g,甘草3g,沉香曲3g,乌药6g,百合15g。

案3. 过敏性咳嗽

于某,男,5岁。2006年3月14日初诊。

反复咳嗽1年,加重半月。1年来反复咳嗽,逢春季明显。半月前,咽痒,晚饭后强烈,痰多,色黄白相间,舌红苔薄黄,苔根剥脱,脉弦。西医诊断:过敏性咳嗽。中医辨证:肝肺失和。治法:调肝理肺。方药:过敏煎合加味甘桔汤。柴胡9g,防风6g,白芍9g,黄芩9g,陈皮6g,桔梗6g,甘草3g,白前9g,炙百部9g,浙贝母9g,乌梅9g,旋覆花6g。

(四)疏通气血

《素问·调经论》"血气不和,百病乃变化而生",《难经·二十二难》"气留而不行者,为气先病也,血滞而不濡者,为血后病也",《医林改错》"治病要诀,在明气血"。治疗小儿疑难病症可运用疏理气机,活血化瘀方法来治疗。下面举例说明。

案1. 抽动秽语综合征

耿某,男,8岁。2004年12月1日初诊。

抽动反复发作3年。3年前不明原因出现喉中吭吭声,摇头伸颈、张口,抽动部位及顺序固定,白天心烦,夜间睡眠不宁,舌尖紫暗,舌边有瘀点,舌根苔黄厚,脉弦数。西医诊断:抽动秽语综合征。中医辨证:痰瘀阻络。治法:疏风化痰,活血化瘀。方药:太极丸合桃红四物汤。蝉蜕6g,僵蚕10g,全蝎6g,郁金6g,石菖蒲9g,胆南星6g,天竺黄6g,柴胡9g,香附9g,青皮9g,当归10g,川芎9g,桃仁9g,红花6g,生龙齿18g,珍珠母8g。

案2. 肠系膜淋巴结炎

孙某,男,6岁。2000年10月6日初诊。

反复发作腹痛 2 年。近 2 年脐周腹痛反复发作,或由饮食不当诱发,或因外感引发。现症:脐周阵发疼痛,部位固定,饮食少,大便偏干,面色少华,舌淡红苔白厚,脉弦数。腹部彩超提示肠系膜淋巴结炎。西医诊断:肠系膜淋巴结炎。中医辨证:肝郁气滞,瘀血阻络。治法:疏肝解郁,理气治血。方药:柴胡疏肝散合金铃子散加减。柴胡 9g,枳实 6g,白术 9g,甘草 3g,香附 9g,陈皮 6g,当归 8g,川芎 9g,川楝子 9g,制延胡索 9g,乌药 6g,五灵脂 9g。3 剂,水煎服。

案 3. 软腭肌瘫

患者,男,8 岁。2003 年 9 月 23 日初诊。

语言含糊,吞咽困难,饮水即呛 5 天,加重半天。5 天前患儿晨起觉喉中有痰,咳后未见痰出,但忽然声音嘶哑,吞咽困难,言语不清,喝水即呛,舌质红舌苔薄黄,脉缓和有力。曾去某省级医院诊断为软腭肌瘫。西医诊断:软腭肌瘫。中医辨证:上焦气分痹郁,瘀血阻滞会厌。治法:宣畅气机,活血化瘀。方药:上焦宣痹汤合会厌逐瘀汤。蝉蜕 6g,僵蚕 6g,郁金 6g,射干 6g,枇杷叶 9g,当归 9g,川芎 9g,生地 9g,赤芍 9g,桃仁 9g,红花 6g,桔梗 9g。3 剂,水煎服。

案 4. 血管瘤

患者,女,年龄 1 个月。于 2010 年 7 月 14 日出生,2010 年 8 月初诊。

患儿出生不久,肚脐正上方不明原因出现略高出皮肤的红色斑块并有逐渐增大之势。经西医确诊为"海绵状血管瘤",建议手术治疗,患儿家属担心手术风险,坚持中医保守治疗。诊见患处皮肤肿块呈暗红色,可见丝缕血络,高出体表皮肤,面积约一元硬币大小,触诊质地柔软,患儿母乳喂养,营养可,精神可,纳可,二便调,舌质淡暗,苔薄白,脉平。中医诊断:血瘤。证属气滞血瘀,瘀血入络。治宜行气活血,化瘀通络。因考虑患儿尚年幼,服药困难,遂采取中药外治法治疗。药用:桃仁 9g,红花 6g,川芎 9g,赤芍 9g,柴胡 9g,三棱 6g,莪术 6g,水蛭 6g,制乳香 5g,制没药 5g,鸡血藤 12g,川牛膝 6g。共研细末,取适量蜂蜜调和外敷患处,每日 1 次。经过半年治疗,瘤体逐渐缩小。坚持治疗 1 年,瘤体消失告愈。

按:"海绵状血管瘤"属中医"血瘤"范畴。其发病原因不外血热妄行,迫血入络;脾失统摄,血溢脉外;气滞血瘀,脉络凝聚。四诊合参,患儿不存在血热、脾虚之证,主张用破气化瘀之法。方用活血化瘀主方桃红四物汤,去补益之熟地。用柴胡、三棱、莪术疏肝破气,用水蛭、制乳香、制没药活血消癥增强其化瘀之力,用川牛膝、鸡血藤活血通络。观全方破气活血化瘀兼通络并用,虽药力峻猛,但外用稳妥,药证合拍,收效佳。

三、临床有效方剂

1.参芪泻白散　沙参、黄芪、桑白皮、地骨皮、杏仁、葶苈子、芦根、冬瓜仁、桔梗、甘草。

方中桑白皮、地骨皮、杏仁、葶苈子清降肺热,芦根、冬瓜仁、桔梗、甘草宣肺化痰,沙参黄芪益气养阴。全方共收清养达邪之效。故本方对气阴两虚、肺热痰阻的小儿哮喘、支气管炎、肺炎最为适宜。

2.疏肝止痛散　柴胡、枳实、白芍、甘草、香附、乌药、生蒲黄、五灵脂、川楝子、制延胡索。

方中以柴胡、枳实、白芍、甘草调和肝脾,香附、乌药、生蒲黄、五灵脂理气活血;川楝子、制延胡索疏肝止痛。

本方治疗肠系膜淋巴炎有效。因其病位在肠,病源始于肝,肝为起病之源,肠为传病之所。其病机中心为气滞血瘀,所以疏肝理气、活血化瘀为治疗不二法门。

3.宣痹逐瘀汤　射干、郁金、枇杷叶、桔梗、甘草、当归、生地、桃仁、红花、蝉蜕、僵蚕、柴胡、玄参、赤芍。

本方为上焦宣痹汤与会厌逐瘀汤化裁而成。上焦宣痹汤去豆豉、通草,加蝉蜕、僵蚕,会厌逐瘀汤去枳壳。

本方宣畅肺气,活血化瘀,通窍利咽。可治疗小儿软腭肌瘫,血瘀性慢性咽炎等痼疾沉疴。

4.蝉鸣散　蝉蜕、僵蚕、枇杷叶、旋覆花、金银花、连翘、桔梗、贝母。

方中蝉蜕、僵蚕升肺中清阳,旋覆花、枇杷叶降肺中浊阴,金银花、连翘清热解毒,桔梗、贝母化痰利咽。本方有升有降,能清能利,治疗小儿急性喉炎、喉源性咳嗽、过敏性咳嗽等。

5.三虫三子汤　蝉蜕、僵蚕、地龙、杏仁、苏子、葶苈子、清半夏、炙百部、浙贝母、黄芩、白芍、甘草。

方中蝉蜕、僵蚕、地龙平肝息风,黄芩、白芍、甘草清肺缓肝,清半夏、炙百部、浙贝母肃肺镇咳,杏仁、苏子、葶苈子降气化痰。本方可用于百日咳综合征、顽固痉咳。

6.十圣汤　知母、黄芩、瓜蒌、竹茹、杏仁、葶苈子、枇杷叶、旋覆花、青黛、海蛤壳。

方中知母、黄芩、瓜蒌、竹茹清热化痰;杏仁、葶苈子、枇杷叶、旋覆花降气化痰;青黛、海蛤壳清肝肺之火郁,消膈上之热痰。共奏清肃疏化之效。适用于痰热阻肺,气机上逆的慢性咳嗽。

四、中药药组的临床应用

《中药药理学新论》以中医整体观,辨证施治理论为指导,进行中药组学研究,认为中药复方通过化学成分组合,影响信号分子组合,使紊乱的信号分子网络恢复平衡从而达到治疗中医的证和相关疾病的作用和效果。就是说中医证的本质是信号分子网络紊乱,治疗是通过中药化学成分组合作用于信号分子组合。受这一学说的启发,我们应以新的组方用药模式治疗疾病。针对证候创新药组。下面介绍三组常用的治疗咳喘药组。

1.擅用宣肺止咳药组"前胡、杏仁、桔梗、甘草"治疗外感咳嗽　此药组出于《医述·幼科集安》"外感鼻塞,咳嗽,肺受风邪,宜之前胡、杏仁、桔梗、甘草"。风寒加苏叶、荆芥、陈皮、赤芍;风热加桑叶、薄荷、川贝母;暑热加荷叶金银花、扁豆花;暑湿加藿香、佩兰、芦根、冬瓜仁;温燥加沙参、栀子、豆豉;凉燥、冬寒皆加葱、豆豉、苏梗、枳壳。

2.活用润燥化痰药组"桔梗、贝母、瓜蒌、花粉"治疗肺燥痰多咳喘　此药组出自《医学心悟·痰饮篇》"燥痰黏而难出,复生于喘,肺燥则润之,贝母瓜蒌散",此药组为贝母瓜蒌散去陈皮、茯苓。风温初期发热咳嗽加薄荷、牛蒡子、桑叶、连翘、沙参、栀子;燥咳日久,痰稠难咳加桑白皮、杏仁、知母、甘草、黄芩、栀子;乳儿肺炎去瓜蒌加陈皮、三拗汤合生脉饮。

3.巧用宣肺清热药组"麻黄、杏仁、桑皮、黄芩"治疗哮喘　此药组出于《摄生众妙方》定喘汤,《成方便读》认为"麻黄杏仁开肺驱邪,桑皮黄芩除热郁而降肺"。所以此药组为宣降同施,寒热并用。风寒外束痰热蕴肺而致哮喘加紫菀、款冬花、半夏、紫苏子;风热闭肺而致肺炎喘嗽加金银花、连翘、芦根、浙贝母、瓜蒌、竹茹;痰热阻肺而致咳喘加枇杷叶、浙贝母、橘红、半夏、紫苏子、葶苈子。

孟宪兰学术特色方证传真

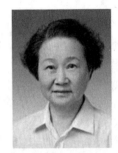

孟宪兰,女,1946年出生,河南原阳人,济南市中医医院主任中医师,山东中医药大学兼职教授,第三批全国名老中医药专家学术经验继承工作指导老师,全国名老中医药专家,山东省知名专家。曾任济南市中医医院儿科副主任(1995—2004年),农工民主党济南市中医医院支部主委(1995—2003年),荣获"济南市名老中医"、济南市"医界女杰"济南市中医院"名老中医""名医传承"优秀导师称号。

1970年毕业于河南中医学院中医系,毕业后一直从事中医临床工作。工作中勤求古训,博采众长,勇于创新,提出许多新观点、新认识、新理论,在小儿肺炎、咳嗽、哮喘、厌食、抽动症等疾病的诊治方面形成了独具特色的学术思想,临床疗效显著,广受各界赞誉。

孟师治学严谨,经验丰富,临证之余,笔耕不辍,曾在《中医杂志》等学术期刊发表论文20余篇,如《宣肺饮治疗肺炎喘嗽的临床与实验研究》《五子衍宗汤加减治疗小儿神经性尿频42例》《小儿肺炎临床各期的不同治法》等,曾主研山东省卫生厅1996年医药科技发展及"九五"医药科技攻关项目"宣肺饮的临床与实验研究",荣获山东省卫生厅科技进步二等奖及济南市科技进步三等奖。2012年9月成立孟宪兰全国名老中医药专家传承工作室,2016年通过验收,并相继出版《齐鲁名医经验传承丛书》《孟宪兰儿科经验集》。

一、从医历程

(一)求学之路

我出生在旧社会,长在红旗下,自幼吃苦耐劳、踏实肯干。新中国成立初期冲破农村贫穷、落后、愚昧的各种阻力,学龄期及时进入公立学堂后刻苦求学,小学和中学阶段学习成绩皆名列前茅。1965年考入河南中医学院,系统学习

《内经》《伤寒论》《金匮要略》《温病条辨》《中药学》《方剂学》及临床各科。除正常上课之外,还经常借阅读书,涉猎了许多名医著作,如《医宗金鉴》《景岳全书》等,有了扎实的理论功底。后两年进入了临床课及实习阶段,充分利用河南中医学院的优势,求教于李振华、吕承全、郑颉云等众多名师,使临床水平得以提高。

(二)行医之路

大学毕业后分配到河南省原阳县医院工作,为全科中医大夫,内外妇儿皆看,有幸临诊大量急症、重症患者,运用中医药疗法,取得了不错的临床疗效,走出了行医路上坚实的一步。

1978 年 2 月调入济南市中医医院儿科,从此正式踏入了中医儿科领域。济南市中医医院儿科在临床疗效方面很有名气,20 世纪 70 年代末有刘东昇、侯汉忱、傅纯瑜等著名中医专家坐诊,遂虚心向这些老专家求教,同时研读《小儿药证直诀》《活幼心书》《幼科发挥》《幼幼集成》等儿科专著,业务水平进一步提高。1979—1980 年在济南市儿童医院进修 1 年间,认真学习了西医儿科常见病及急重症处理规范,常常值急诊或夜班,遇到心力衰竭、呼吸衰竭、惊厥等儿科急重症皆能沉着应对,为以后创建中医儿科病房打下坚实基础。进修期间,曾中西结合,大展身手,效如桴鼓。如治疗毛细支气管炎,遇到喘憋、腹胀、大便不通者,用麻杏石甘汤、葶苈大枣泻肺汤、三子养亲汤加减;治疗迁延性、慢性肺炎、肺炎啰音久不消失者,用扶正祛邪法;治疗素体脾虚湿盛的肺炎患儿,常用健脾祛湿、培土生金法、不治失而失消、非止咳而咳止。

1984 年参加济南市卫生局举办的"中医经典著作学习班",研修经典著作一年,使经典著作理论水平得到进一步提高。系统温习了《内经》《难经》《伤寒论》《金匮要略》《温病条辨》等经典著作,撰写了诸多学习心得,如"伤寒论厥逆辨治""论阳气者烦劳则张""论聚于胃关乎肺"等。

1987 年参与创办了儿科病房,使得中医药疗法的效果得到系统观察,中西医结合"两条腿"走路。1993—2004 年任济南市中医医院儿科副主任,主持儿科工作期间又相继开设了儿科门诊输液室,壮大了儿科队伍,拓展了儿科业务,为发展市中医儿科事业做出了贡献。科室先后被卫生局评为济南市"科教兴医集体"及"巾帼建功立业集体"等荣誉称号。

（三）传承之路

2001年承担了医院内"薪火传承工程"的带教工作，历时3年，被评为优秀带教老师；2002年底被遴选为全国第三批名老中医药专家学术经验继承指导老师，2005年完成带教。现在学术继承人孙娟医师已成长为主任中医师、全国优秀中医临床人才。2012年9月我成为全国名老中医药专家传承工作室建设项目专家，进行对11名工作室成员的带教工作，我因人施教，倾囊相授，工作室各位成员经过跟师学习，业务上有了很大提高。

（四）修身之路

我尤重医德培养，并身体力行，言传身教。我最喜欢两句中医格言："对己：博极医源，精勤不倦。对病人：安神定志，无欲无求，先发大慈恻隐之心，誓愿普救含灵之苦。"我一直认为小儿病最为难医，必须有爱心、耐心、细心方可为上医。我注重养生保健，遵内经之旨，"法于阴阳，和于术数，食饮有节，起居有常"，虽年已七旬，仍老骥伏枥，志在千里，热爱医院，热爱中医儿科事业，保证每周的门诊时间，还经常刊发科普文章宣传中医之卓效。行医之外，个人情趣高雅，爱好广泛，如书法、绘画、赋诗、填词、跳舞、打太极拳、舞太极剑等。

二、学术思想

我既尊古又创新，提出许多新观点、新认识、新理论，形成了独具特色的学术思想，举例如下。

（一）小儿肺炎的三期九法论治

总结肺炎的病势发展规律，分炎症期、排痰期、恢复期三期进行辨证论治，临证多有效验。

1.炎症期　肺炎的典型表现为炎症期，这是正邪交争最为剧烈的时期，也是决定病势变化的关键期，其病理机制为肺闭、痰阻、血瘀，治疗宜泻肺清热、宣肺化痰兼活血化瘀，即"宣泻并用、清化同使"，通过一宣一泻来调节肺泡的开合功能，以消除肺部啰音。拟方麻杏石甘汤加减：炙麻黄、杏仁、生石膏、桑白皮、黄芩、金银花、鱼腥草、葶苈子、虎杖、川贝、桃仁、地龙。

2.排痰期　炎症期后为排痰期。一般不再发热，以咳嗽痰多为主要症状，肺部听诊由原来的小水泡音变为大中水泡音或痰鸣音。治疗以排痰为重点。若热邪炽盛，灼津炼液成痰，痰热交结者，宜清热涤痰、开肺平喘，以麻杏石甘汤加苏葶丸、浙贝母、瓜蒌加减；若患儿素体痰湿，以咳嗽痰多色白为主症，听诊以痰鸣音为主者,用麻杏石甘汤合二陈汤加减。

3. 恢复期 肺炎后期多为恢复期。肺炎多属温热病,日久伤阴耗气,证型以肺阴虚者多见,治宜滋阴清热敛肺,以沙参麦冬汤合泻白散加味。

小儿肺炎一般按上述三期进行治疗,但由于体质各异,感受病邪有风寒、风热、毒热之差别,临床症状有轻、重、危不同,故临床治疗要根据每个患儿的证候不同采用不同治法,总结为九法:辛温开闭法、宣肺豁痰平喘法、清营解毒法、扶正祛邪法、养心理肺法、养血清肺法、养阴润肺法、健脾理肺法、泻腑导痰法。

(二)辨病结合辨证论治小儿咳嗽

我治疗小儿咳嗽,主张辨病与辨证相结合,凡是咳嗽一定要找到病灶所在,然后再辨证、立法、处方、用药。

一则以中医辨证论治为纲,辨风寒、风热、燥热、暑热、痰热、痰湿、肺气虚、肺阴虚等,一则以西医辨病为目,分为上呼吸道感染引起的咳嗽、下呼吸道感染引起的咳嗽,其中上呼吸道感染咳嗽又根据部位不同分为咽炎咳嗽、喉炎咳嗽、扁桃体炎咳嗽、鼻炎咳嗽等,因鼻、咽、喉、扁桃体位近而相通,以上咳嗽常相兼而致病,如鼻咽炎咳嗽、咽喉炎咳嗽等,下呼吸道感染咳嗽又包括气管炎咳嗽、支气管炎咳嗽、肺炎咳嗽等。如此汇通中西,临床诊治以咳嗽为主症的患儿,常先定病位而后辨证施治,此法删繁就简,条分缕析,临证用之,每获良效。

(三)小儿哮喘重在缓解期调理

根治哮喘反复发作,缓解期治疗是关键,宜补肺健脾化痰,从本论治。

哮喘缓解期,哮喘已平,痰阻气机的病理已除或渐除,邪实已衰,正虚显现,其正虚主要涉及肺、脾、肾三脏。小儿肺脏娇嫩,脾常不足,肾常虚,人体水液的正常代谢为肺、脾、肾三脏所司,若三脏功能失调,则水液代谢失调,痰浊内生,成为哮喘的宿根。所以历代医家多从肺脾肾着手,以消除伏痰宿根。

而我独重肺、脾二脏。从脾而言,健脾以杜生痰之源,养后天以助先天,且运脾可条达气机使伏痰得化;从肺而言,补肺可御邪,防感即可防喘,肺的宣肃功能正常,可行华盖之职,宣降肺气以治痰。所用哮喘调理方,不仅补肺健脾,又疏理肺脾气机,不敛不涩,药性灵动,有助于化痰。我认为若长期大量应用补肾药物,特别是蛤蚧、紫河车等血肉有情之品,容易助火而致性早熟,反倒妨碍了肺脾功能的调理,且小儿生长发育迅速,肾气常随年龄增长渐充,多不需大补。而补肺健脾化痰法,用药平和,有微微生火之义,合"少火生气"之经旨,可扶正固本,提高机体免疫力,减少发作次数,减轻发作程度,提高生活质量,远期疗效好。

(四)治疗厌食分型论治与时俱进

我曾总结厌食症证型有五,一为食热积滞、胃络受阻,二为湿热蕴蒸、气机不利,三为中焦虚弱、胃不受纳,四为脾阴虚、运化无源,五为胃阴虚、升降无力。而近年来又发现一种新证型——胃热脾虚证,采用清胃健脾汤治疗甚有效验。

胃热脾虚证病理机制:某些家长缺乏育婴保健知识,片面强调高营养,进食以高热量、高蛋白为主,积食化热,胃络受阻,故而饮食难进,同时小儿时期脾常不足,食欲不能自调,食物不知自制,一旦胃热积滞超出了脾脏本身的承受能力,脾气渐虚,运化乏力,脾胃不和而致较长时间的食欲不振。食积化热致胃热,脾运不及致脾虚,二者交互影响,就形成了胃热脾虚型厌食症。

(五)脾胃阴虚有别论

脾阴虚与胃阴虚同属阴伤,存在某些共同症状,但也各有其个性。

1.胃阴虚证　小儿为纯阳之体,且肝常有余易患热病,火热之邪可急劫胃阴;或小儿饮食不节恣食辛辣炙烤食物,使胃中津液受灼。其病位较浅,病理变化过程较短。常表现为不愿进食,口渴多饮,大便干结。较大儿童可自述胃中不适,有嘈杂感。唇红口干,舌质红,苔少无津或舌光无苔,脉细数。治宜益胃生津,可用养胃增液汤。

2.脾阴虚证　小儿脾常不足,运化力弱,且饮食不能自控自节,容易出现喂养失调;或先天禀赋不足,长期患慢性疾病等可引起脾阴虚。其病位较深,病变过程较长。常表现为食少无味,形体消瘦,乏力肢懒,手足心热,面色无华,皮肤干燥不润泽,大便时干时稀,出汗多,口干不喜饮,舌质红嫩,苔少或花剥,脉细无力。治宜滋阴健脾,可用补脾阴方。

胃阴与脾阴为脾胃阳气的物质基础,胃阴指胃中特有的津液,为人体本阴。胃阴充足,胃才能发挥其消化濡润食物的功能。如果胃阴被劫或受灼,胃消磨食物的功能就减弱而出现厌食。胃阴虚多为外邪引起,其病位较浅,病变过程亦短,症状比较明显易辨,治疗亦不困难。脾阴是脾脏运化功能的物质基础,是胃对食物经过腐熟、消磨以后转化生成的阴液,其阴液的分布位置较胃阴为深。外邪不易直接伤及脾阴,往往与长期的慢性消耗过程并存,所以其病变过程亦长,且常会伴有不同程度的脾阳虚及全身性虚弱现象。

脾胃阴虚联系密切,胃阴虚若治疗不及时可以转化为脾阴虚,脾阴虚患者也可同时兼有胃阴虚或脾阳虚,治疗用药当随证变化,机圆法活。

（六）小儿抽动症治从肝胆

多发性抽动症又名抽动—秽语综合征,简称抽动症。以表情肌、颈肌或肢体肌肉波动性、多发性、反复性、不规则性的运动性抽搐或发声性抽动为主要临床特征,大多表现为眨眼、皱额、缩鼻、咧嘴、耸肩、摇头、扭颈、肢体或躯干扭动、口中怪叫等,并多伴有多动、注意力不集中及情绪障碍。我治疗本病,把发作时多变、频繁的抽动症状归类于肝胆,再根据临床不同的表现分为肝胆郁热型、胆虚痰阻型、阴虚肝旺型,相应用平肝清热、温胆化痰、滋阴平肝法进行治疗,使枢机调达、肝平风息则抽动自止,临床观察疗效颇佳。

三、临证验方

（一）咽炎咳嗽方治疗肺经蕴热咽炎咳嗽证

肺经蕴热咽炎咳嗽证:表现为刺激性咳嗽,干咳无痰或少痰,咽痒,清嗓等症,年长儿可自觉咽中有物,吐之不出,咽之不下,咳前咽痒,清嗓,有明显异物刺激感,接着阵发性咳嗽,以晨起或夜间睡前为重,每遇感冒伤风病情加重,活动剧烈时咳嗽加重,咳甚可引起恶心呕吐。舌质红,苔薄黄或少苔,脉弦数或滑数。查体见咽部充血或咽后壁滤泡增生明显。

咽炎咳嗽方:桑白皮 10g,地骨皮 9g,知母 9g,金银花 15g,板蓝根 15g,牛蒡子 5g,桔梗 9g,射干 6g,玄参 10g,青果 10g,甘草 3g。

此方仿泻白散组方。方中桑白皮清泻肺热,止咳平喘为君药;地骨皮、知母协助桑白皮泻肺中伏火为臣药;玄参、板蓝根、青果、桔梗、牛蒡子、射干、金银花、甘草清热解毒利咽,又能化痰散结,为佐使药。

兼风热表证者,加薄荷、桑叶;肺热重者加黄芩;胃热重者加生石膏;腹泻者去玄参;热毒不重者去连翘、金银花;咳嗽时间长肺虚阴伤者,去知母,加沙参、麦冬。

【病案举例】

胡某,男,4 岁,2013 年 12 月 5 日初诊。

主诉:咳嗽 2 周。患儿 2 周前因感受风寒引起发热、恶寒、咳嗽、流涕,外院予服氨酚烷胺颗粒、小儿止咳糖浆,热退,但咳嗽持续。来诊时咳嗽阵作,以晨起、临睡前及活动后较重,伴咽痒,清嗓频繁,痰少不易咯出,口渴,时有口臭,食欲欠佳,大便干结,2日1次,小便如常。查其咽部充血明显,咽后壁滤泡增生,舌质红,苔黄。中医诊断:咳嗽(肺胃蕴热)。西医诊断:急性咽炎。治宜清泻肺热、利咽止咳、清胃消食,予咽炎咳嗽方加减:桑白皮10g,地骨皮10g,知母10g,玄参10g,板蓝根15g,青果10g,桔梗6g,牛蒡子10g,射干6g,连翘10g,僵蚕10g,赤芍10g,金银花10g,浙贝母10g,甘草3g,黄芩10g,炒莱菔子10g,生石膏30g。4剂,水煎服。

12月9日二诊:咳嗽减轻,晨起及活动后单声咳嗽,咽痒减,时有清嗓,痰少不易咯出,无口臭,食欲欠佳,大便偏稀,日1~2次,小便如常。查咽部充血,咽后壁滤泡增生,舌质红,苔薄黄。上方去玄参、牛蒡子、炒莱菔子、生石膏,加茯苓10g,鸡内金3g,炒谷芽10g,焦六曲10g。3剂,水煎服。

12月12日三诊:已无咳嗽,偶有清嗓,无咽痒,无痰,食欲好转,二便调。查咽淡红,咽后壁滤泡略有增生,舌质红,苔薄黄。上方去金银花,继进4剂而愈。

按:治疗咽炎咳嗽,需辨病与辨证相结合,可在辨证的基础上加利咽引经药。咽通于胃,喉通于肺,咽喉为肺胃之门户。此儿感受外邪,首犯肺卫,表现发热咳嗽等症;肺胃经络相连,又有"聚于胃关于肺"之古训,小儿脾常不足,易于食积,故肺胃常相兼为病。肺胃有热,上壅咽喉,而有咳嗽咽痒清嗓等症。四诊合参,辨为肺胃蕴热之咽炎咳嗽,治宜清泻肺热、利咽止咳、清胃消食,方中桑白皮清泻肺热,止咳平喘,地骨皮、知母协助桑白皮泻肺中伏火,玄参、板蓝根、青果、桔梗、牛蒡子、射干、僵蚕、连翘、金银花、甘草清热解毒化痰散结利咽,赤芍活血化瘀,浙贝清肺止咳、散结消肿。此儿肺胃热重加黄芩、生石膏,有饮食积滞加莱菔子。药证相应,故而效佳。然患儿素体脾胃不足,不耐清泻之品,用药后出现便溏,故二诊时去玄参、牛蒡子以防滑泻,胃热减食滞轻而去炒莱菔子、生石膏,加茯苓、鸡内金、炒谷芽、焦六曲健脾和胃,培土生金,守方而愈。

(二)喉炎咳嗽方治疗风热犯肺喉炎咳嗽证

风热犯肺喉炎咳嗽证:特征表现为阵发性犬吠样咳嗽、声嘶、喉鸣、呼吸困难、夜间咳重,常伴鼻流浊涕,痰黄黏稠,不易咯出,发热头痛、口渴等。舌质红,苔薄黄,脉浮数。查见咽喉红肿充血明显。

喉炎咳嗽方:炙麻黄3g,杏仁6g,生石膏20g,桑叶10g,黄芩9g,蝉蜕6g,僵蚕9g,浙贝母12g,鱼腥草15g,射干9g,桔梗9g,牛蒡子6g,甘草3g。

方以麻杏石甘汤辛凉宣泻、清肺止咳;桑叶疏风解表、辛凉宣肺;黄芩清肺胃之热,开其皮毛,使肺热得泻;蝉蜕、僵蚕疏风解痉,解除喉头痉挛;射干、桔梗、牛蒡子清热解毒利咽喉;浙贝母、鱼腥草止咳化痰,软坚散结。

如发热加青蒿、柴胡;肺热阴伤加麦冬、玄参;咳嗽痰少,去浙贝母、鱼腥草,加川贝母、炙百部;流涕喷嚏,加荆芥、辛夷。

【病案举例】

张某,男,6岁。2013年12月9日初诊。

主诉:发热2天,咳嗽声嘶1天。患儿2天前受凉后出现发热、流涕,在家自服好娃娃感冒颗粒、清开灵后流涕消失,但仍发热,近日又出现咳嗽声嘶,急来我院。来诊时咳嗽阵作,呈犬吠样,夜间加重,声音嘶哑,有痰不易咯出,时咽痒,纳食可,二便调。查其面红,咽充血,双扁桃体Ⅰ°,心肺(—),舌质红,苔黄。中医诊断:咳嗽(外感风热,邪热壅肺)。西医:急性喉炎。此属外感风热邪热蕴肺之咳,治以宣肺化痰、解痉利喉。予喉炎咳嗽方加减:炙麻黄3g,杏仁6g,生石膏20g,桑叶10g,黄芩9g,蝉蜕6g,僵蚕9g,浙贝母12g,金银花10g,青蒿15g,鱼腥草15g,射干9g,桔梗9g,牛蒡子6g,枇杷叶6g,甘草3g。中药免煎颗粒3剂,水冲服。

12月12日二诊:热退,咳嗽明显减轻,无声音嘶哑及犬吠样咳嗽,痰少,无咽痒及咽痛,纳眠可,二便调。查其咽充血,舌质红,苔薄黄质干。治以清肺利咽养阴,上方去金银花、青蒿、牛蒡子,加桑白皮10g,川贝母2g,百合10g。4剂后诸症皆愈。

按:本病属中医喉风范畴,多是由风热病邪侵袭所致,邪热痹阻于喉,肺气不利故致咳嗽。急性期治疗以清热宣肺解痉利喉为主,常用喉炎咳嗽方加减。如本案初诊以麻杏石甘汤加桑叶、黄芩辛凉宣肺、清肺止咳,蝉蜕、僵蚕疏风解痉,射干、桔梗、牛蒡子、僵蚕利咽喉,浙贝母、鱼腥草止咳化痰,金银花、青蒿清热解毒。喉炎咳嗽常以蝉蜕、牛蒡子、射干为引经之药,此乃我治疗小儿咳嗽辨病和辨证相结合的典型例证,临床屡试不爽。二诊时风邪已去,热毒渐清,肺热伤阴,故上方去金银花、青蒿、牛蒡子加桑白皮、川贝母、百合以清肺利咽养阴。

(三)秋燥咳嗽方治燥热犯肺引起的咳嗽证

秋燥咳嗽证:表现为干咳无痰,或痰少而黏,或痰中带血丝,并伴有口干鼻燥,咽干喉痒、声音嘶哑,或身微热等,舌红苔薄而干,脉浮细数。临床可见于感冒、急慢性支气管炎引起的咳嗽。

秋燥咳嗽方:桑叶10g,杏仁9g,川贝母6g,沙参10g,麦冬10g,百合12g,栀子5g,连翘10g,紫菀6g,款冬花6g,生甘草3g。

方中桑叶清宣燥热,透邪外出;杏仁、川贝母宣利肺气、润肺止咳;沙参、麦冬、百合养阴生津、润肺止咳;栀子、连翘轻入上焦,清泄肺热;紫菀、款冬花润肺下气、化痰止咳;甘草清热解毒止咳又能调和诸药。诸药合用清热润燥、养阴润肺、止咳化痰。

【病案举例】

张某,女,7岁,2012年9月6日初诊。

主诉:咳嗽2周。患儿2周前出现发热、咳嗽,流涕,自服头孢丙烯、儿童清肺口服液等效果欠佳,来诊时干咳无痰,咳声频繁,微流浊涕,咽干唇燥,时有身热,纳食不香,二便调。查体双肺呼吸音粗,舌红苔薄少,脉细数。胸片示:支气管炎。诊断为咳嗽(燥热犯肺)。治以益阴清燥、润肺止咳,予秋燥咳嗽方加减:桑叶10g,杏仁9g,川贝母6g,沙参10g,麦冬10g,栀子5g,金银花12g,连翘10g,桔梗6g,薄荷6g,生甘草3g。3剂,加梨皮一个水煎服。

9月9日二诊:咳嗽次数明显减少,未再发热,干咳无痰,无咽干,唇燥减轻,纳呆,二便调,舌脉同前。上方去金银花、桔梗、薄荷,加紫菀6g,款冬花6g,百合12g,炒麦芽10g。继进4剂,诸症皆无。

按:秋与肺相应,燥为秋令之主气,秋燥之邪易通过口、鼻、呼吸道或皮毛侵犯于肺,影响肺脏清润的功能,而发生秋天特有的燥性咳嗽。其治疗采用清宣凉润之法,这也是我治咳六法之一"润肺法"的例证。初诊正当初秋,秋阳亦曝,燥邪偏盛,小儿肺脏娇嫩,喜肃降濡润,既不耐热,更不耐燥,如燥热犯肺,烁津耗液,肺伤气逆,肃降无权而发为咳嗽。燥伤肺卫,故流涕、身热不甚;燥气伤肺,耗津灼液,肺失清肃,故干咳无痰、咽干唇燥。治以益阴清燥、润肺止咳,以秋燥咳嗽方加减。方中桑叶、金银花、薄荷清宣燥热,透邪外出;杏仁、川贝母宣利肺气、润肺止咳;沙参、麦冬养阴生津、润肺止咳;栀子、连翘轻入上焦,清泄肺热;桔梗、甘草清热利咽止咳;梨皮清热润燥,止咳化痰。二诊之时表证减轻,肺阴已伤,故去金银花、薄荷、桔梗之解表利咽,加紫菀、款冬花润肺下气止咳,百合增强养阴润肺之功,炒麦芽健脾和胃而消食。

（四）宣肺饮治疗小儿肺炎风热闭肺证

肺炎风热闭肺证:发热恶风,微汗出,咳嗽,痰黄黏稠,喘憋气粗,咽红,舌质红,苔薄黄,脉浮数。

宣肺饮:炙麻黄3g,杏仁6g,生石膏15g,桑白皮12g,黄芩9g,葶苈子9g,川贝母6g,地龙10g,桃仁6g,鱼腥草15g,甘草3g。

方中麻黄宣肺,杏仁辛开苦降,合桑白皮、葶苈子宣泻并用,通过一宣一泻来恢复肺泡的开合功能,从而提高肺泡张力。葶苈子、地龙化痰平喘与黄芩清肺化痰合用。临床证实,通过清肺化痰治疗,痰量逐渐减少,啰音逐渐消失,显示了清肺化痰与消炎的内在联系。桃仁活血化瘀可促进气行血畅,瘀去络通。全方合用使郁闭者宣通,气逆者下行,痰热得以清化,气机得以通调,呼吸得以顺畅,则咳喘平复。组方设计注重宣泻并用,清化同使,并强调调节脏腑本身功能。

【病案举例】

郝某,男,3岁9个月。2013年8月3日初诊。

主诉:发热伴咳嗽3天。3天前出现发热,咳嗽阵作,自服小儿金翘颗粒、小儿咳喘灵等,昨日体温38.9℃,予退热栓塞肛后今晨体温降至正常,即来诊,就诊时暂无发热,咳嗽频作,有痰难咳,鼻塞,流浊涕,胃纳欠佳,二便调,眠可。查其精神可,咽部充血,双肺呼吸音粗,可闻及中小水泡音,舌质红,苔白厚,脉浮数。血常规:WBC $8.97×10^9$/L,N 0.289,L 0.642。胸片示:双肺纹理增多、紊乱、模糊,右肺中下野伴有絮片状模糊阴影,提示支气管肺炎。此为小儿肺炎之炎症期,辨证属风热闭肺,治以宣肺止咳化痰,予宣肺饮80mL,每日3次,口服。

8月7日二诊:无发热,白天咳嗽阵作、痰多易咳,夜间不咳,胃纳改善。咽部充血,双肺闻及少许中等水泡音,舌质红,苔白厚,脉滑。表证已解,痰量增多,进入排痰期,治以清热化痰止咳,继予宣肺饮80mL,每日3次,口服,同时予中药免煎颗粒天竺黄9g,海浮石15g,莱菔子10g,茯苓10g加强化痰之力,开水冲服,日1剂。

8月11日三诊:无发热,偶有咳嗽,痰量略减,无鼻塞、流涕。咽淡红,双肺呼吸音粗,未闻及干湿性啰音,舌质红,苔黄,脉滑。病程进入恢复期,予泻肺止咳合剂80mL,每日3次,口服,5剂而愈。

按:此案辨证治疗符合肺炎的三期辨治规律,初诊为炎症期,予我院自制剂宣肺饮口服,宣肺止咳化痰,该药服用方便,系我的科研课题,用于儿科临床多年,疗效显著。二诊表解,进入排痰期,继予宣肺饮并加天竺黄、海浮石、莱菔子、茯苓增加排痰之力。三诊,痰热未尽、肺络瘀阻,进入恢复期,予泻肺止咳合剂泻肺化痰消瘀巩固疗效。

(五)哮喘调理方治疗哮喘缓解期肺脾气阴两虚证

肺脾气阴两虚证:哮喘缓解期,短气自汗,咳嗽痰少,神疲懒言,形瘦纳差,面白少华,便溏,舌质淡红,苔薄白或苔少剥脱,脉细软。平素易反复感冒。

哮喘调理方:沙参10g,麦冬10g,川贝母3g,陈皮9g,茯苓10g,炒白扁豆10g,白芍12g,五味子6g,神曲10g,鸡内金10g,甘草3g。

方中沙参、麦冬、川贝母润肺止咳,陈皮、茯苓、炒白扁豆、神曲、鸡内金健脾消食化痰,白芍、五味子、甘草酸甘化阴、收敛肺气,全方补益肺脾、调理肺脾气机,达到减少哮喘发作之效果。

【病案举例】

黄某,男,8岁,2010年8月2日初诊。

主诉:喘咳3天。夜喘重,伴咳嗽吐痰,鼻塞流涕,纳食可,二便正常。查体:听诊双肺满布哮鸣音,未闻及水泡音,舌质红,苔白稍厚,脉弦滑。其母诉说有哮喘病史5年,每年发作10余次,只要感冒就喘。诊为痰热交阻之哮喘,予平喘方加减。

8月2日二诊:喘平咳止,仍鼻塞流涕,且经常喷嚏。查体:呼吸平稳,听诊喘鸣音消失,望鼻黏膜充血水肿明显,舌质红,苔白。目前过敏性鼻炎症状明显,证属肺脾不足,余热未尽,治以健脾补肺化痰通窍,哮喘调理方加减:沙参10g,百合10g,五味子6g,桑白皮15g,黄芩10g,陈皮9g,半夏10g,茯苓15g,炒苏子10g,浙贝母10g,防风6g,苍耳子9g,辛夷6g。9剂,水冲服。

8月11日三诊:无明显不适,舌质红,苔白少。上方去清泻肺热之黄芩、桑白皮,去疏风宣窍之防风、苍耳子、辛夷,加西洋参6g,增加补气养阴之力。2天服1剂药,用本方加减调理月余,哮喘告愈。至今已两年,即使发热咳嗽亦未再发作哮喘。

按:本案初诊为哮喘发作期,辨为痰热交阻、肺失宣肃,治以清热宣肺、止咳平喘,用平喘方奏效。二诊三诊进入哮喘缓解期,我认为宜重点从肺脾论治,注意邪正关系。二诊,哮喘已平,肺脾已虚,余热未尽,痰阻肺窍,正虚邪恋,故以哮喘调理方加减健脾补肺化痰通窍,以沙参、百合、五味子补肺气,补肺固本,桑皮、黄芩清解肺中余热,陈皮、半夏、茯苓、苏子、浙贝母和胃健脾化痰、培土生金去伏痰,苍耳子、辛夷宣通鼻窍。三诊时鼻窍已通,肺热已清,肺脾气阴两虚为主,故以哮喘调理方补益肺脾、益气养阴、兼化伏痰,从本治疗。

(六)清胃健脾汤治厌食之胃热脾虚证

胃热脾虚证:一般有过食肥甘厚味等高蛋白、高热量食物史,病程可长可短,1～6岁小儿多见。胃热证表现为舌苔中部厚腻或黄厚,或有恶心、胃脘胀满、手足心热、口中酸腐等症状;脾虚证表现为疲乏无力、面少光泽、大便时干时稀、舌质淡红,指纹淡滞。

清胃健脾汤:忍冬藤、黄连、竹茹、茯苓、白扁豆、薏苡仁、鸡内金、神曲。

方中忍冬藤入胃经而甘寒清热,以清胃经胃络之邪热,为主药。黄连、竹茹助忍冬藤清解胃热,又可降逆止呕;茯苓、薏苡仁、白扁豆健脾利湿益胃,固护中州,以滋气血生化之源;鸡内金、神曲消肉面食积而和胃。全方共奏清胃健脾、和胃消食之效。胃热重者酌加连翘、知母,腹胀者加陈皮、枳壳,任性哭闹者加蝉蜕、郁金。

【病案举例】

王某,男,2岁6个月。于2003年3月29日就诊。

主诉:患儿不思饮食2年。患儿6个月时因过多添加蛋黄等辅食引起吐泻、腹痛,此后便不思饮食、食量减少,家长恐其营养不良,随强喂虾仁、鱼肉等食物,反而更不思饮食,曾服儿康宁、小儿消食片等无效。现症:食欲不振,甚则拒食,时有口臭及恶心,手足心热,面黄少泽,乏力懒动,大便时干时稀,小便调。查体见舌淡红,苔黄中部厚腻,指纹紫滞在风关,形体微瘦,体重14kg。诊断:小儿厌食症。证属胃热脾虚型,治以清胃健脾化食,用清胃健脾汤加减:忍冬藤9g,连翘6g,竹茹3g,茯苓12g,白扁豆12g,陈皮6g,砂仁3g,薏苡仁12g,鸡内金6g,神曲9g。水煎服,日1剂。

4月2日复诊:食欲明显好转,口臭消失,无恶心,手足心热减轻,但仍有面黄乏力,大便偏稀,日2次,舌质淡红苔黄。说明胃热渐消,脾气未复。上方去连翘,加炒麦芽9g,蝉蜕3g,继进3剂。

4月5日三诊:食欲食量正常,无手足心热,面色转红,神情活泼,大便日1

次,质中,舌质红苔薄黄。上方去竹茹继服 6 剂,症状消失,疾病痊愈。随访 1个月无复发,面色红润,体重增加。

按:本案病机特点为积食化热,胃络受阻,胃失受纳,脾气受伤,运化乏力,脾胃不和,为虚实夹杂之证。首诊见口臭、恶心、手足心热、苔黄中部厚腻等胃热证,亦见面黄少泽、乏力懒动、大便时干时稀等脾虚证,故拟清胃健脾汤以清胃健脾,二诊、三诊胃热渐消、脾气渐复,故减清胃热之品,重在健脾助运,恢复脾气。我特别指出:小儿厌食辨证需要重点望舌质舌苔及其部位变化。

(七)补脾阴方治厌食之脾阴虚证

脾阴虚证:食少纳呆,食后腹胀,手足烦热,口干不欲饮,大便时干时稀,舌质淡红少津,苔白少或地图舌,脉弦细,此型多见于素体脾虚、少食蔬菜水果、经常出现地图舌或吐泻日久的患儿,往往病程较长。

补脾阴方:太子参 10g,玉竹 10g,白扁豆 10g,山药 15g,茯苓 15g,薏苡仁 15g,白芍 10g,甘草 3g,大枣 3 枚。

方中太子参甘苦温入脾经,益气补脾,补而不滞,药力柔和,且有助消化增食之功,玉竹养阴润燥,生津止渴,二者合用气阴双补共为君药;白扁豆、山药、茯苓甘淡平补脾胃气阴,薏苡仁健脾利水渗湿,共为臣药;白芍、甘草酸甘化阴为佐药;大枣补脾益气,调和诸药为使药。全方甘淡平补,忌用寒凉滋腻和芳香醒脾之品。增进食欲,可加炒麦芽、焦神曲、鸡内金。

【病案举例】

李某,女,5 岁,2013 年 8 月 8 日初诊。

主诉:厌食 1 年。患儿素体虚弱,1 年前患肠炎腹泻 1 个月余,此后饮食越来越差,曾自服一些健脾消食药物,未见明显效果,就诊时不欲饮食,口干不欲多饮,心烦腹胀,手心热,大便干,小便调。查体:面黄肌瘦,舌质淡红,少苔,边尖呈地图状。心肺正常,肝脾未触及。中医诊断:小儿厌食症(脾阴虚,运化无源)。治法:补脾益气,甘淡养阴。方药:补脾阴方。处方:太子参 10g,玉竹 9g,白扁豆 10g,山药 10g,茯苓 10g,生薏苡仁 12g,白芍 6g,甘草 3g,大枣 3 枚。6 剂。

8 月 16 日二诊时其母喜笑颜开,述说其女儿服药后已愿进食,心烦腹胀减轻。上方加鸡内金、谷芽等各 6g,又服 6 剂告愈。

按:脾阴虚的病理,历代医家论述尚少,清代医家唐容川说:"脾阳不足,水谷固不化,脾阴不足,水谷亦不化也。譬如釜中煮饭,釜底无火固不熟,釜中无水亦不熟也"。现代名医蒲辅周指出"五脏皆有阳虚阴虚之别""脾阴虚,手足烦热,口干不欲饮,烦满,不思食"。我认为脾阴是脾脏运化功能的物质基础,是胃对食物经过腐熟、消磨以后转化生成的阴液。《素问·经脉别论》说:"饮入于胃,游溢精气,脾气散精,上归于肺……"说明了脾之阴液的化生过程,实际上泛指人体精血、津液、脂膏之类的物质。太阴脾土居阴位为里,其阴液的分布位置较胃阴为深。外邪不易直接伤及脾阴,往往与长期的慢性消耗过程并存,所以其病变过程亦长,且常会伴有不同程度的脾阳虚及全身性虚弱现象,舌质红嫩无苔或苔少花剥是重要的诊断依据。其症状往往阴虚阳虚兼夹存在,不易明辨,治疗取效较慢,且用药过滋则腻,过补则滞。

此案患儿腹泻日久,出现了较长时间的脾胃失调,脾之运化乏力,精微物质不能正常输布,导致包括脾脏本身在内的阴液不足。《慎斋遗书》:"胃不得脾气之阴,则无运转而不能输布于五脏。"故而产生了较长时间的厌食症,我拟甘淡平补之补脾阴方,方证相应,颇有效验。

(八)清热平肝方治疗儿童抽动症肝胆郁热证

肝胆郁热证:皱眉眨眼,张口咧嘴,摇头耸肩等动作发作频繁,或有口中秽语,面红耳赤,烦躁易怒或神情呆滞,大便干燥,小便短赤。舌边尖红,苔黄或黄腻,脉弦。

清热平肝方:龙胆草、栀子、黄芩、柴胡、泽泻、白芍、夏枯草、钩藤、生龙骨、甘草、大枣。

心烦明显,加黄连;眨眼明显,加蝉蜕、夏枯草、菊花;手足抽动,加木瓜、伸筋草、桑枝;清嗓明显,加炒僵蚕、青果、桔梗;睡眠多梦,加菖蒲、郁金;口中秽语,加陈皮、半夏、竹茹;食欲不振,加鸡内金、焦山楂、炒麦芽。

【病案举例】

孙某,男,7岁,2013年4月8日就诊。

主诉:患儿不自主眨眼、耸肩1个月余。家长述患儿平素脾气急、易怒,发病前曾受责备,频繁眨眼,滴眼药水效果不明显,之后出现耸肩,在外院确诊为抽动症,治疗效果不理想,遂来我院就诊。刻下症见:不自主的频繁眨眼,耸肩,纳呆,自述睡中多梦,大便干,舌质红,苔黄厚腻,脉弦滑。四诊合参认为肝经湿热熏蒸,蒙蔽清窍而致病。中医诊断:抽动症,证属湿热蕴肝。治当清肝泻热,利湿止抽。清热平肝方加减:龙胆草 12g,柴胡 9g,栀子 9g,黄芩 10g,郁金 9g,茯苓 10g,石决明 12g,钩藤 12g,龙齿 15g,白芍 10g,甘草 5g,大枣 3 枚。7 剂,水煎服,日 1 剂。嘱清淡饮食,调畅情志。

4 月 15 日复诊:症状大减,患儿自述能控制抽动,仍不自主眨眼,舌质仍红,舌苔白稍厚,脉弦。上方去郁金、白芍加夏枯草 12g,石菖蒲 12g;再服 12 剂告愈。

按:抽动症应从肝胆论治,其理论依据尊"风胜则动""诸风掉眩,皆属于肝"等经旨。本案患儿形体偏胖,平素急躁易怒,发病前曾受责备,考虑有一定的精神因素致肝郁化热,日久则湿热蕴蒸。肝经湿热阻滞,则疏泄无权,湿热循经上扰,肝热升动太过,故见不自主抽动、眨眼等。用清热平肝方加减以清泻肝胆湿热。以龙胆草、栀子、黄芩以清肝经湿热,泄三焦火热;龙齿、石决明、钩藤镇肝息风止痉;白芍柔肝平肝;郁金、石菖蒲清热化痰以利湿;茯苓、大枣顾护脾胃使热泄而不伤脾胃之气。此外,该患儿的发病原因以心理因素为主,通过药物治疗和心理疏导,标本同治而病愈。

(九)遗尿方治属肾虚下元不固之遗尿证

肾虚下元不固证:睡中遗尿,醒后方觉,夜尿频多,面色㿠白,腰膝酸软,或智力稍差,舌淡苔白,脉沉迟无力。

遗尿方:益智仁 10g,熟地黄 12g,山药 15g,山萸肉 9g,桑螵蛸 10g,覆盆子 10g,五味子 6g,金樱子 5g,桑椹子 6g。

本方由六味地黄丸合缩泉丸加减化裁而成。方中桑螵蛸、覆盆子、金樱子固精缩尿、益肝肾,熟地黄、桑椹子补血养阴、填精益髓,山萸肉补益肝肾、收敛固涩,益智仁暖脾温肾、固精缩尿,山药补益肺脾肾三脏,五味子敛肺滋肾、涩精止泻、安心宁神。诸药配伍,能补肾益精,固涩缩尿。以上诸药皆入肾经,有的兼入肺、脾经,是治疗遗尿的主要药物,临证时,可根据患者的具体情况,经辨证在此方基础上加减。若患儿平素痰湿内蕴,合用温胆汤;脾肺气虚,上虚不能制下者,加党参、黄芪、白术、茯苓等药;肝胆湿热较重,合用龙胆泻肝汤。遗尿患儿一般睡觉较沉,难以唤醒,常加石菖蒲、远志以化痰开窍。

【病案举例】

郭某,男,8 岁。2010 年 8 月 10 日就诊。

主诉:遗尿 5 年。3 岁以后仍每夜遗尿 1~3 次,醒后不说不知道,家长不以为病,未曾治疗,上小学后感到自卑,家长方才感到事情严重,遂每睡前让患儿少喝水,每夜叫其起床排尿,仍每夜遗尿一次,遂辗转来诊。望诊:精神可,发育正常,形体偏瘦,面色暗黄,舌质淡红,苔淡白。自述学习成绩一般,上课时难以专心听讲。尿常规(一),腰骶正位片(一)。诊断为遗尿(肾虚下元不固证),治以补肾固摄,予遗尿方加减:熟地黄20g,山萸肉10g,山药20g,五味子6g,益智仁15g,桑椹子10g,枸杞子10g,诃子3g,肉桂5g,桑螵蛸10g,远志12g,石菖蒲10g,生龙骨15g,甘草3g。7剂,日1剂,水煎分次温服。

用药后,遗尿大减,一周只有一次遗尿。守方再服6剂告愈。

按:遗尿的发生主要和肾、脾、肺三脏功能不完善有关,尤其和肾脏关系密切,肾为先天之本,主水,职司二便,和膀胱互为表里,肾气虚弱,膀胱虚冷,不能制约,产生遗尿,故以补肾固摄为治。本案患儿已遗尿5年,夜尿不自知,形瘦,面暗黄,舌淡红,苔淡白,上课注意力不集中。诊为肾虚遗尿,治以补肾固摄,处方为遗尿方去覆盆子、金樱子,加肉桂、诃子、菖蒲、远志、生龙骨、甘草。以熟地黄、山萸肉、山药补肾健脾,益智仁温肾纳气、固涩缩尿为主药;加少量肉桂温补下元、微微生火,体现了阴阳相助、少火生气之义;加诃子合五味子、枸杞子、桑椹子、益智仁补肾固涩缩尿,涩以止遗,临床实践中补肾固涩诸子常交替使用,用药宜灵活变通;菖蒲、远志化痰开窍,善疗睡眠深沉、夜尿不能自知;龙骨敛心神而涩精气;甘草调和诸药。全方共奏补肾缩尿止遗之功。药证相符,收效甚佳。

(十)紫癜方治过敏性紫癜气不摄血证

过敏性紫癜气不摄血证:常见于反复发作的过敏性紫癜及过敏性紫癜恢复期。以病程较长,皮肤紫斑反复发作,色暗或色淡,面色㿠白,神倦乏力,气短懒言,头晕目眩,舌淡,苔薄白,脉细弱为常见症状。

紫癜方:黄芪10g,白术9g,党参10g,茯苓10g,当归9g,龙眼肉6g,生地10g,牡丹皮6g,白芍10g,阿胶6g,旱莲草9g,仙鹤草6g,丝瓜络6g,炙甘草3g。

此方由归脾汤加减而来,方中党参、黄芪、白术、炙甘草、茯苓益气补脾以生血,当归、龙眼肉补血养心,意在心脾双补,复二脏生血、统血之职,共为君臣之药;生地、牡丹皮、白芍、阿胶养血补血凉血,旱莲草、仙鹤草凉血止血,丝瓜络通经活络、凉血止血,可防止君药臣药甘温动血之虞,共为佐使之用。全方配伍补气健脾,养血以摄血,共奏健脾益气、养血止血之效。

【病案举例】

王某,男,4岁8月,2011年12月3日初诊。

主诉:双下肢紫癜半月余。半月前患儿无明显诱因出现双下肢皮肤密集瘀点瘀斑,压之不褪色,色红,高出皮肤,就诊于某省级医院,当时查尿常规阴性,血常规 WBC 8.77×10^9/L,RBC 5.66×10^{12}/L,HGB 125g/L,PLT 235×10^9/L,N 0.536,L 0.328。诊断为过敏性紫癜。予青霉素、维生素 C 静滴,氯雷他定口服,紫癜消退后复现。来诊时症见:双下肢脚踝处见皮下出血点,色鲜红,对称分布,皮肤瘙痒,无腹痛及关节痛,纳差,睡眠安,小便黄,大便偏干。既往史:否认有重大疾病史。过敏史:头孢皮试有时阳性,否认其他食物药物过敏史。查:面色暗,咽部充血,双下肢皮肤瘀点瘀斑大小不一,略高出皮面,压之不褪色,舌质红,苔黄,脉浮数。中医诊断:肌衄(风热伤络型)。西医诊断:过敏性紫癜。治以祛风清热,凉血安络。方药:金银花18g,蒲公英15g,紫草12g,牡丹皮10g,茯苓15g,白扁豆15g,黄芪15g,防风6g,白芍12g,旱莲草15g,地肤子9g,白鲜皮9g,田三七3g,白茅根10g,大蓟、小蓟各10g,甘草3g。取药7剂,水煎服,日1剂。

12月10日二诊:皮疹明显减少,瘙痒减轻,查体可见脚踝处少量紫癜,色暗红,舌淡苔少,脉浮数。属风热伤络,热毒已轻,气阴已伤,治以益气养阴、清热解毒、凉血祛风。方药:生地10g,白芍10g,川芎6g,何首乌10g,当归6g,牡丹皮6g,白术9g,茯苓10g,西洋参1g,金银花10g,白蒺藜10g,紫草10g,连翘10g,蝉蜕6g。取药6剂,水煎服,日1剂。

12月17日三诊:未再出紫癜,纳可,二便调,舌质淡,苔白,脉弱。方药:黄芪15g,防风9g,白术9g,茯苓9g,当归6g,白芍10g,山药12g,川芎6g,何首乌9g,西洋参1g,白蒺藜10g,旱莲草15g,枸杞子9g。以本方守方14剂后病瘥。

按:紫癜以病在血分为主,有虚实之分。外因为外感风热之邪,湿热挟毒蕴阻于肌表血分,迫血妄行,外溢皮肤孔窍,以实证为主。内因为素体心脾气血不足,肾阴亏损,虚火上炎,血不归经所致,以虚证为主。六淫之邪与气血相搏,热伤血络,迫血妄行,溢于脉外,渗于皮下,发为紫癜。若小儿先天禀赋不足,或疾病迁延日久,均可耗气伤阴,病情由实转虚,或虚实夹杂。气虚则统摄无权,气不摄血,血液不循常道而溢于脉外;阴虚火炎,血随火动,渗于脉外,均可致紫癜反复发作。

　　我治疗紫癜这类出血性疾病,非常重视观察病情缓急、邪正关系,常凉血不忘摄血,健脾益气之法贯穿治疗之始终,体现了祛邪不忘扶正的治疗思路。本案首诊虽以祛风清热、凉血安络为主,但佐茯苓、白扁豆、黄芪健脾益气,使气能摄血;二诊热毒已轻,气阴已伤,故加用了益气养阴的药物,如用西洋参等药,充分考虑了热病后期易伤阴的特点,顾护气阴为本,消除紫癜为标,体现了标本同治;后期,扶正为主,祛邪为辅,以玉屏风散加茯苓、山药、西洋参健脾益气,充分体现了扶正祛邪,益气摄血的治疗思路。

杨献春学术特色方证传真

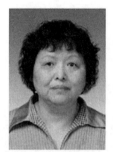

　　杨献春,女,1951 年出生,汉族,山东肥城人,1974 年毕业于山东医学院中医专业,毕业后分配到济南市中医医院从事中医儿科临床工作。现为济南市中医医院主任中医师,曾任济南市第十一、十二届人民代表大会代表,济南市中医医院院长助理,科技外事科主任,山东中医药大学兼职教授,济南市中医学会理事,济南市医学会儿科专业委员会委员,济南市科技进步奖评审委员会委员,济南市中医医院儿科首席专家,济南市中医医院首批"名医传承工程"指导老师,山东五级中医药师承工作第一批指导老师。曾被评为山东省中青年优秀中医,济南市医界楷模,1996 年被评为济南市科技兴医先进个人,济南市科技兴医标兵称号,济南市卫生系统专业技术拔尖人才和山东省卫生科技兴医先进工作者。

　　杨师从事中医临床、教学、科研 40 余载,潜心钻研,造诣较深,医理娴熟,学验俱丰,学风严谨,注重新理论、新知识的学习,博采众长,取长补短。擅长小儿发热性疾病、呼吸系统疾病的中西医结合治疗。

　　在临床工作中敢于创新、善于总结,积极开展科研活动。已发表学术论文 20 余篇,副主编《中医证病名大辞典》《小儿常见病实用方》等著作。主研退热合剂"退热宝治疗小儿发热的临床与实验研究"获山东省科技进步三等奖及济南市科技进步二等奖;开发研制的"小儿双金清热口服液"已转让于药厂投入生产,目前为我国中成药儿科专用药九品种之一;主研"润鼻油治疗干燥性鼻炎的临床观察"获山东省医药卫生科技进步三等奖(第 2 位)。

一、从医历程

　　我毕业分配到济南市中医医院儿科工作后,侯汉忱、傅纯瑜、刘清贞等前辈把手抄本"刘东昇验方集"送到我手中,我在工作中边学习、边揣摩、边实践应用提高,有些方子至今仍在临床中应用。在担任科技外事科主任期间,我数次参加国家中药新药临床研究工作,与全国各地知名学科带头人及院士讨论方案,并主持40余项中药新药申请保护和继续保护品种的方案设计,查资料、学法规、翻中西医书本,不断丰富新知识,开阔视野。在参加省内外科研课题鉴定中,不断汲取他人精华,将中药的现代药理作用在不违背中医理论的原则下,灵活运用,博采众长,兼收并蓄。同时结合个人临证心得体会,形成了自己独特的学术风格,积累了丰富的经验,取得了显著成绩,在省内外有较大的影响。

二、学术特色

(一)用药奇巧剂型多样

掌握小儿脏腑娇嫩,形气未充,生机蓬勃,发育迅速的生理特点和发病容易,传变迅速,脏气清灵,易趋康复的病理特点。治病必求其本,及时、准确、恰当地选用中西医疗法。在遣方用药方面,吸取经方、时方之长,搜集验方,熔独到经验为一炉,自立成方,效验于临床。强调"理法贯通,方不离法,以法统方,随证加减,权衡用量,使方与病合,药与证对"。遣方不以罕见邀功,用药不以量重取胜,每剂处方十味左右,关键在于辨证准确,立法吻合病机,方药切中病情,虽四两之力,可拨千斤之重,神奇往往寓于平淡之中。

小儿服汤药很不方便,煎多了无法吞服,煎少了又容易炭化。其实这一实际问题,早就引起古代医家的重视。《小儿药证直诀》中所载一百三十二方,就有一百二十四方属于丸、散、膏、丹、药饼子等简便易服易用的剂型。这种适应小儿疾病的特点,便利小儿服药的传统有效方法,是应该继承和发展的。为了解决小儿服药难的问题,又能达到高效、速效的治疗目的,我总结个人经验,筛选出疗效比较满意的方剂,由本院制成汤、丸、散、膏等多种剂型,并倡导贴敷、药浴、灌肠及口服液等多种给药途径,经过长期临床应用,收到了较好的治疗效果,颇受患儿及家长的欢迎。

(二)重视小儿发病的特点

儿科昔称小方脉,又曰哑科。小儿不能主诉病苦,或述之不详不确,全赖医者之细心体察,分析病家代诉,方能做到辨证论治精确无误。特别强调小儿机体特点,本属稚阴稚阳,原非纯阳之体,易虚易实,易寒易热。必须充分运用四诊、八纲的辨证法则,平脉息、察指纹、望面色、审毛窍、听声音、观动作,凡观乎外,可知其内。比如,眉颦多啼者为腹痛,睡卧不安者为胃不和,大便酸臭者多食伤,爱吃泥土者有虫积,坐卧爱冷定生烦热,伸缩就暖知畏风寒。借先贤识病之法,做自己辨证之据。判断宜准,治疗须慎,不可苦寒以伤阳,亦勿温燥以灼阴,这就是稚阴稚阳之体不任攻伐的道理。千万勿谓体属纯阳,恣用苦寒滋腻,戕其生机。

小儿另一特点是天真、单纯、活泼,无七情内伤为病,发病主要因素,多是六淫外邪或非时疫疠之气。加之小儿肌肤娇嫩,腠理不密,卫外之力不强,一般易感风寒咳嗽,尤其对急性烈性传染病,小儿最易受病。若见小儿精神不振,畏寒发热,就应注意是属伤寒还是温病,总以透邪解表为第一。若为急性传染病更应如此。因为小儿经络脏腑之气未充,最易传变,即使神昏谵语,热入心包,亦宜透营转气,清热开窍。治疗随病情之变化而变化,则胸中有主,病无遁形。

小儿肠胃脆弱,加之父母溺爱,饮食自倍,故伤食、伤冷之症居多。常见骤然发热,而无流涕、咳嗽等症,则宜询问饮食情况,有无嗳腐厌食,以区别是伤食发热,还是外感发热,不可混淆。还有低热不退,食欲不振,日渐消瘦,面色萎黄,则为伤食成积。最常见的是小儿开始食欲很好,白胖可爱,由于不知节制,肠胃渐伤,吸收功能减退,由消化不良,造成营养不良之症。

(三)小儿外感热病的治疗主张表里双解

对小儿外感热病的治疗有独到之处。提出发热是许多病的共同表现,关键在找发病的根源。强调辨证论治,必须在望闻问切四诊合参的基础上分析外感发热的病因病机,明确病变的确切部位,判断正邪的消长及外感发热的预后转归,确定相应的治疗方法。

认为小儿阳气偏盛,感受外邪阳易从热化,强调"小儿上感单纯表证少见,在外感表证的同时常常伴有里热",并推崇吴鞠通"小儿肤薄神怯,经络脏腑嫩小,不耐三气发泄;邪之来也,势如奔马,其传变也,急如掣电"的理论。

认为小儿外感,多出现发热、喷嚏、流涕、鼻塞等症,重点是发热。同样是表热,但由于偏寒偏热的不同,用药有所不同。小儿外感单纯表证少见,在外感表证的同时常常伴有里热。由于当今饮食结构的变化,小儿高蛋白、高脂肪食品的摄入,内热较重,即便风寒感冒也迅速入里化热,所以小儿发热多伴高热,单独应用解表药,往往一出汗,发热就退,但汗退后又会发热。所以,在解表药的同时,要佐以清热药;如果伴有消化不良,则助以消导药;若体质素弱,不宜过于用发表药,则应用和解法。因此,治疗小儿外感发热,在使用汗法的基础上,还应配合清法、消法、和法。

我在临床诊疗过程中,经常向家长们宣传科学喂养知识,常说:"若要小儿安,需耐三分饥与寒。"强调人好比是一架机器,吃得太饱或高蛋白饮食太过,容易造成损害,要健康长寿,吃七分饱。对素体阳旺、胃热偏盛、肠胃积滞者,我常说:"粗茶淡饭最养人,膏粱厚味,足生大疗"并告诫家长,"患儿病后切忌补,粗茶淡饭足矣,要纠正饮食偏嗜的习惯,多进食含纤维多的食物。"临床中对高热不退、大便燥结者,常用导滞通腑泄热法以治之。

（四）小儿哮喘重在缓解期调理

哮喘治疗以"急则治其标",宣肺平喘,清热化痰为治法。方选麻杏石甘汤加减。痰浊阻肺,失于宣肃,不朝百脉,则会瘀血内停,在哮喘发作期常配伍活血化瘀药,不必待到瘀证外现。有时佐以解痉通络之品,如地龙、僵蚕、蝉蜕等。白蒺藜、五味子、徐长卿、乌梅等具有明显的抗过敏作用,配伍到处方中,能明显提高疗效。

病之宿根为痰饮留伏,与肺脾肾三脏关系密切。根治哮喘反复发作,缓解期治疗是关键。从脾而言,健脾以杜生痰之源,养后天以助先天,且运脾可调达气机使伏痰得化;从肺而言,补肺可御邪,防感即可防喘,肺的宣肃功能正常,可行华盖之职,宣降肺气以治痰;适当补肾,三焦气机通畅,津液得以正常布散,痰湿无由生成,哮喘自然不作。缓解期的治疗原则为补肺健脾,补肾纳气,化痰止咳,酌情选用黄芪、沙参、紫菀、桑白皮、白术、山药、陈皮、半夏、山楂、莱菔子、当归、五味子、蛤蚧等。有热象者,酌加黄芩、鱼腥草等。

缓解期用药,应力求平和,勿燥勿腻,并要做好较长时期用药的总体规划。一般至少要用一个月,过几个月后视情况再度用药加以巩固,总以体质的彻底改善为期。只有这样,才能逐渐减少发作的次数和减轻发作的程度,转入稳定期。

（五）对小儿咳嗽采用"三法止咳"

咳嗽概括起来,为外感咳嗽、内伤咳嗽。小儿咳嗽的治疗多为"风则散之""盛则下之""久则补之"。

咳嗽有久暂之分,新咳多为外感,久咳多为内伤。外感咳嗽着重解表,佐以清热,内热与外邪方能同时清除。内伤咳嗽着重于补,但如有浮热,也应佐以清解。小儿肺气不宣,容易引起脾胃郁热,湿热生痰,又影响肺气,湿重脾必困,热重胃必伤。因此,必须肺胃兼顾,还要照顾到脾,除清热外,还须除湿豁痰。如系久咳不愈,更应注意到脾。因为久咳不止,肺气必虚,肺主气,肺虚会导致中气不足,中气不足,又会影响到脾的运化,脾虚而痰湿阻滞,又反过来影响到肺的肃降,因此,肺与脾之间的相互影响是较为密切的。除肺脾而外,还可以出现肺虚及肾而形成肺肾两虚,肺虚肝逆而形成肝火灼肺,逆传心包而形成心火伤肺。肺与大肠相表里,肺为水之上源,肺气虚也会使传导和排泄失调。因此,凡是表现以咳嗽为主证的疾病,必须注意到其他的兼证,从而考虑到肺和其他各个脏腑之间的关系,才能不顾此失彼。而在治疗方法上,仍然是实则泻之,虚则补之,而泻不单纯是泻肺,如有心火则泻心火,如有肝热则泻肝热,如有肠热则泻肠热。补也是如此,不是单纯地补肺,而是脾虚则补脾,肾虚则补肾。当然,咳嗽毕竟是以肺为主体,无论是泻或者是补,应当是有主有从,主次兼顾。

总的说来,不外解表、泻下、清补三法,根据具体情况应采用不同的方法,如清燥、除湿、滋阴、降火、扶脾、补肾、泻大肠、利水道加以配合,才能收到较好的疗效。

三、方证传真

(一)蒲金莱菔退热方治疗感冒风热夹食证

蒲金莱菔退热方:金银花 12g,蒲公英 9g,大青叶 15g,板蓝根 15g,杏仁 9g,桔梗 9g,赤芍 9g,莱菔子 9g,僵蚕 9g,柴胡 9g,秦艽 9g,竹叶 9g,黄芩 9g,荆芥 9g,石菖蒲 9g。

感冒风热夹食证:发热,自汗出,轻咳嗽,少痰,喷嚏鼻塞,头痛,口干喜饮,咽痛,纳呆,二便可。舌质红,苔黄中厚,脉浮数。

小儿外感,多出现发热、喷嚏、流涕、鼻塞等症,重点是发热。小儿外感单纯表证少见,常常伴有里热。由于当今饮食结构的变化,小儿高蛋白、高脂肪食品的摄入,内热较重,即便风寒感冒也迅速入里化热。小儿素日高蛋白食品、饮料的摄入导致脾失健运,停而为湿、为滞,所以单用辛凉药多汗出不透,单用辛温药汗出后热不解,且恐有助热化火之虞。清热解毒、化湿导滞为治法,每多奏效。

方中金银花、蒲公英清热解毒,宣风散热,金银花芳香透达而不遏邪,蒲公英兼散滞气;大青叶、板蓝根清热解毒;杏仁辛宣疏散,善宣肺除痰,配桔梗宣通肺气之壅滞;赤芍入血分以凉血活血,消咽部之红肿;莱菔子导滞消食;僵蚕祛风镇惊;柴胡发汗透表泄热,热自汗出;秦艽辛散兼清热,利小便导湿热外出,配竹叶清上导下,热自小便而解。诸药合用共奏清热解毒、化湿导滞之功效。

【病案举例】

李某,男,7岁,发热1天就诊。患儿因受凉后出现发热,体温最高达38.5℃,自服美林退热。就诊时服退热药2小时,热退,恶寒但不需加衣,偶有咳嗽,少痰,喷嚏鼻塞,持续不解,头痛,口干喜饮,咽痛,纳眠可,大便干,小便调。查:T 37.0℃,患儿神志清,精神可,咽充血,扁桃体Ⅱ°肿大,双肺呼吸音略粗,心率102次/分。腹软,无明显压痛及反跳痛。舌质红,苔薄黄,脉浮数。血常规:WBC 12.3×10^9/L,N 0.534,L 0.400。中医诊断:感冒(风热夹食证)。西医诊断:上呼吸道感染。治法:清热解毒,化湿导滞。处方:金银花12g,蒲公英9g,大青叶15g,板蓝根15g,杏仁9g,桔梗9g,赤芍9g,莱菔子9g,僵蚕9g,柴胡9g,秦艽9g,竹叶9g,黄芩9g,荆芥9g,石菖蒲9g。水煎服。服用1天体温降至37.1℃,咽痛、咳嗽等症状明显减轻,继续用药,第3天体温未再回升,咽痛、咳嗽等症状消失。

(二)桑菊金蝉前胡方治疗咳嗽风热证

桑菊金蝉前胡方:桑叶9g,菊花9g,桔梗6g,金银花10g,杏仁6g,薄荷6g,蝉蜕6g,前胡6g,芦根12g,甘草3g

咳嗽风热证:咳嗽,干咳无痰或痰黄稠,或发热,汗出恶风,口干咽痛,鼻流黄涕,舌红苔薄黄,脉浮数等。

本证由风温之邪外伤皮毛,上犯于肺,导致肺气不宣所致,治疗以疏风清热,宣肺止咳为主。

方中桑叶、菊花甘凉轻清,疏散上焦风热,且桑叶善走肺络、清泻肺热为君药;薄荷助桑、菊疏散上焦之风热为臣药;杏仁和桔梗二药相须为用,一宣一降,以复肺脏宣降功能而止咳,是宣降肺气之常用组合,一以轻清宣散之品,疏散风热以清头目,一以苦辛宣降之品,理气肃肺以止咳嗽,共奏宣肺止咳,前胡辛散苦降,辛可宣散风热,苦可降肺气上逆之咳喘,故风热郁肺而致的咳嗽用之最佳,蝉蜕疏风散热利咽,金银花苦寒清热解毒,芦根甘寒清热生津止渴,共为佐药;甘草调和诸药,且有疏风清热、宣肺止咳作用,为使药。

【病案举例】

田某,男,3岁,咳嗽3天就诊。3天前出现流涕、咳嗽,自服中成药治疗,未见明显减轻,就诊时咳嗽有痰,鼻塞流白黏涕,无喘憋、气促,无恶心呕吐,纳眠可,二便调。查:咽红,双侧扁桃体Ⅰ°,心(一),双肺呼吸音粗,未及明显干湿性啰音。舌质红,苔薄黄,脉浮数。中医诊断:咳嗽(风热证)。西医诊断:支气管炎。治法:疏风清热,宣肺止咳。处方:桑叶9g,菊花9g,桔梗6g,金银花10g,杏仁6g,薄荷6g,蝉蜕6g,前胡6g,芦根12g,甘草3g。3剂,水煎服,日1剂,分早中晚3次饭后温服。服药后患儿咳嗽明显减轻,无鼻塞、流涕,纳眠可,二便调。咽微红,双肺呼吸音粗,舌质红,苔黄,脉浮数。上方继服2剂,病愈。

(三)咳喘方治疗咳喘痰热证

咳喘方:炙麻黄3g,杏仁9g,生石膏15g,桑白皮9g,黄芩10g,金银花12g,虎杖9g,苏子9g,葶苈子9g,天竺黄10g,胆南星6g,瓜蒌10g,炒莱菔子9g,炒地龙10g,炒蒺藜10g,甘草3g。

小儿咳喘痰热证:咳嗽剧烈,痰多,咳逆气急,鼻煽,口渴,有汗或无汗,鼻塞流黄黏稠涕,舌质红,苔黄中厚,脉滑数。

本证是由风热袭肺,或风寒郁而化热,壅遏于肺所致。肺中热盛,气逆伤津,所以有汗而身热不解,喘逆气急,甚则鼻翼煽动,口渴喜饮,脉滑而数。治以宣肺止咳,清热化痰。

方中炙麻黄宣肺止咳,生石膏清泄肺胃之热,宣清并用,既能宣散肺中风热,又能清宣肺中郁热,共为君药;杏仁、葶苈子、苏子降肺气以止咳化痰,与炙麻黄宣肺相配,宣降同使,调畅气机,为臣药;金银花、虎杖清热解毒,虎杖还有活血之效,桑白皮、黄芩清泄肺火,天竺黄、胆南星、瓜蒌清热化痰,莱菔子消食导滞化痰,炒蒺藜祛风平肝,炒地龙解痉平喘共为佐药;甘草调和诸药为使药。诸药相伍,既能宣降肺气,又能清泻肺热、化痰止咳,起到清热化痰止咳之功效。

【病案举例】

张某,女,5岁,咳嗽1周余,加重2天就诊。患儿1周前出现咳嗽,自服中成药治疗,近2天咳嗽加重,有痰不会咳吐,昼夜均咳,鼻塞流黄黏稠涕,无喘憋、气促,无恶心呕吐,纳呆,眠可,二便调。查:一般可,咽红,双侧扁桃体Ⅱ°,心(一),双肺呼吸音粗,未及明显干湿性啰音。舌质红,苔黄中厚,脉滑数。辅助检查:血常规:WBC 7.88×10^9/L,N 0.725,L 0.241,胸片示:支气管炎。中医诊断:咳嗽(痰热证)。西医诊断:支气管炎。治法:宣肺止咳,清热化痰。处方:炙麻黄3g,杏仁9g,石膏15g,桑白皮9g,黄芩10g,金银花12g,虎杖9g,苏子

9g,葶苈子9g,天竺黄10g,胆南星6g,瓜蒌10g,炒莱菔子9g,炒苍耳子6g,炒蒺藜10g,甘草3g。4剂,水煎服,日1剂,分早中晚3次饭后温服。药后咳减痰多,无鼻塞、流涕,纳眠可,二便调。咽红,双肺呼吸音粗,舌质红,苔白。上方去麻黄、苍耳子,加大贝10g,煅海浮石9g。4剂,病愈。

(四)清导合剂治疗小儿口疮心脾积热证

清导合剂:黄芩6g,栀子6g,黄连3g,薄荷9g,大黄3g,竹叶6g,灯心草3g,甘草6g,石膏15g,赤芍9g,牡丹皮9g,生地6g。

小儿口疮心脾积热证:口颊、唇、舌、上颚等处发生淡黄色或白色溃疡,局部疼痛。

口疮包含西医学的各种口腔炎症,如疱疹性口腔炎、溃疡性口腔炎、复发性口腔溃疡等。发病原因主要是由于婴儿胎中有热或脾胃湿热内蕴,热郁化火或热病后火盛伤阴,致阴虚火旺以及口腔不洁和破损,秽毒内侵,导致口舌生疮。手少阴心经通于舌,足太阴脾经通于口,因此心脾二经有热,则口舌最易生疮。无论内伤、外感,均可致火热循经上炎,上熏口舌而发为口疮。临床心脾积热型口疮多见,治疗上则以清热解毒、通腑泻火为主。

方中黄芩、栀子、黄连苦寒,以泻上中焦之火;大黄苦寒,荡涤胸膈邪热,通腑泻火,导热下行;生地黄、灯心草、竹叶淡寒,清心除烦利尿;生石膏清阳明之热;薄荷性凉,升散郁火;赤芍、牡丹皮清热凉血;甘草味甘性平,可缓和药性,以防诸药苦寒败胃及大黄峻泻之功。本方清上与泻下并行,乃"以泻代清"之法,使大便畅通,里热下达,口疮得以缓解,体现了"上病下去"之意。在临床上应灵活运用本方,时刻谨记小儿脏腑娇嫩,形气未充,乃"稚阴稚阳"之体,泻下之药要中病即止,不可攻伐太过,以防伤阴、伤阳。同时应注意预防调护,注意口腔卫生,多食新鲜蔬菜、水果,饮食有节,忌暴饮暴食及肥甘厚腻、辛辣刺激之品。

【病案举例】

范某,男,3岁,发热3天就诊。口疮,发热,疼痛拒食,烦躁多啼,哭闹不安,已在某门诊输液及服药治疗3天。就诊时发热,口臭多涎及齿龈红肿,大便四五日未行,小便黄少。查:T 38.5℃,齿龈红肿,口腔颊黏膜内及咽峡部、舌上多处出现溃疡糜烂,周围红肿,舌质红,苔黄厚且干燥,脉数。查血常规:WBC 11.5×10⁹/L,N 0.702,L 0.2365。中医诊断:口疮(心脾积热)。西医诊断:急性口腔炎。治法:清热解毒,通腑泻火。处方:黄芩6g,栀子6g,黄连3g,薄荷9g,大黄3g,竹叶6g,灯心草3g,甘草6g,石膏15g,赤芍9g,牡丹皮9g。水煎服,嘱多饮水,忌食辛辣。复诊,口腔颊黏膜及舌面溃疡变小,疡面上淡黄色脓性分泌物明显减少,周围红肿缩小,齿龈红肿也明显减轻,其母诉其服1剂后排出大便较硬且量少,继服1剂后,大便质软,小便淡黄,热退,疼痛减轻,食欲差。遂以上方减大黄、石膏、灯心草,加生地黄6g,焦山楂9g,焦麦芽9g。服法同前。三诊,患儿口腔溃疡愈合,舌淡,苔薄白,饮食增加,局部无不适感,嘱患儿注意口腔卫生,忌辛辣刺激食品。

(五)开胃方治疗小儿厌食脾失健运证

开胃方:山药9g,鸡内金6g,豆蔻9g,砂仁6g,炒麦芽9g,炒谷芽9g,生山楂9g,炒莱菔子9g,陈皮6g。

小儿厌食脾失健运证:不思饮食,时有腹痛,腹胀,恶心、嗳气,大便不调,小便调。面色少华,舌质淡红,苔腻,脉滑。

开胃方中山药味甘性平,既能补气,又能养阴,且补而不滞,为振中运脾常用之品,适用于食少体倦等症,《药品化义》曰:"山药……因其味甘气香,用之助脾,治脾虚腹泻,怠惰嗜卧四肢困倦。又取其甘则补阳,以能补中益气,温养肌肉,为脾肺二脏要药。"《本草正》云:"山药,能健脾补虚……"故为君药。鸡内金乃鸡胃之内膜,味甘补脾,有益脾强胃、消食化石之功效,善治脾胃虚弱,食积不化诸症,《医学衷中参西录》云:"鸡内金,鸡之脾胃也。……更为健补脾胃之妙品,脾胃健壮,益能运化药力以消积也"。白蔻仁辛温芳香,能行三焦之气机,且可温中化湿、醒脾开胃,砂仁化湿开胃,故可治湿浊中阻,胃肠气郁所致的脘腹胀满或宿食不化,脘痞食少等症,与鸡内金共助君药运脾振中,亦能消食除胀开胃,而共为臣药。炒麦芽、炒谷芽、生山楂能消化各种食积,炒莱菔子消食导滞,降气除胀。陈皮理气健脾,调中,燥湿共为佐药。全方补中寓消,消中有补,补而不滞,滋而不腻,共奏振中醒脾,开胃进食之效。

【病案举例】

赵某,男,6岁,不思饮食2个多月就诊。患儿2个月前感冒后出现食欲减退,食量减少,曾自服小儿消食片等中成药,未见明显效果。现不思饮食,时有腹痛,腹胀,恶心、嗳气,大便不调,小便调。查:面色少华,舌质淡红,苔腻,脉滑。中医诊断:厌食(脾失健运)。西医诊断:小儿厌食。治法:振中醒脾,开胃进食。处方:山药9g,鸡内金6g,豆蔻9g,砂仁6g,炒麦芽9g,炒谷芽9g,生山楂9g,炒莱菔子9g,陈皮6g。水煎服。复诊:患儿服药后食欲渐恢复,食量增加,偶有腹部不适、嗳气,无呕吐,继服7天,不适感消失,食欲正常,面色如常。

(六)龙柴饮治疗痄腮热毒蕴结证

龙柴饮:龙胆草6g,柴胡6g,夏枯草6g,黄芩6g,黄连3g,金银花15g,板蓝根15g,桔梗9g,菖蒲9g,马勃6g,僵蚕9g。

痄腮热毒蕴结证:双腮以耳垂为中心漫肿,触痛明显,两腮酸痛,咀嚼受限,或发热、头痛,纳差,大便干,小便黄。舌质红,苔白腻,脉滑数。

腮腺炎中医学称为"痄腮"。风温病毒由口鼻而入,壅阻少阳经,郁而不散,流络为肿毒。少阳经脉绕耳而行,经脉壅滞,气血不畅所致,因此以耳垂为中心漫肿。方中龙胆草、夏枯草大苦大寒,疏散郁滞,调达肝气,使经络通畅,气血流通;柴胡疏肝利胆,引药入经,直达病所,与黄芩相伍,二者一散一清,疏邪透表。黄芩、黄连、金银花、板蓝根清热解毒。桔梗辛温为舟楫,不令药下行为载药。菖蒲祛湿化浊,解郁平呕,马勃、僵蚕散肿祛风。诸药合用,共奏清肝利胆、散风解毒之功。

【病案举例】

刘某,男,8岁,发热2天就诊。患儿2天前出现发热,伴有头痛,两腮酸痛,呕吐1次,呕吐物为胃内容物,咀嚼受限,纳差,大便干,小便黄。查:体温39.0℃,咽部充血,口腔黏膜腮腺开口处红肿,双腮以耳垂为中心漫肿,触痛明显,心肺无异常,腹软。舌质红,苔白腻,脉滑数。血象:WBC 4.0×10^9/L,N 0.42,L 0.48。中医诊断:痄腮(热毒蕴结证)。西医诊断:流行性腮腺炎。治法:清肝利胆,散风解毒。处方:龙胆草6g,柴胡6g,夏枯草6g,黄芩6g,黄连3g,金银花15g,板蓝根15g,桔梗9g,菖蒲9g,马勃6g,僵蚕9g。水煎服,日1剂。局部外敷消炎膏。3天后患儿复诊,热退,腮肿减轻,继服2日,腮肿全消。

(七)抗敏汤治疗瘾疹外感风邪湿热证

抗敏汤:牡丹皮9g,赤芍9g,紫草9g,地肤子6g,苦参6g,白鲜皮9g,荆芥9g,防风9g,蝉蜕9g,薏苡仁15g,滑石15g,赤小豆12g,炒蒺藜9g,甘草6g。

瘾疹外感风邪湿热证:皮肤出现鲜红色或苍白色大小不一的风团,皮疹时起时落,剧烈瘙痒,发无定处,退后不留痕迹,或伴发热咽痛,心烦易怒,或伴腹痛,大便秘结或泄泻,舌质淡红,舌苔薄,脉细滑。

荨麻疹相当于中医学中的"瘾疹""赤白游风"等,发病与风邪关系密切。多因小儿先天禀赋不耐,复感风寒、风热之邪,风邪郁于皮毛腠理之间而发病。风邪是外因,体质因素是内因。因小儿先天禀赋不足,饮食失节,伤及脾胃,脾失健运,湿从风生,湿热相搏,充溢肌肤所致。病在表皮,根在血液。辨证为外感风邪,兼有湿热。治法是凉血清热利湿,祛风止痒。治风先治血,血行风自灭。

方中用牡丹皮、赤芍、紫草清热凉血,活血散瘀,解毒透疹;地肤子、苦参清热止痒,祛皮肤中积热,除皮肤外湿痒;白鲜皮归脾胃经,清除脾胃湿热,共为君药。配伍荆芥、防风疏风透表,炒蒺藜祛风止痒,蝉蜕散风透疹为臣药。薏苡仁健脾益胃,脾者皮也,有助于皮疹消退;滑石清热渗湿;赤小豆清热解毒俱为佐药。甘草清热解毒,调和诸药,为使药。诸药合用,共奏凉血清热,祛风止痒之效。

【病案举例】

田某,男,7岁,皮疹反复发作月余就诊。患儿1个月前皮肤出现鲜红色或苍白色大小不一的风团,服用氯雷他定,皮疹时起时落,剧烈瘙痒,发无定处,退后不留痕迹,伴有咽痛,心烦易怒,大便稀,小便黄。查:皮肤散在鲜红色大小不一的风团。舌质淡红,舌苔薄,脉细滑。中医诊断:瘾疹(外感风邪,兼有湿热)。西医诊断:荨麻疹。治法:凉血清热,祛风止痒。处方:牡丹皮9g,赤芍9g,紫草9g,地肤子6g,苦参6g,白鲜皮9g,荆芥9g,防风9g,蝉蜕9g,薏苡仁15g,滑石15g,赤小豆12g,甘草6g。水煎服。3剂后,皮疹减退,未再新起皮疹,继服4剂后皮疹消退,半月未再复发。

(八)止汗方治疗小儿多汗阴阳失衡卫表不固证

止汗方:黄芪9g,防风9g,白术9g,麻黄根9g,浮小麦10g,煅龙骨10g,煅牡蛎10g,党参9g,乌梅6g,五味子6g,五倍子6g,甘草6g。水煎服。

小儿多汗阴阳失衡卫表不固证:汗出较多,昼夜相同,活动与进食后更甚,汗出时头发、衣服、被褥等经常湿透,神疲乏力,气短懒言,反复感冒,夜寐欠佳,纳食欠佳,二便尚可。舌淡苔薄白,脉细弱。

小儿多汗症是指小儿在安静状态下全身或某些部位出汗过多,或动辄汗出,或夜间盗汗,遍及全身,湿透衣服而言。多由于素体虚弱、气阴不足、营卫失调、卫表不固而致,因此称为"虚汗",是临床常见疾病。患儿体虚易汗,多汗易感,每多互相影响,中医理论认为,汗为心之液,由精气所化,不可过泄,过泄则耗伤阴液,导致抵抗能力减弱,不仅易发生感冒,而且还可使多种疾病缠身。小儿多汗症的根本原因是素体虚弱、气阴不足、营卫失调、卫表不固,因此治疗以益气固表、调和营卫为主要方法。

方中黄芪甘温,归脾肺经,益气固表;白术甘苦温,归脾胃经,健脾益气,固表止汗,助黄芪以加强益气固表之功。二药合用,使气旺表实,则汗不能外泄,邪亦不易内侵。配以防风走表祛风并御风邪,且黄芪得防风,固表而不留邪,防风得黄芪,祛邪而不伤正,实系补中有散,散中有补之意。煅龙骨、煅牡蛎敛阴潜阳,固涩止汗;麻黄根甘平,归肺经功专收敛止汗;浮小麦甘凉,归心经,其性平和,止汗为长,为治疗一切虚汗之良药;乌梅酸甘敛阴;五味子性温,五味俱全,酸咸为多,故专收敛肺气、退热敛汗,具有生津敛汗、益肺固表、滋阴清热、宁心安神之功,配以五倍子共敛汗;甘草调和诸药。全方有益气固表,调和营卫,祛邪止汗的作用。

【病案举例】

刘某,男,6岁,出汗6个月余就诊。患儿不明原因出汗6个月余,白天夜间相同,活动与进食后更重,汗出时头发、衣服、被褥等经常湿透,神疲乏力,气短懒言,反复感冒,夜寐欠佳,纳食欠佳,二便尚可。查:舌苔薄白,脉细弱。中医诊断:小儿多汗症(阴阳失衡,卫表不固)。西医诊断:汗症。治法:调和营卫,固表止汗。处方:黄芪9g,防风9g,白术9g,麻黄根9g,浮小麦10g,煅龙骨10g,煅牡蛎10g,党参9g,乌梅6g,五味子6g,五倍子6g,甘草6g。水煎服用。7天后出汗减少,食欲好转,面色红润,夜眠转安,气短乏力减轻,继服7剂诸症消失,随访3个月未复发。

(九)止遗方治疗小儿遗尿肾气不足下元虚寒证

止遗方:桑螵蛸9g,益智仁9g,乌药6g,龙骨15g,龟甲9g,补骨脂6g,党参9g,熟地黄9g茯神9g,远志6g,石菖蒲9g,山药12g。水煎服。

小儿遗尿肾气不足下元虚寒证:畏寒恶风肢冷、面色㿠白、腰膝酸软、小便清长等,部分患儿兼见睡眠过深不易醒。

遗尿是小儿临床的一种常见疾病,多发生在5~12岁,属于中医"尿床""遗溺"的范畴。现代医学认为本病与遗传因素、膀胱功能紊乱、夜间抗利尿激素分泌缺陷、睡眠觉醒障碍、精神心理因素、不良生活习惯、器质性病变等因素有关。病机的关键:肾气不足,下元虚寒,膀胱失约。肾为先天之本,开窍于二阴,职司二便,与膀胱相表里,膀胱为州都之官,贮存尿液和排泄尿液的器官,小便的贮存和排泄为膀胱的气化功能所司,而膀胱的气化功能又依赖于肾的气化功能来调节,若小儿先天禀赋不足,或后天久病失于调养,素体虚弱则肾气不固,下元虚寒,膀胱气化失司,引起遗尿。临床上遗尿患儿以肾气不足、下元虚寒型多见,症见畏寒恶风肢冷、面色㿠白、腰膝酸软、小便清长等,部分患儿兼见睡眠过深不易醒的特点。中医认为小儿形气未充,脏腑娇嫩,各脏器的生理功能尚未完善,脏腑功能失调引起遗尿。小儿肾常虚,肾气不足,寒邪入侵下焦,膀胱失约,引起遗尿。心主神明,小儿心神未开,心脑功能不能发挥,表现为患儿大多睡眠较深,夜梦纷纭,不易唤醒,进而产生遗尿。因此,在治疗上除温补肾阳、固摄止遗外还应重视清心开窍。在选方用药时,除以补虚药为主外还须加以"醒脑开窍"之品。

遗尿方中桑螵蛸甘咸入肾,补肾固摄止遗,益智仁辛温入肾,温补脾肾,固涩精气缩泉止遗共为君药;龙骨甘平,涩精止遗,镇心安神,龟甲咸甘性平,滋阴潜阳补益心肾,乌药辛温,调气散寒,除膀胱肾间冷气,止小便频数,补骨脂辛苦,补肾固阳,固精缩尿共为臣药;党参甘平,益气养血生津,熟地补养营血,茯神宁心安神,使心气下达于肾,远志安神定志,通肾气上达于心,石菖蒲开心窍,益心志,山药甘平补肾健脾,固涩精气,同为佐药。诸药合用温中兼补,补涩并行,心肾并养,使下焦得温而寒去,膀胱气化如常,约束有权,共奏调补心肾、涩精止遗之功。

治疗时嘱家长和患儿配合心理行为疗法:①尿留置控制训练:让患儿白天多饮水,使膀胱尿液增多,容量扩大,同时克制排尿,到不能耐受时才排尿。②尿流出阻断训练:要求患儿在排尿时要突然停一下然后再排,即排尿—中断—再排尿—再中断……一次排尿过程中断3~4次。③夜间叫醒:患儿夜间睡眠中,家长应定时唤醒患儿起床排尿,10岁以上患儿可用闹钟唤醒,4小时1次,使其能自动上厕所。④养成良好的生活习惯:尽量少进食过咸食物,以免口渴导致饮水量增加,晚餐时间不宜过晚,睡前2小时不吃含汁液较多的水果,睡前一定要排尿;避免患儿白天过度运动,导致患儿睡眠较深,睡前适当鼓励和提醒,减少依赖性,培养患儿独立性等。

【病案举例】

王某,男,6岁,尿床6年余就诊。患儿一周发生尿床2~3次,劳累时每夜或隔夜尿床,不易唤醒,面色㿠白,易疲劳,不喜活动,腰腿酸软,畏寒肢冷,纳眠一般,小便清长,大便正常。查:舌淡苔白,脉细弱。辅助检查:尿常规无异常。X线摄片检查:未发现有隐性脊柱裂。中医诊断:遗尿(肾气不足、下元虚寒)。西医诊断:小儿遗尿。治法:温补肾阳,固摄止遗,清心开窍。处方:桑螵蛸9g,益智仁9g,乌药6g,龙骨15g,龟甲9g,补骨脂6g,党参9g,熟地9g,茯神9g,远志6g,石菖蒲9g,山药12g。水煎服。服药半月后尿床次数明显减少,1周1次左右,夜间较易唤醒,面色好转,乏力感减轻,自觉不冷,摸四肢末端稍有冷感,纳眠可,二便调。继服15剂未再出现尿床情况。嘱其继续心理行为疗法,半年无复发。

(十)补肺参归桔味汤治疗小儿咳嗽气虚证

补肺参归桔味汤:党参6g,当归6g,款冬花10g,桔梗6g,桑白皮10g,川贝母6g,五味子6g,乌梅3g,赤芍6g。水煎服,日1剂。

小儿咳嗽气虚证:久咳无力,痰白清稀,面色淡白,体弱多汗,舌淡,脉无力。

久咳不止的原因多为小儿体质素虚,或外感期间,不经辨证,乱用中成药或西药,贻误病情,拖延病程,导致肺气虚弱,或为医者贻误病机,长期宣肺止咳,降气止咳,以致宣降太过,耗散肺气所致。如果辨证不当而误用敛肺止咳,有闭门留寇之患。

补肺参归桔味汤用党参益气生津,当归滋阴润肺,款冬花、川贝母、桑白皮止咳平喘,兼以化痰,乌梅、五味子二味酸涩药物,以敛耗散之肺气而止咳喘,桔梗止咳化痰,并能载诸药上行入肺,桔梗与五味子二药,一开一合,正合肺的生理现象,诸药合用,共奏敛肺止咳、益气养阴之功,使肺气敛,正气复则咳喘平。对久咳不止,外无表邪,肺气虚弱者疗效颇佳。因小儿脏气清灵,随拨随应,若非男妇损伤积痼痴顽者之比。

【病案举例】

王某,女,11岁,持续咳嗽3个月就诊。患儿近3个月来持续咳嗽,自服中成药治疗,咳嗽时轻时重,咳声无力,咳甚则吐出少量痰涎,痰涎清稀,咳时汗出气喘,面黄消瘦,食欲不振,语音低微,二便正常。咽部无明显充血,X线双肺呼吸音粗,心脏(一)。舌质淡红,苔薄白,脉缓而无力。辅助检查:胸部X线摄片示双肺纹理粗乱。中医诊断:咳嗽(肺气亏虚)。西医诊断:支气管炎。治法:清热涤痰,宣肺开闭。处方:党参6g,当归6g,款冬花10g,桔梗6g,桑白皮10g,川贝母6g,五味子6g,乌梅3g,赤芍6g。水煎服,日1剂。3剂后,咳嗽减轻,汗出减少,继服3剂后咳止告愈,随访半年未再复发。

(十一)支肺康复方治支气管炎肺炎恢复期痰热未尽肺脾不足证

支肺康复方:紫菀6g,款冬花6g,川贝母6g,橘红6g,莱菔子6g,地龙6g,莪术3g,赤芍6g,炒杏仁6g,炒谷麦芽各6g,甘草3g。水煎服,日1剂。

支气管炎肺炎恢复期痰热未尽肺脾不足证:经治后热退,仍咳嗽阵作,有痰不易咯出,不欲饮食,腹胀,眠安,大便干,小便调。舌尖红,苔黄中厚,脉滑。

大部分支气管炎、肺炎患儿应用抗生素静点消炎及止咳平喘等治疗后,热退、咳嗽气急症状好转,进入恢复期以咳嗽、咯痰为主症,其咳嗽症状往往迁延不愈,如果继用抗生素治疗,不仅效果不显,而且易产生耐药性、霉菌感染、菌群失调等不良反应。用中药调肺胃、理气血相结合,扶正祛邪、标本兼治的治疗方法,对痰热未尽,肺脾不足证,疗效显著。

方中款冬花辛甘温润,入肺经气分,兼入血分。以其温而不热,辛而不燥,甘而不滞,为润肺化痰止嗽之良药,用于肺虚、久嗽之咳嗽最为适宜。紫菀性温味苦,具有温肺、下气、消痰、止咳之功效。紫菀善于化痰,款冬花止咳力强。二药合用,是化痰止嗽的佳品,共为君药。咳久伤阴,川贝母性凉甘平,入肺胃经,润肺止咳化痰平喘。橘红散寒理气,健脾燥湿,消食化痰。莱菔子消食除胀,降气化痰以助橘红化痰消食理气。地龙性寒,味咸,清肺平肝,止咳平喘。四药共奏清热化痰、消食理气之功效,共为臣药。咳久气血运行不畅则致血瘀,佐以赤芍、莪术凉血活血散瘀,炒谷麦芽健脾消食,甘草调和诸药为使。支肺康复方将调肺胃药物与理气血药物结合应用,补虚祛邪,标本兼治。

【病案举例】

刘某,男,5岁,咳嗽10余天就诊。因发热咳嗽3天在儿童医院拍片诊断为支气管肺炎,收住院期间予抗生素输液治疗10天后出院,体温恢复正常,X线摄片肺纹理增粗,肺部点片状阴影消失。就诊时咳嗽阵作,有痰不易咯出,无流涕,不欲饮食,腹胀,眠安,大便干,小便调。查:精神尚可,咽红,双肺呼吸音粗,可闻及少许痰鸣音,舌尖红,苔黄中厚,脉滑。证属痰热未尽,肺脾不足,治疗以化痰止咳、调肺胃、理气血为原则,予紫菀6g,款冬花6g,川贝母6g,橘红

6g,莱菔子6g,地龙6g,莪术3g,赤芍6g,炒杏仁6g,炒谷麦芽各6g,甘草3g。水煎服,日1剂。服药3天后复诊,咳嗽明显减轻,纳食好转,腹胀不显,二便调。查:咽微红,双肺呼吸音粗,未闻及痰鸣音,舌尖红,苔黄,脉滑。继服4天,咳嗽消失,纳好,无腹胀,二便调。查:咽(一),双肺呼吸音略粗,未闻及明显干湿性啰音,舌尖红,苔薄白,脉滑。临床治愈。

王鲁莉学术特色验方选录

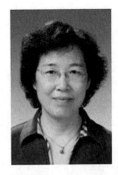

　　王鲁莉,女,1953年10月生,山东济南人,已从事中医儿科临床科研及教学工作四十余年,曾任济南市中医医院儿科副主任中医师、山东中医药大学兼职副教授。擅长诊疗小儿发热、急慢性扁桃体炎、病毒性心肌炎、小儿哮喘、支气管肺炎、厌食、胃炎、腹泻等疾病。

　　王鲁莉作为第二位主要研究人员承担的山东省卫生厅科研课题"退热宝治疗小儿发热的临床与实验研究"获山东省科技进步三等奖及济南市科技进步二等奖。

　　她有小儿外治、穴位敷贴之专长。应用儿科研制的独特的贴敷膏"冬病夏治"于哮喘、反复上呼吸道感染、免疫力低下等患儿,一般通过连续三个夏天的贴敷,就可以逐步减轻儿童冬季的发病次数。贴药后皮肤有发热感、灼痛感,以能耐受为度,皮肤感觉特别疼痛者提前取下。敷贴之后,一般人的局部皮肤都会有灼热和红润,如果穴位上的皮肤起疱,效果会更好。贴敷后须避免受冷的刺激,贴后6~10小时内不能洗澡,不能直接吹空调、风扇,防止寒气通过毛孔进入体内潜伏下来;不能吃辛辣刺激食物、不能吃寒凉食物;不能让孩子动气,因为生气会造成肝气不疏,导致阳气闭塞,这样就起不到冬病夏治的效果。要逐渐地增强孩子的体质,家长可带孩子多参加体育锻炼。

一、学术特色

　　湿热病相当于肠道感染性疾病,四季均有,常见于夏秋季。由于抗生素的普遍应用,肠道细菌性疾病对儿童的危害大为减少,而肠道病毒性疾病仍严重危害儿童健康。

　　肠道病毒有数十种,同种病毒可引起不同的临床症候群,不同种的病毒又可引起相似的临床表现,可直接引起胃肠道黏膜损害和炎症,又可造成淋巴系统病变以及皮肤黏膜肌肉损害,还可导致呼吸道炎症、心、肝、肾、脑损害等疾病,临床表现复杂多变。

(一)胃肠道炎症

腹泻最常见,每天稀便5~6次,呈淡绿色水样便,无黏液、无脓细胞。

(二)淋巴系统病变

肠系膜淋巴结炎最常见,可出现呕吐、腹痛、发热等,还可有颈部、枕骨旁、全身淋巴结肿大。

(三)皮肤黏膜肌肉损害

1. 皮疹 呈多样性,出疹前多伴有发热、咽痛等感冒样症状。

2. 急性出血性结膜炎(俗称红眼病) 主要表现为眼痛,分泌物增多,眼睑红肿,结膜充血、出血、流泪等。

3. 疱疹性咽峡炎 主要症状为发热、咽痛,咽部、软腭、悬雍垂、扁桃体上可见散在的灰白色丘疱疹,周边绕有红晕,溃破后成黄色溃疡。

4. 手足口病 口腔黏膜及手、足、臀、肘、腕、膝、踝等部位的皮肤出现丘疱疹,可伴有发热、口痛、厌食、吐泻等。

5. 流行性肌痛或流行性胸痛 主要症状为发热、阵发性肌痛,以胸、腹肌疼痛最多见,膈肌常易受累。

(四)呼吸道炎症

可出现感冒样、流感样症状,或有咳嗽、呼吸困难、发绀等表现,胸部X线可表现为气管支气管炎、细支气管炎、肺炎。

(五)心、肝、肾、脑等损害

1. 急性心肌炎和心包炎 症状可轻可重,轻者可无自觉症状,重者可突发心衰或猝死。一般常先有短暂的发热、涕嚏、咽痛等"感冒"样症状或吐泻、腹痛等"胃肠炎"症状,继而出现长出气、胸闷胸痛、心悸、乏力、多汗等心脏症状。

2. 无菌性脑膜炎、脑炎及瘫痪性疾病 主要症状为发热、头痛、呕吐、暂时性肌力减退,并可出现脑膜刺激征。

3. 侵犯腮腺、胰腺、肝、肾等器官 可出现相应的炎症和临床表现。

目前,肠道病毒感染性疾病多采用对症处理和综合疗法。如发热者退热,惊厥者止痉,吐泻严重者补液、纠正脱水酸中毒,心衰者纠正心衰、改善心功能等。

中医按湿热病治疗多有较好疗效。常选用清热化湿、调畅气机、透邪解毒等治疗方法,辨证选用退热合剂、金蒲柴蒿清解散、蒲金莱菔秦艽汤、银翘射干宣痹汤、新加香薷饮、藿香正气液、甘露消毒丹、菖蒲郁金汤、清瘟败毒饮、千金苇茎汤等方剂。

急性期的休息十分重要,同时还要注意饮食调理,宜清淡饮食,忌生冷黏滑肥甘油腻之品,患儿应适当隔离,以防感染他人。

二、验方选录

（一）金蒲柴蒿清解散治疗小儿发热毒热湿滞证

金蒲柴蒿清解散:金银花 12g,蒲公英 10g,大青叶 12g,板蓝根 10g,赤芍 10g,青蒿 10g,柴胡 10g,桔梗 6g,杏仁 6g,牛蒡子 6g,竹叶 6g,莱菔子 10g,僵蚕 6g。

以上诸药共为细末,过 400 目筛。分包,每包 3g。

服法:1～2 岁患儿每次 1g,3～5 岁每次 1.5g,6～7 岁每次 2g,8～10 岁每次 2.5g,10 岁以上每次 3g。每日 3～4 次开水冲服。服药后微汗出为佳。

发热毒热湿滞证:发热为主症,伴有头痛、咽痛、轻咳,舌质红,舌苔厚腻,脉数或指纹紫红。

小儿抗病毒能力较差,寒暖不能自调,风雨不知躲避,乳食不知自节,易为六淫所侵、乳食所伤。笔者认为小儿外感生热无非是风寒、风热之邪侵袭肌表,邪正交争而发热,或夹痰、夹滞、夹惊,或兼湿。小儿为纯阳之体,即使风寒之邪袭扰,亦迅速入里化热,故临床上风寒型较为少见。由于生活水平的提高,平日高蛋白食品、饮料的摄入常导致脾失健运,停而为湿、为滞,聚而为痰。故对本病多以清热解毒、化湿导滞、镇惊为治。

方内君以金银花、蒲公英清热解毒,疏风散热;辅以大青叶、板蓝根清热凉血解毒;赤芍入血以凉血活血;牛蒡子清热利咽消肿;青蒿辛散,既能祛风凉血又有清热退蒸之效;莱菔子导滞消食;僵蚕祛风定惊;柴胡发汗透表泄热;佐以杏仁辛宣疏散,宣肺除痰;桔梗宣通肺气;使以竹叶清上导下,使邪有去路。诸药合用,共奏清热解毒、化湿导滞、祛风镇惊之功。

【病案举例】

张某,女,3 岁,1999 年 5 月 6 日初诊。

发热 3 天。每日下午 5 时开始体温升高,至凌晨 3 时左右体温下降。发热时体温在 38.3～39.5℃,伴有轻咳、流清涕。纳食一般,大便内有不消化物。曾服小儿速效感冒片、扑热息痛等药物治疗,服药后大汗出则热退,汗退后体温复升高。诊见患儿舌质红,舌苔白厚,咽充血,扁桃体Ⅰ°肿大,脉数,心肺(一)。血 WBC 11×10^9/L,N 0.62,L 0.34。肺部胸透未见异常。证属外感风热,内有食积。予口服金蒲柴蒿清解散,每日 6g,开水冲服,分 3～4 次服下。5月 8 日复诊称服药后当天体温转低,在 37.5℃ 左右。服药 2 天后体温降至36.5℃,苔白、脉缓而告愈。

(二)蒲金莱菔秦艽汤治疗热毒食积湿滞证

蒲金莱菔秦艽汤:蒲公英 15g,金银花 12g,大青叶 12g,板蓝根 12g,赤芍10g,柴胡 10g,秦艽 10g,莱菔子 10g,杏仁 3g,桔梗 6g,竹叶 6g,僵蚕 6g。

加减:支气管炎、肺炎咳嗽加麻黄 3g;苏子、款冬花、紫菀各 6g;扁桃体无化脓者加赤芍 10g,马勃 3g;流行性腮腺炎加龙胆草 6g,夏枯草 10g;水痘者加蝉蜕 3g,芦根 6g;风疹加地肤子 6g,赤小豆 10g。

每日 1 剂,煎前用凉水浸泡 30 分钟,煮沸 10 分钟取汁,每剂分数次服下。以服药后周身微汗出者为佳。

热毒食积湿滞证:以发热为主症,或伴头痛、咽痛、咳嗽,舌质红,舌苔厚腻,或白或黄,脉滑数,或指纹紫红。

小儿外感发热,舌苔白厚腻,舌质红,脉数,或指纹紫红者,多系风热之邪乘袭肌表,内夹食滞、痰或湿所致。

小儿为纯阳之体,即便风寒之邪袭扰,亦迅速入里化热,故风寒型较为少见。由于生活水平的提高,小儿素日高蛋白食品、饮料的摄入导致脾失健运,停而为湿、为滞,聚而为痰,故苔白厚而腻,脉数或滑数,高热难退。我们采用清热解毒、化湿导滞为治则,每多奏效。

方中君以蒲公英解毒清胃、兼散滞气;辅以金银花清热解毒,芳香透达而不遏邪,大青叶、板蓝根清热解毒,莱菔子导滞消食,柴胡发汗透表泄热、热自汗出,秦艽辛散兼清热;佐以僵蚕祛风镇惊气,赤芍入血分以凉血活血、消咽部之红肿,杏仁平温疏散、善宣肺除痰,桔梗宣通肺气之壅滞;使以竹叶清上导下,利小便导湿热外出,热自小便而解。诸药合用,共奏清热解毒、化湿导滞之功。

【病案举例】

刘某,女,3 岁,1999 年 6 月 3 日初诊。

发热 3 天,无汗,咽痛,伴有轻咳,流清涕,纳食一般,大便内有不消化食物。曾服西羚解毒片、扑热息痛治疗,药后大汗出则热退,汗退后体温复升高。就诊时舌质红,舌苔白厚,咽部充血,扁桃体Ⅰ°肿大,无脓,脉数,心(—),双肺呼吸音粗糙。血 WBC 8×10^9/ L,N 0.60,L 0.24。胸透:肺纹理增粗。证属感冒(夹食)。予口服蒲金莱秦艽汤:蒲公英 10g,金银花 12g,大青叶 12g,板蓝根 12g,赤芍 10g,柴胡 10g,秦艽 10g,莱菔子 10g,杏仁 3g,桔梗 6g,竹叶 6g,僵蚕 6g。日 1 剂,分数次服下。服药 1 剂后转为低热,体温 37.6℃左右;服药 2 剂后体温 36.5℃,诸症减轻;3 剂后告痊愈。

(三)银翘射干宣痹汤治疗咽炎湿热蕴结伤阴证

银翘射干宣痹汤:金银花 15g,连翘 15g,沙参 15g,麦冬 15g,淡豆豉 12g,射干 12g,蝉蜕 10g,僵蚕 10g,浙贝母 10g,桔梗 10g,枇杷叶 10g,马勃 6g,郁金 6g,通草 6g,甘草 6g。水煎服,每日 1 剂,少量频服。5 天为 1 个疗程,最多服药 3 个疗程。

咽炎湿热蕴结伤阴证:起病初期多有外感史,咽部不适,清嗓,咽部敏感易恶心干呕,或干,或痛,或痒,或咽中如有异物、咯之不出、咽之不下,或有刺激性咳嗽。查见咽部微红肿,咽后壁血管扩张,淋巴滤泡增生,舌红,苔黄或花剥,脉滑。

银翘射干宣痹汤由《温病条辨·上焦篇》宣痹汤、《温病条辨》卷一之银翘马勃散、《伤寒瘟疫条辨》升降散、《温病条辨》卷一之沙参麦冬汤合《伤寒论》桔梗汤化裁而来。

方中君以金银花清热解毒;辅以连翘、射干解毒利咽,马勃、郁金凉血散结,淡豆豉轻清透发、提壶揭盖使肺气得宣,白通草入肺经、直达膀胱引热下行而利小便,蝉蜕、僵蚕解表祛风,浙贝母、桔梗、枇杷叶祛痰行气,佐以沙参、麦冬养阴利咽;使以甘草解毒调药。共奏清热解毒,凉血散结,利湿祛痰,祛风行气,养阴利咽之功。

【病案举例】

胡某,女,14 岁。1999 年 3 月就诊。

反复咽部不适 3 年,咽部异物感 3 天。查见咽充血,咽后壁淋巴滤泡增生,舌红,苔黄腻,脉滑。诊断为慢性咽喉炎急性发作,证属痰凝气结、郁阻咽喉、复感时邪。治宜解毒养阴、化痰散结、清利咽喉。予银翘射干宣痹汤。

处方:金银花 15g,连翘 15g,沙参 15g,麦冬 15g,淡豆豉 12g,射干 12g,蝉蜕 10g,僵蚕 10g,浙贝母 10g,桔梗 10g,枇杷叶 10g,马勃 6g,郁金 6g,通草 6g,甘草 6g。取 5 剂。水煎服,每日 1 剂,少量频服。

复诊时咽部异物感消失,仍有咽部不适,查咽部充血明显好转。继续服用上方。15 天后复查无咽部不适等症状出现,检查见咽部无充血,咽后壁淋巴滤泡无明显增生。

赵岩学术特色验方选录

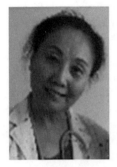

赵岩,女,1954年出生,山东济南人,副主任中医师、济南华医门诊部主任,已从事中医儿科临床工作四十余年。

她潜心钻研,博采众长,对增损生脉散、麻杏石甘汤的变通应用娴熟,对太子参补气生津、百部止咳体悟良深,曾在《山东中医杂志》发表《增损生脉散儿科应用举隅》等论文,为《临床方药精粹》副主编。

她擅疗小儿咳嗽、哮喘、肺炎、腹泻、便秘等常见病症及遗尿、紫癜、鼻炎、腺样体肥大、湿疹等疑难病,泉城内外求诊者众多,日诊高达上百人次。

1971年赵岩高中毕业分配到济南市中医医院儿科工作后,与侯汉忱、傅纯瑜、刘清贞前辈一起工作多年。曾任济南市中医医院团支部副书记,儿科住院中医师、主治中医师。1979年考入山东中医学院夜大,通过四年学习,研读中医经典著作,奠定了坚实的中医学基础,进一步提高了理论水平和实践能力。1994年在济南市历下区东关大街长盛南区41号创建华医门诊部(历下赵岩诊所)。

一、验方选录

(一)增损生脉散儿科应用举隅

生脉散由人参、麦冬、五味子组成,药物一补一清一敛,具有补气生津、敛阴止汗之功效。笔者根据小儿阳常有余、阴常不足的特点,重用既能补气又能生津的太子参替代人参,名曰增损生脉散。用之临床,每获良效,现举验案如下。

案1.哮喘

苏某,男,8岁。1990年8月4日初诊。

患儿1个月前因患感冒而致咳嗽气喘,经服中西药治疗20余日均未奏效。

刻诊:咳嗽气喘,入夜喘甚,面色㿠白,体倦乏力,汗出较著,大便秘结,舌红苔少,脉细数。查血常规:WBC $5.8 \times 10^9/L$,N 0.62,L 0.38。胸透:双肺纹理增粗、紊乱。西医诊断:支气管炎。中医诊断:哮喘。证属气阴两伤,肺虚失敛。治以益气生津、敛肺平喘。拟用增损生脉散加味:太子参15g,麦冬10g,五味子10g,煅牡蛎15g,炒白果10g,葶苈子10g,炙桑白皮10g,地骨皮10g,陈皮6g。水煎服,日1剂。服3剂后咳止喘衰大半,又服3剂乃愈。

按:本例患儿之喘,用常规平喘药未效,故从补气益阴、敛肺平喘入手。以增损生脉散补气生津,泻白散清泻肺热,炒白果、葶苈子涤痰平喘,煅牡蛎敛阴潜阳兼养气阴,佐以陈皮少许和胃化痰。如是气阴得复,肺金得养,咳喘则平。

案2. 便秘

尹某,女,5岁。1990年5月25日初诊。

数月前因外感热病而过服寒凉之品,遂致大便秘结难行。曾服泻下药及润肠药效果不佳而前来求治。刻诊:大便秘结,三四日一行,艰涩不畅,用力汗出而不得下,面色少华,常自汗出,胃纳呆滞,舌淡苔少,脉细。中西医皆诊为便秘。证属热病伤阴,过服寒凉之品耗伤中气,致肠燥气弱无力以行传导之功。故宜补气敛阴,生津润肠。用增损生脉散加味。处方:太子参15g,麦冬10g,五味子6g,石斛10g,火麻仁12g,瓜蒌15g,当归20g,黄芪10g,桔梗10g。水煎服,日1剂。服5剂后,汗止便畅,但仍胃纳差。上方加炒麦芽10g,鸡内金6g。连服5剂,诸症悉除。

按:本案虚秘,其成因主要有二,一是初患热病伤及营阴,津亏肠燥,大便难下;二是过投寒凉药中阳被伐,脾虚不能为胃行其津液,大肠传导无力而浊阴结于肠中。因此用增损生脉散补气益阴,黄芪补气、升举清阳,火麻仁、瓜蒌、石斛养阴润燥滑肠,当归养血润肠,桔梗开提肺气,升上通下,寓提壶揭盖之意。故服10剂,其病乃愈。

案3. 腹泻

赵某,男,7个月。1990年8月28日初诊。

患儿腹泻1个月余,先后住院20余日,病情无明显好转,邀我前往诊治。诊见患儿每天腹泻10余次,形体消瘦,不思饮食,哭声低微,口渴烦躁,溲少,舌红无苔。软腭处可见溃疡两处。化验大便常规:白细胞＋＋,黏稠＋。西医诊断:肠炎。中医诊断:泄泻。证属下利日久,气阴俱伤。拟用补气养阴,益胃健脾法。用增损生脉散加味:太子参 12g,麦冬 6g,五味子 6g,石斛 6g,白扁豆 10g,山药 20g,乌梅炭 6g,葛根 10g。水煎服,日 1 剂。外用吴茱萸 30g 研粗末,用醋调成糊状敷于涌泉穴,日 1 贴。服 3 剂后,患儿病情明显好转,大便已成形,日行 2～3 次,胃纳转佳,口疮已愈。药已中的,上方加炒麦芽 6g,莲子肉 10g。继服 3 剂病愈。

按:小儿腹泻,多因饮食失节、寒温失调所致。观其患儿表现为一派气阴两伤之象,故用增损生脉散益气生津、敛阴止泻,白扁豆、山药补益脾气,石斛、乌梅炭敛阴涩肠止泻,葛根有鼓舞胃气上行、生津止渴之功,是治疗腹泻之要药。吴茱萸外用以引火归原。药证相符,故病除。

(二)麻杏石甘百部汤治疗咳嗽寒郁肺热证

麻杏石甘百部汤:麻黄 6g,杏仁 10g,石膏 24g,金银花 15g,板蓝根 15g,百部 10g,瓜蒌 10g,甘草 6g。每日 1 剂,水煎,分多次温服。

咳嗽寒郁肺热证:顽固性咳嗽,多为上呼吸道感染或感冒的后遗症状,无发热及其他不适,阵发性刺激性干咳,无痰或有少量白色黏痰,晨起及睡前为甚,白细胞计数在正常范围,淋巴细胞有时相对增高。

患者呼吸道处于高敏状态,每遇外界气候变化、肌体受冷或吸入空气刺激,即会引发激烈的阵咳。由于非细菌感染所致,故患者常常无痰或仅有少量白色黏痰,抗生素治疗难以奏效。治疗应以辛凉宣肺、清热平喘为主。

麻杏石甘百部汤由麻杏石甘汤加金银花、板蓝根、百部、瓜蒌而成。方中君以麻黄,宣肺解表平喘;臣以杏仁苦泄降气、止咳平喘,以平泄肺气之壅闭;佐以生石膏之辛寒,以清解肺胃郁热,金银花清热解毒、凉散肺、胃之风热,板蓝根清热解毒、凉血利咽,百部润肺解毒,瓜蒌清热涤痰、宽胸散结、润燥滑肠;使以甘草解毒、祛痰止咳、调和诸药。诸药合用,共奏宣肺平喘、止咳祛痰、清热解毒之功。

(三)赭石镇咳定喘汤治疗哮喘痰热证

赭石镇咳定喘汤:代赭石 9g,炒地龙 9g,生石膏 24g,细辛 3g,炙麻黄 6g,杏仁 6g,白芥子 6g,葶苈子 9g,苏子 9g,黄芩 9g,射干 9g,鱼腥草 15g,甘草 6g。服法:每日 1 剂,水煎至 100～200mL,分 3～4 次口服。

发热咽红者加金银花;痰稠难咳者加天竺黄、海蛤壳;舌红、少苔,哮鸣音久不消失者加沙参、桃仁、五味子;苔黄便秘者加栀子、大黄;腹泻者加薏苡仁、车前子。

哮喘痰热证:咳嗽喘急,面赤烦躁、唇干或赤,有痰难咯,舌质红、苔白厚或黄厚。

哮喘发病多为外因诱发,触动伏痰,痰阻气道所致。虽有正虚之因,但仍以痰热壅盛为急。朱丹溪曾说:"既发以攻邪气为急。"故治以镇咳定喘,清肺化痰。

镇咳定喘汤君以代赭石,重镇降逆以定喘。《医学衷中参西录》:"其质重坠,又善降逆气,除痰涎,止呕吐,通燥结,用之得当,能建奇效。"臣以炒地龙清热通络定喘,生石膏清解郁热。佐以细辛、炙麻黄、杏仁宣通肺肾,利气平喘;白芥子辛散利气,祛痰通络;苏子、葶苈子化痰平喘止咳;黄芩、射干、鱼腥草清热利咽、解毒破痰。使以甘草祛痰止咳、解毒调药。诸药合用,共奏镇咳定喘、清肺化痰之功。

【病案举例】

崔某,女,7岁。1993年10月8日就诊。

患儿3岁时患哮喘,每遇外感而发作。3天前出现发热、咳嗽气喘、喉间痰鸣有声、咳黏稠痰、纳呆、便干、舌红、苔黄厚,脉滑而数。查血常规:WBC 8.2×10^9/L,N 0.25,L 0.48,查体:体温36.9℃,脉搏102次/分,呼吸28次/分,轻度鼻煽,咽喉红肿,双肺满布哮鸣音。中医诊断:哮喘(热哮)。西医诊断:支气管哮喘急性发作。治宜清肺化痰、镇咳定喘,予赭石镇咳定喘汤加减:代赭石9g,炒地龙9g,炙麻黄6g,细辛3g,白芥子6g,杏仁6g,生石膏20g,海蛤壳6g,苏子10g,葶苈子10g,天竺黄10g,射干9g,黄芩9g,鱼腥草15g,金银花18g。3剂,水煎服,日1剂。药后热退,喘止,肺部哮鸣音消失,仍咳嗽、吐痰,又予上方加减3剂,药后咳止痰消。

按:赭石镇咳定喘汤每用于痰热哮喘,甚有效验。

王延泉学术特色临证验方

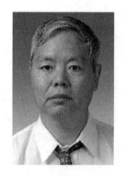

王延泉,男,1955年3月出生,山东济南历城人,副主任医师、副教授,已从事中医儿科临床科研及教学工作四十余年。曾任农工民主党济南市中医医院支部主委(2003—2007年),济南市中医儿科专业委员会副主任委员,山东省中医药学会儿科专业委员会委员。

他擅长治疗顽固性咳嗽、哮喘、肺炎、小儿鼻病、胃肠病及小儿遗尿、过敏性紫癜及抽动症等儿科常见病及疑难病症。

发表《蜂房治疗小儿鼻病》《藿连二陈汤治疗小儿急性胃炎60例》等论文十余篇。主持研究"清肺止咳合剂治疗肺热咳嗽"项目,成功开发研制出医院自制剂清肺止咳合剂(第1位);"乳蛾解毒合剂治疗小儿扁桃体炎的临床及实验研究"1995年获济南市科学技术进步奖二等奖(第3位);"泻肺止咳合剂治疗小儿痰热咳嗽的临床及实验研究"2000年获济南市科学技术进步奖三等奖(第3位)。

一、从医经历

我出生在历城农村,高中毕业后因卫生室缺人进入村卫生室,开始了我的行医之路,当了三年赤脚医生,我从对医学一无所知,到能够初步处理农村常见病。1975年进入济南卫生学校学习中医,1977年毕业分配来到济南市中医医院儿科工作,在侯汉忱、傅纯瑜等儿科前辈的言传身教下,通过自己的努力,迅速进入角色,成了一名受患儿及其家长们喜爱的儿科医师。中专毕业两年后,1979年又考入山东中医学院夜大,通过四年学习,研读中医经典著作,奠定了坚实的中医学基础,进一步提高了理论水平和科研能力。曾在济南市儿童医院进修一年,提高了应急能力和水平。

在工作中遇到问题,就带着问题看书,儿科古典著作,如钱乙《小儿药证直

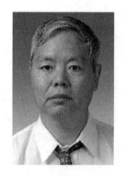

诀》、吴谦《医宗金鉴·儿科心法要诀》、陈复正《幼幼集成》,以及近代儿科医家的著作,如董廷瑶的《幼科刍言》、朱良春的《虫类药的应用》、蔡化理的《中西医结合儿科试用新方》等书籍,对我启发很大,有疑惑就向上级医师请教,解决问题的能力不断提高,逐步形成了自己的学术观点,在临证实践中彰显出技术特色。

二、学术特色

（一）清肺止咳合剂治疗风热痰咳证

20世纪80年代末由于门诊患儿太多,为了临床需求,我总结了多年的临床实践经验,结合自己的心得体会,研制出了清肺止咳合剂,一直应用至今,现已成为济南市中医医院的名牌制剂,为众多患者解除了病痛,收到良好效益。

小儿因体质因素而易于感邪,且感邪后易于郁而化热生痰,咳嗽、咯痰、身热面赤唇红、口渴、小便黄、大便干、有肺部啰音、舌红苔黄脉滑等风热痰咳证临床上最常见。

清肺止咳合剂方中君以黄芩清肺热;臣以麻黄、僵蚕搜风开郁、宣肺止咳平喘,杏仁、川贝、葶苈子化痰止咳;佐以金银花、桑白皮、鱼腥草、白花蛇舌草助黄芩清肺解毒,桔梗、枇杷叶助麻黄调畅肺气,车前草利湿清肺,虎杖、瓜蒌、牛蒡子清热通便,使大小便通、给邪出路;使以甘草调药解毒。共奏疏风清肺,化痰止咳之功。

清肺止咳合剂由济南市中医医院制剂室生产,批准文号:济卫药制(99)FC008—17,小于等于3岁每次50mL,大于3岁每次80mL,8～14岁每次服100mL,日3次,7天为1个疗程。治疗100例痰热咳嗽患儿,治愈64例,显效27例,好转6例,无效3例,总有效率97%。

【病案举例】

女,42岁,1998年12月6日初诊。

发热,咳嗽2天,无明显受寒史,出现鼻塞,流涕,咽痛,咳嗽,自服感冒药诸症不减,出现发热,恶寒,咽肿痛,咳嗽声嘶,吐白色黏痰,乏力,体温39.2℃,咽红,扁桃体无肿大,胸片示双肺纹理增多,中医辨证属表寒里热型感冒,给予清肺止咳合剂治疗,首剂150mL,温热后顿服,捂被发汗,1次即退热,后嘱以100mL,每日3次,口服第2天热度降至38℃以下,诸症略减,连用4天痊愈。

（二）过敏性咳嗽的诊疗经验

过敏性咳嗽，也称"咳嗽变异性哮喘"，是支气管哮喘的一种类型。支气管哮喘是由多种细胞参与的气管慢性炎症，过敏性咳嗽的临床表现为咳嗽时间长达2个月以上，以干咳为主要表现，晨起及活动后咳嗽重，用抗生素治疗无效，但用止咳药症状可缓解，平素有过敏性体质如过敏性鼻炎或湿疹。

西药治疗：主要是用平喘药如美普清等以及抗过敏药如酮替芬，还可针对气管的慢性炎症用激素吸入疗法如布地奈德等吸入，以治疗气管慢性炎症、降低气管的高反应性。

中医治疗：热证者，见咳嗽干咳少痰，口干，舌红苔黄。治疗以清热平喘，润肺止咳，药用炒白果、炙桑白皮、川贝母、炒地龙、黄芩等。虚证者，见干咳少痰，活动后加重，身疲无力。治则为益气养阴，敛肺止咳，药用沙参、麦冬、五味子、川贝母、炙桑皮、炙甘草等。平素有过敏性鼻炎者，在上方的基础上加黄芪、白芷、防风、辛夷、乌梅。有湿疹或荨麻疹者，在上方的基础上加苦参、地肤子、蝉蜕、牡丹皮。

（三）重视哮喘缓解期的治疗

很多家长只重视哮喘发作期的治疗，而忽视缓解期的治疗，导致哮喘反复发作。中医认为，哮喘的病因为肺脾肾功能不足，致痰浊内生。因此，补调脾肺、益肾固本为哮喘缓解期的主要治法。

如肺气不足，常表现平常动则汗出较多，容易感冒，咳声无力。治疗以益气固表为主，常用玉屏风散加减，药用黄芪、炒白术、防风、麻黄根等。

如面黄肌瘦，纳呆食少，大便稀溏，身疲倦怠，为脾气虚弱，应健脾益气，方用四君子汤加味，药用党参、白术、云苓、山药、陈皮等。

如平素动则气喘，耳鸣腰酸，身矮佝偻，常为肾气亏损，治以补肾纳气，常用都气丸加减，药用冬虫夏草、熟地黄、山药、五味子等。

如平素有过敏性鼻炎患儿应积极治疗鼻炎，可在上方中加入苍耳子、辛夷、乌梅等。

如有湿疹、荨麻疹等皮肤过敏者可在上方中加入地肤子、蝉蜕等。

总之，哮喘缓解期治疗甚为重要，通过一段时间的调补往往能起到扶正固本、健脾益肺的功效，减少哮喘的复发，或可治愈。

（四）小儿厌食症诊疗经验

小儿厌食症临床表现为：长期不欲饮食，见食不贪，甚或拒食、强食则呕等。其成因与以下因素有关：①甜食或寒凉食物摄入过多，如喜食巧克力或糖果，此类食物热量过高，抑制食欲中枢。②精神心理因素，如进食气氛不愉快，边吃边玩注意力分散，强迫喂食，产生逆反心理，环境改变等因素皆可导致厌食。③体内缺乏微量元素锌。缺锌影响了味觉和食欲。④其他因素，如药物。一些药物会刺激或损害肠胃造成厌食。小儿厌食症的治疗：①改变不良的饮食习惯。如少进食高热量的甜食及寒凉食物，纠正边吃边玩的饮食习惯，不可强迫进食，创造良好的进食气氛，增加食物的花色品种以促进其食欲。鼓励孩子多进食以增加胃容量。②适量补充微量元素锌及其他维生素如复合维生素 B。③中医治疗小儿厌食症方法较多且疗效好。a. 推拿：可在专业医师指导下自己给孩子推拿。b. 中医药治疗：如属脾气不调可用运脾和胃法，药用苍术、山楂、石菖蒲、山药等；如属胃阴不足治以滋阴益胃，药用沙参、麦冬、山药、石斛等；如属脾胃虚弱者治以健胃益气，药用党参、白术、山药、陈皮、甘草等。

（五）蜂房治疗小儿鼻部疾患经验

蜂房为胡蜂科昆虫胡蜂和大黄蜂的巢，性味辛平，归胃经，主攻毒、祛风、止痛。古人认为本品有毒，但我们临床应用多年未发现不良反应，其疗效可靠。临床上鼻炎、鼻窦炎多继发于感冒之后迁延不愈。因鼻为肺窍，外邪犯肺，致窍道不利，故长期流涕，或清或浊，或为脓性鼻涕、鼻塞、不闻香臭；肺热壅盛，邪热溢脑，可表现为头痛、头晕。蜂房开窍、祛风、解毒，且体轻上浮，专攻窍道，正合鼻炎、鼻窦炎之病机，故临床应用每每奏效。

1. 急性鼻炎　治疗以散风邪、通鼻窍为主。属风寒者，鼻流清涕，鼻塞轻，鼻黏膜肥厚水肿，以蜂房配伍苍耳子、辛夷、鹅不食草、防风、麻黄等。风热者鼻塞重，流浊涕，头痛，鼻黏膜充血，以蜂房配伍辛夷、薄荷、野菊花、金银花、黄芩等。

2. 慢性鼻窦炎　常伴有头痛、记忆力下降，副鼻窦区有压痛，X 线显示副鼻窦炎性征象。中医认为系胆热移脑，治以化浊通窍排脓。常用蜂房配鱼腥草、藿香、野菊花、胆草、生苡仁、败酱草、黄芪等。

3. 过敏性鼻炎　常伴喷嚏，流稀水涕，一般多能查出过敏原。治疗方法以益卫固表、敛肺抗敏为主。以蜂房配伍黄芪、防风、桂枝、蝉蜕、乌梅等，常有良效。笔者曾以上述方法为主治疗过敏性鼻炎10例,皆取得良好的效果。

4.鼻息肉 以本药配伍生苡仁、皂刺、乌梅、半枝莲、浙贝母、夏枯草长期服用,有一定的疗效。

【病案举例】

王某,男,9岁,反复鼻塞,流浊涕2年余。每次发病均因感冒诱发,感冒渐复而流浊涕不止,伴鼻塞、不闻香臭、头痛等,常迁延1～2个月,曾拍片示鼻窦炎。诊见鼻甲肥大,鼻黏膜肥厚,充血,上额窦压痛(＋),舌质红,苔黄,脉数。辨为风热外感、肺热炽盛、浊毒壅鼻。治以化浊通窍,解毒排脓。予蜂房10g,鱼腥草15g,藿香10g,野菊花15g,胆草9g,生苡仁15g,败酱草15g,黄芪15g。服6剂后诸症皆消。继服20剂巩固疗效,随访1年未再复发。

三、临证验方

(一)柴胡藿连汤治疗湿温邪犯少阳证

柴胡藿连汤:柴胡9g,黄芩9g,清半夏9g,生姜9g,蒲公英15g,苏叶9g,黄连3g,藿香9g,厚朴6g,陈皮9g,竹茹9g,甘草6g。水煎服,1日1剂。

湿温邪犯少阳证:湿温初起,发热起伏,恶心呕吐,涕嚏阵作,舌质红,苔薄黄腻,脉细数。

自拟柴胡藿连汤由小柴胡汤、藿香正气散、苏叶黄连汤加减组成,能够和解退热,芳香化湿,治疗胃肠型感冒,取得了很好的疗效,能够迅速止吐退热,胃肠症状缓解较快。

【病案举例】

钟某,女,6岁。2014年11月11日初诊。

发热、呕吐、精神不振3天。已在外院查肺炎支原体抗体呈阳性,血细胞分析中白细胞计数增高,予静滴阿奇霉素等药物治疗两天。现仍涕嚏阵作,身热起伏,高达38.7℃,呕吐频繁,吐物为黏稠,量少,小便少而色黄,精神不振。咽红,双肺呼吸音粗,心率120次/分,腹软,舌质红,苔薄黄腻,脉细数。诊为湿温邪犯少阳证,治宜和解少阳,芳化湿浊。处方:蒲公英15g,柴胡9g,黄芩9g,清半夏9g,苏叶9g,黄连3g,藿香9g,厚朴6g,陈皮9g,竹茹9g,甘草6g,生姜9g。取3剂,水煎少量频服,1日1剂。

2014年11月17日,患儿母亲送来锦旗,说患儿服了一次药就不吐也不发热,服完一剂药就精神大振,药没服完病就好了。锦旗上写着:"赠王延泉医生医术高明妙手回春"。

（二）清肺虎杖桃仁汤治疗支气管肺炎痰热闭肺证

支气管肺炎又叫小叶性肺炎，因外邪犯肺，郁而化热，肺热炎炎，炼液生痰，痰热郁结而致。在多年的实践中发现，邪、热、痰、瘀为其主要环节，痰热闭肺证症见壮热多汗，口渴欲饮，口唇发绀，烦躁，咳嗽气喘，气急鼻煽，喉中痰鸣，腹满便结，尿赤短涩，舌质红、苔黄腻，脉滑数或洪数，指纹紫赤。治疗以宣肺清热、泻腑平喘、活血化瘀为关键。

清肺虎杖桃仁汤：炙麻黄 6g，杏仁 9g，生石膏 30g（先煎），桔梗 9g，芦根 15g，黄芩 9g，虎杖 18g，桃仁 9g，丹参 12g，葶苈子 9g，生大黄 3g，生甘草 3g，山栀 9g，知母 9g，鱼腥草 15g，紫苏子 9g，地龙 9g，枳实 9g，赤芍 12g。水煎服，1 日 1 剂。对于重症配合支持疗法及对症处理。

宣肺首选炙麻黄，桔梗为必用之药，伍用杏仁、葶苈子、苏子等药，有宣有降，尤善于宣畅肺气、降逆平喘，其中桔梗还兼有清肺热、解毒排脓之功。

清肺热重用生石膏、黄芩、芦根。生石膏辛寒大清肺热，用量可达到 30g；黄芩苦寒大泻肺热，高热时用量 10g 以上。芦根具有清肺热，利肺中湿气之功能。三药早期即可使用，极期应足量使用，后期黄芩、生石膏宜慎用，以防损伤小儿之阳气，影响康复。

通利三焦必用山栀。

肺与大肠相表里，肺气不降，腑失通畅，两者每多互相影响。早期应用通腑泻下药如生大黄（后下），配合宣畅肺气，以减轻肺之壅塞，常可收到良好的退热涤痰、降气平喘之功效，用量在 3～9g，一般用 3 天，不宜过用。

《血证论》曰："瘀血乘肺，咳逆痰壅。"肺主气，心主血，肺朝百脉，与心相通，共同推动血液循环。由于痰热闭肺，气滞血瘀，可使病情加重或影响疗效。临床早期使用虎杖、桃仁、丹参等活血化瘀药，可以促进炎症吸收，缩短疗程，提高疗效，亦可抑制血小板聚集，改善肺部微循环，减少弥散性血管内凝血（DIC）的发生。

（三）车虎苇茎汤治肺炎后期啰音难消正虚邪恋，痰血内阻证

小儿肺炎发病是内外因共同作用的结果，病位与肺、脾、肾三脏密切相关。

恢复期为正气不足，外邪犯肺，肺炎啰音难消，其病机有三：一是痰浊留恋，一是瘀血内阻，一是正虚肺损。

正虚邪恋,痰血内阻证:肺炎患儿经治疗1周后,仍有不少患儿迁延不愈、啰音不消、咳嗽不止、出汗多、胃纳差、舌质淡红偏暗,苔白腻,脉滑。

车虎苇茎汤:虎杖15g,车前草、芦根、薏苡仁、冬瓜仁、鱼腥草、黄芪、沙参各12g,葶苈子、丹参各9g,桃仁6g。以上药物水煎服,取汁150~250mL,分3次服,日1剂,10天为1个疗程。

虎杖苦寒,活血化瘀,清热解毒利湿,化痰止咳,切中以上三种病机,配伍车前草利水清肺化瘀,增加虎杖祛除痰浊的能力。二药配伍,肺炎日久者用之,效果明显增强。现代药理研究证实,虎杖对肺炎双球菌及病毒有明显抑制作用,可改善微循环和肺淤血,促进炎症的吸收。苇茎汤清肺化痰逐瘀,《成方便读》曰:"其通瘀化痰之力,实无所遗"。桃仁增活血化瘀之力且止咳。沙参既益肺气,又益肺阴,兼能祛痰,和黄芪配伍补肺扶正益气养阴。丹参活血化瘀,改善肺部瘀血。鱼腥草、葶苈子清肺解毒涤痰。全方扶正益气、祛瘀化痰、达到消除啰音的目的。

本方具有良好的扶正益气、祛瘀化痰功效,能明显改善肺淤血,促进干湿啰音吸收。使用车虎苇茎汤治疗32例小儿肺炎后期啰音难消,证为正虚邪恋、痰血内阻的患儿,总有效率为93.7%。

【病案举例】

魏某,女,5岁。1995年2月16日初诊。

来诊前曾在省级医院诊断为"支气管肺炎"住院抗炎及对症治疗20天。来诊时患儿轻咳、有痰、乏力、纳差、二便正常,查体:T 36.5℃,一般情况尚可,面色萎黄,咽红,心(—),双肺呼吸音粗,右肺底仍可闻及较密集的干湿性啰音,腹软,肝脾未及,舌质淡红偏暗,苔白腻,脉滑。查血Hb 95g/L。证属气虚血瘀,痰浊内阻,以车虎苇茎汤三剂水煎服。19日二诊时偶咳,右肺底可闻及少许干啰音及大水泡音,继服三剂,症状消失,纳增,肺部啰音全部消失。

(四)温胆平肝化痰方治抽动—秽语综合征痰热肝风扰神证

温胆平肝化痰方:橘皮12g,茯苓12g,白芍12g,枳实12g,竹茹12g,地龙12g,半夏6g,全蝎6g,钩藤6g,生姜3片。水煎服,每日1剂。

儿童抽动—秽语综合征痰热肝风扰神证:反复不自主的眨眼、皱眉、噘嘴、耸肩、踢腿、扭体、秽语,舌质红苔黄腻,脉弦滑。

【病案举例】

张某,男,8 岁。1992 年 4 月 12 日初诊。

患儿抽动、秽语 2 年。开始时呈不自主的眨眼、皱眉、噘嘴等,服氟哌啶醇等药治疗,仅见效一时,以后逐渐发展到耸肩、踢腿、身体扭转,少则一日十余次,多则上百次,且情绪紧张时加重,抽搐发作时口中秽语,有时刻板模仿他人,学习成绩明显下降,自信心差,有意躲避他人,食纳欠佳,大便偏干,小便正常。舌质红、苔黄腻,脉弦滑。证属痰热内闭,肝风内动,扰及神明。以温胆汤加平肝息风之品。药用橘皮、云苓、白芍、枳实、竹茹、地龙各 12g,半夏、全蝎、钩藤各 6g,生姜 3 片。7 剂,每日 1 剂。

4 月 19 日二诊:患儿抽搐次数明显减少,发作时口中无秽语,精神状态较前好转且食欲增加,上方去生姜,加菖蒲 12g。继服 7 剂。

4 月 26 日三诊:患儿喜笑颜开,自诉服第 12 剂后未再发生抽搐,口中无秽语,学习时头脑清醒,要求巩固治疗。效不更方,继服 7 剂。

随访三年,患儿未再发生抽搐,学习成绩大有长进。

按:该病多属于肝风夹痰。怪病多痰,痰扰神明、蒙蔽清窍则口中秽语,学习不佳。参合舌脉辨为痰热,故用温胆汤清热化痰,理气和胃;"诸风掉眩皆属于肝",肝风内动,筋脉失和则抽搐频频,非平肝柔肝非其治也,故用钩藤清肝平肝、息风止痉,白芍养血柔肝、缓急止痛,一刚一柔,相得益彰;全蝎、地龙皆为虫类搜风之品,功效清热息风止痉,动物实验证实有明显抗惊厥、止痛作用,二药可加强钩藤平肝息风之用。全方具有化痰息风,平肝镇痉之功。

(五)藿连二陈汤治疗小儿急性胃炎

胃热呕吐证:呕吐,伴腹胀痛,恶心、纳呆,腹胀,胃脘部压痛,无反跳痛及肌紧张,舌质红、苔黄腻,脉滑数。

藿连二陈汤:藿香 9g,陈皮 9g,蒲公英 9g,半夏 9g,生姜 3 片,竹茹 6g,川朴 6g,苏梗 12g,川黄连 5g。腹痛重加杭白芍、木香;腹胀者加枳壳、炒莱菔子;夹食滞加焦三仙、鸡内金;口渴加石斛、玉竹。每日 1 剂,水煎 100～200mL,分数次少量频服。

【病案举例】

患儿,男,4 岁,1997 年 6 月 6 日初诊。

呕吐 1 天。因过食不洁食物致呕吐频繁,今天已呕吐 8 次,为胃内容物,伴腹胀痛,恶心、纳呆。查体:精神差,腹胀,胃脘部压痛,无反跳痛及肌紧张,舌质红、苔黄腻,脉滑数。诊断为急性胃炎,证属胃热呕吐,治以清热和胃降逆止呕,予藿连二陈汤原方 3 剂,患儿仅服 1 剂,竟豁然而愈。

按:急性胃炎为儿科常见病,多属中医的呕吐、胃脘痛等范畴。病因多责之于饮食不节或不洁,致湿热壅结中焦,气机不利,气逆于上,胃失和降而见呕吐、腹痛、腹胀等。病机十九条曰"诸逆冲上,皆属于火;诸腹胀大,皆属于热;诸呕吐酸……皆属于热",故清热和胃,降逆止呕为主要治法。

方中陈皮、半夏、藿香理气降逆和中,黄连、蒲公英清热消炎,现代药理研究表明以上二药对急性胃炎致病菌如金黄色葡萄球菌、沙门氏菌属具有明显抑制作用;苏梗、川朴理气宽中除痞;竹茹、生姜专于止呕,全方共奏清热和胃、降逆止呕之功。

(六)小儿调胃散治疗婴幼儿腹泻

小儿调胃散为我院儿科协定处方。

药物组成:炒山药、炒扁豆、云苓、炒六曲、半夏、藿香、炒谷麦芽、陈皮、木香组成。每次服 0.5~1g 每日 3 次。

【病案举例】

李某,男,9 个月,1996 年 12 月 5 日初诊。

其母诉,腹泻 3 天,日泻 8~9 次,呈稀水便及蛋黄汤样便,不吐,纳乳少,小便次数略减少,精神可,营养发育一般,腹软,肛门不红。舌质红,苔白,指纹紫。大便常规:脂肪细胞 +++。诊断为婴幼儿腹泻,证属寒湿夹食。即给予小儿调胃散,每次 0.5g,每日 3 次。服药 3 天后复诊,大便正常成形,改为每日 1 次,大便常规正常。

按:婴幼儿腹泻为儿科常见疾病,多由轮状病毒感染所引起,又称秋季腹泻。中医认为本病为外感风寒湿热邪毒,又为饮食所伤,造成脾胃功能失常,运化失常所致。方中以藿香、陈皮、半夏祛湿化浊,其中藿香又能散邪;山药、扁豆、云苓以健脾,此三药补而不滞,又能利湿;谷麦芽、六曲以消食和中,全方共奏利湿健脾、消食和中之功。正切婴幼儿腹泻之病机,故对婴幼儿腹泻的疗效较好。

(七)尿路感染

患儿,女,4 岁,2005 年 4 月初诊。

主诉:小便次数多 1 个月,1 个月前患儿因尿频、尿急、尿痛、发热。在西医院诊治,查尿常规:白细胞＋＋,红细胞＋＋,蛋白＋,尿培养细菌阳性,腹部 B 超未见异常。诊为"泌尿系感染",给予头孢类消炎药静点 7 天,后又口服呋喃胆啶半月,热退,尿痛、尿急消失。但仍小便次数多,多次查尿常规,红细胞时有时无,来我院诊治。患儿仍尿频,尿量正常,乏力,面色苍白,纳呆,大便调,舌质红,苔黄腻,脉滑数。查尿常规:红细胞＋。尿路感染是儿科常见的泌尿道疾病,湿热下注型常见,此患儿病程 1 个月,仍有尿频,结合其他症状、舌苔脉象,辨证属虚实夹杂,湿热未尽,脾肾已虚,正虚邪恋。治以清热利湿,补益脾肾,扶正祛邪,药用八正散加减。萹蓄 10g,瞿麦 10g,通草 6g,滑石 15g,车前草 6g,竹叶 6g,蒲公英 15g,白花蛇舌草 15g,炒栀子 6g,山药 10g,菟丝子 9g,益智仁 9g,白茅根 15g,大小蓟各 10g。水煎服,日 1 剂。

二诊,诸症减轻,查尿常规仍有红细胞少许。考虑久病入络,络脉损伤,血不循经,溢于脉外而成瘀,在上方基础上加活血化瘀止血之品,去车前草、竹叶、通草,加丹参 12g,茜草 10g。3 剂,水煎服。

三诊,患儿已无尿频,精神好,无乏力,纳增,舌红,苔黄略腻。查尿常规,未见异常。继以活血化瘀止血,补益脾肾固本。药如下:黄柏 6g,白茅根 15g,泽兰 6g,益母草 10g,土茯苓 10g,蒲公英 15g,丹参 12g,山药 10g,益智仁 9g,菟丝子 10g,枸杞子 10g,白术 10g,扁豆 10g。水煎服,日 1 剂。

按:现代药理研究证实,活血化瘀药能改善微循环,促进炎症吸收,清热解毒药(如蒲公英、金银花、土茯苓、白花蛇舌草)能消炎抗病毒。所以应用中药治疗本病效果较好。

(八)舌下囊肿

男,10 岁,1997 年 9 月 1 日就诊。

半年前无明显诱因舌下忽生肿物,在当地医院诊为舌下囊肿,并手术摘除。术后 3 天肿物复渐长出,状如前,遂来我院治疗。查见患儿虚胖,舌下系带一侧有一肿物,突出于舌根之外,呈圆形,不红,无触痛,大小约 1.5cm×2cm。舌尖红,苔黄略腻,脉缓。根据患儿舌苔脉象,及平素喜食肥甘油腻之物,辨证为湿热蕴积心经,发于舌下。治宜清热燥湿、化痰散结,方予二陈汤、导赤散加味。药用:陈皮 9g,清半夏 9g,茯苓 15g,白芥子 6g,生地黄 12g,竹叶 6g,通草 6g,生薏苡仁 30g,白花蛇舌草 15g,生牡蛎 15g,夏枯草 10g,浙贝母 9g,黄连 3g,生甘草3g。水煎服,日1剂。服药6剂。

复诊,见肿物略减,约1.5cm×1.5cm,余同前。上方去浙贝母、夏枯草,加泽泻9g,继服6剂。

三诊,舌下囊肿渐消。上方加皂刺、赤芍各10g,半枝莲15g以加强清热散结之效。继服16剂舌下囊肿完全消失如常人。随访半年未复发。

按:舌下囊肿,《医宗金鉴》载:"痰包每在舌下生,结肿绵软似匏形,痛胀舌下妨食语,火稽痰涎流注成。"指出"痰包"(舌下囊肿)乃痰湿蕴积,心经郁热所致。舌为心之苗,心开窍于舌,又足太阴脾经循行于舌,连舌本,散舌下。患儿舌尖红,示心经有热,苔黄略腻示脾有湿热故投二陈汤、导赤散加味。用二陈汤燥湿化痰,为正本清源之法;导赤散加黄连,使湿热从小便而去,又能清心经之火;白芥子善去皮里膜外之痰,薏苡仁清热利湿,牡蛎、夏枯草、浙贝母、皂刺、赤芍、半枝莲、白花蛇舌草均具有软坚化痰、散结解毒消肿之效。诸药相伍,共奏清心热、燥脾湿、散痰结之功。药证相符故病除。

刘淑梅外治贴敷冬病夏治经验

刘淑梅,女,1955 年 5 月出生,山东济南人,已从事中医儿科临床科研及教学工作 40 余年,曾师从傅纯瑜学习中医儿科,曾任济南市中医医院儿科小儿外治专科主任,副主任医师,山东中医药大学兼职副教授。2000 年始主持开展了儿科外治、贴敷疗法,特别是引领冬病夏治三伏贴形成了规模效应。

她擅长小儿外治、穴位敷贴治疗小儿感冒发热、外感咳嗽、急慢性扁桃体炎、病毒性心肌炎、小儿哮喘、支气管肺炎、厌食、胃炎、腹泻等病症。

作为第三位主要研究人员承担的山东省卫生厅科研课题"退热宝治疗小儿发热的临床与实验研究"获山东省科技进步三等奖及济南市科技进步二等奖。

一、中医外治疗法概述

中医外治技术有数千年的历史。

中医外治法,是与内服药物治病相对而言的治疗方法,泛指运用中医基础理论为指导,除口服药物以外,施于体表皮肤(黏膜)或从体外进行治疗的方法。中药外治法、针灸和推拿均属中医外治法范畴。

中医外治法疗效独特、作用迅速、历史悠久,具有简、便、廉、验之特点。治疗范围遍及内、外、妇、儿、骨伤、皮肤、五官、肛肠等科,与内治法相比,具有"殊途同归,异曲同工"之妙,对"不肯服药之人,不能服药之症",尤其对危重病症,更能显示出其治疗之独特,故有"良工(高明的医生)不废外治"之说。"工欲善其事,必先利其器",若能掌握一定的外治理论和方法,则在内服药物治病之外又增一技,定能开阔思路,提高临床疗效。

中药外治法,就是采用中药制剂,通过皮肤的渗透吸收,进入体内有病部位,达到治疗的目的。

中药外治法与内服法有殊途同归、异曲同工之妙,吴师机云:"外治之理,亦即内治之理,外治之药,亦即内治之药,所异者法耳。"故中医外治疗法亦遵循整体观念、辨证论治的原则。

人体是由内、外、上、下、里、表和四肢百骸、皮毛组成的一个整体。中药外治法使药物经皮肤透入,黏膜吸收,经络传导,无针刺之痛,无服药之苦,又无手术对身体的损伤,是"简、便、廉、验"的治病之术。

贴敷疗法,是以中医基本理论为指导,应用中草药制剂,施于皮肤、孔窍、腧穴及病变局部等部位的治病方法,属于中药外治法。

贴敷疗法是中医治疗学的重要组成部分,并较内治法更为简便、实用,是我国劳动人民几千年来在同疾病作斗争中总结出来的一套独特的、行之有效的治疗方法。

贴敷疗法通过药物直接作用于患处,并透皮吸收,使局部药物浓度明显高于其他部位,药效较强,简便易学,作用迅速,容易推广,使用安全,不良反应极小,乐为患者接受。尤对老幼虚弱之体,攻补难施之时或不肯服药之人,不能服药之症,更有内服法所不具有的诸多优点。因而贴敷疗法从古至今一直备受医家关注,历经千年而不衰,证明了其强大的生存能力和可靠的疗效。

小儿贴敷疗法行之有效。

由于小儿机体抵抗力低下,易感外邪,小儿大多拒服药物,服下后又易吐出;再加上小儿脾胃功能薄弱,内服药物易损伤脾胃引起厌食、腹痛、呕吐诸症。

根据小儿肌肤薄嫩、外用药物易于吸收的特点,选用药物贴敷,除能使药力直达病所发挥作用外,还能使药性通过皮毛腠理由表入里,以调节气机,祛除邪气。小儿贴敷疗法是一种行之有效且不良反应很少的治法。

二、穴位贴敷疗法概况

(一)古代概况

穴位贴敷药物的载述,最早可以追溯到湖南长沙马王堆三号汉墓出土的帛书《五十二病方》。属于保健的:取楂、姜、椒、皂荚等辛香温热之品,制丸后纳入脐中,有益精延寿之效。属于治疗的:将芥子捣烂外敷头顶部(相当于百会)的外治法。表明早在春秋战国时期已在应用本法。

《内经》中的外治法：《内经》中药物治疗的内容虽少，但也有中药外治法的记载。如《灵枢·经筋》篇提到：口眼㖞斜"治之以马膏，膏其急者；以白酒和桂，以涂其缓者。"

汉代的外治法：汉代张仲景《金匮要略》有一种特殊的敷脐法，以治疗中暑病人："屈草带，绕喝人脐，使三两人溺其中，令温。亦可用热泥和屈草……"华佗在《神医秘传》中治脱疽"用极大甘草，研成细末，麻油调敷极厚，逐日更换，十日而愈"。

晋代的药物贴敷疗法应用已相当普遍。一般认为，明确提到并记载较详的当推葛洪的《肘后备急方》。书中已有穴位贴敷治病的多方载述："治寒热诸症，临发时，捣大附子下筛，以苦酒（即醋）和之，涂背上。"并常用阿是穴作为外敷药物之处，如毒蛇咬伤"捣蕹敷之"。

隋唐时期比较重视刺激性药物的穴位贴敷。如《备急千金要方》提到："用旱莲草椎碎，置于掌上一扶（指食指、中指、无名指、小指并在一起的长度），当两筋中（相当于间使穴），以古文钱压之，系之以故帛，未久即起小疱，谓之天灸，尚能愈疟"。亦有非刺激性药物穴位贴敷的内容，如《外台秘要》就有较多脐疗方法的载述。

宋代多种医学著作诸如《太平圣惠方》《圣济总录》《普济本事方》《南阳活人书》都有穴位贴敷疗法的记载。如《普济本事方》中指出："治妇人生产数日不下及胞衣死胎不下者。""用蓖麻子七粒，去壳研如泥，涂足心（相当于涌泉），才下，便急洗之。"并介绍一病例。又如《南阳活人书》，以葱白烘热敷脐上，治"阴毒腹痛；厥逆唇青卵缩，六脉欲绝者"。

明代对穴位药物贴敷法收载较多的是李时珍的《本草纲目》一书。如"水气肿满，大蒜、田螺、车前子等分，熬膏摊贴剂中，水从便溺而下，数日即愈。象山民人患水肿，用此有效"。证明贴敷之法来自民间，但确有效验。另如以磁石末调面敷于囟上（百会）治"脱肛"。用吴茱萸贴足心（涌泉）治疗口舌生疮等。

清代是我国传统穴位贴敷疗法普遍应用和全面总结时期。官方著作如清政府组织撰写的《医宗金鉴》，就有采用葱白捣烂加麝香少许敷脐，加以冷热刺激，治疗小便癃闭点滴难出。民间如赵学敏的《串雅内编》和《串雅外编》二书，广泛收集了民间走方医的治疗经验，其中就有不少穴位贴敷的验方。

清代可以说是中药外治方法较为成熟的阶段。其中以《急救广生集》《理瀹骈文》等中药外治专著的问世为代表,以较为完整的理论体系成为贴敷疗法成熟的标志。

《急救广生集》清·程鹏程纂辑,刊行于1805年,是我国第一部外治专书,汇集了清·嘉庆前千余年的外治经验,其中穴位贴敷法,有何首乌贴脐治自汗、五倍子贴脐治盗汗等。

《理瀹骈文》中最值得一提的是晚清外治宗师吴师机一生外治经验的总结,集历代诸多外治法之大成,通过反复医疗实践,全面系统地进行了总结,升华成理论体系,撰写成书。

吴师机的"内病外治"分三焦分治法和膏药法。上焦之病、中焦之病和三焦之病,病在外者贴敷局部,病在内者贴敷要穴;病在局部者贴敷局部,病在广泛者贴敷要穴。中焦之病"以药切粗末炒香,布包敷脐上为第一捷法"。一贴膏药可以拔毒外出,抑邪气以内消,调升降、安五脏、通营卫、培元气。"调节经脉""平衡阴阳",百试不爽。

神阙穴,生命之门可重新开启。吴师机说:"病在内者敷要穴、病之广泛者敷要穴。"要穴是何处? 就是神阙,俗称肚脐眼。神阙是生命之门。《经穴名考》:神是心灵、是生命力,阙是君主居城之门。古人认为,神阙无所不至,通达气机,补虚泻实,可升可降,能培补人之正气,调节脏腑阴阳。现代解剖学可见,肚脐周围皮下脂肪少,角质层稀薄,脐下两侧有腹壁下动脉、下腔动脉,腹网膜布有丰富的毛细血管网络。药物通过表皮毛孔、汗腺、脂肪腺,以及细胞间隙或表皮角质细胞、细胞间质等多种途径被吸收并输布全身。

吴师机自制膏药治病救人。每天求病之人"地去一二百里,人来五六十船",多则月内有两万余人登门求治。膏药治病简便,收费低廉,有时竟一帖而愈,被赞誉为"吴一帖"。

《理瀹骈文》,原名《外治医说》,分为"略言""续增略言""理瀹骈文"和"存济堂药局修合施送方并加药法"四大部分。"略言"和"理瀹骈文"两部分成书并刊于清同治三年(公元1864年),初名《外治医说》,本书正文系以骈(pián)文体写成,并联系《子华子》一书所说"医者理也,药者瀹(yuè)也"的涵义,故刊行时更名《理瀹骈文》。后于清同治九年、十一年分别增补撰入"存济堂药局修合施送方并加药法""续增略言"等内容。《理瀹骈文》的问世,标志着中医外治体系的发展与成熟,对后世中医外治法的发展产生了重要影响,对现代中医临床和科研工作也同样具有重要的参考和研究价值。

《理瀹骈文》对穴位贴敷疗法的作用机制、药物选择、赋形基质、用法用量、操作方法及注意事项等,都做了详细介绍。载有穴位贴敷的各种剂型,诸如膏、丹、丸、散、饼、栓、泥等以及各种验方,从中医学辨证论治的角度进行了颇为精辟的阐述。如"膏药贴法,不专主一穴""膏药治太阳经外感,初起以膏贴两太阳、风池、风门、膻中穴,更用药敷天庭"(《理瀹骈文·略言》)。把贴敷疗法治病的范围推广到内、外、妇、儿、皮肤、五官等科,往往"效如桴鼓"。

(二)现代概况

药物穴位贴敷疗法在现代的发展并不平衡,在 20 世纪 50 年代,基本上仍局限于民间。但已引起了一些针灸家的注意,出现具有一定数量病例观察的临床报道。这种情况一直持续到 60 年代。

70 年代,穴位贴敷疗法被正式列为针灸诸多疗法中的一种。广泛应用于慢性支气管炎、支气管哮喘、咯血、肺结核病、面神经炎,以及多种小儿科病症。前者主要是从民间流传方法中进一步提高、发展的结果;后者,则因为药物穴位贴敷,无疼痛无创伤,极少有不良反应,故易为儿童患者所接受。

透皮给药是指药物以一定速率通过皮肤经毛细血管吸收进入体循环产生药效,发挥治疗作用。区别于口服、肌注、静脉滴注等给药方法,被誉为第三大给药途径。现代透皮给药理论是 20 世纪 80 年代初提出的。其目标为:通过皮肤给药达到治疗局部和全身疾病。这一理论自提出后得到了不断地丰富和发展,各种新技术、新方法、新产品不断涌现,临床应用越来越广泛,体现出了在口服、注射后第三种给药方式的地位。

经皮给药途径避免了胃肠道因素的干扰和降解作用,减少了个体差异和不良反应,同时也避免了注射给药的潜在危险和痛苦。解决了小儿输液困难、口服给药又不合作给医护人员和家长带来的诸多不便,是对传统皮肤用药观念的突破,值得临床推广使用。

穴位贴敷疗法的迅速发展和普及,则是近十余年的事,主要表现在以下几个方面。

1. 防治病种迅速扩大　自 20 世纪 80 年代之后,药物穴位贴敷之法,以前所未有的速度,迅速渗透到内、外、妇、儿、五官、皮肤各科。急性病如出血热、尿毒症,难治病如中风后遗症、肝硬化、糖尿病,常见病如冠心病、高血压之类,罕见病如汉特综合征等,均可用本法治疗。

2.穴位贴敷疗法防治病种在增长 穴位贴敷疗法,除有良好的治疗效果外,尚有独特的预防作用,如对慢性支气管炎、支气管哮喘、过敏性鼻炎等呼吸道病症,采取冬病夏治、夏病冬治之法,常能收到事半功倍之效。目前,贴敷疗法已将预防对象进一步扩展至痛经、纠正胎位以预防难产等更多方面。从趋势看,穴位贴敷疗法防治病种,仍在增长之中。

3.疗效得以科学验证 ①大样本验证可重复性:就现有报道的一百余种病症看,极大部分是临床资料,少则数十例,多则数百例,甚至千例以上。不少还建立了统一的疗效评判标准,或进行远期随访等,均在一定程度上保证疗效的可靠性。②对照观察验证临床价值:在一些常见的重要疾病,诸如高血压、冠心病等,将穴位贴敷疗法与其他疗法,如中药、西药等,进行了分组对照观察,有助于肯定本疗法的实际价值。③建立指标验证客观性:这一工作,近几年做得较多,即通过建立多项指标,观察用穴位贴敷疗法之后指标的变化,从而为疗效的客观性提供依据。

4.敷药剂型不断革新 外治剂型不断涌现,利用现代工艺,使贴敷更为简便。最常见的是制成如医用胶布一样的软膏药,采用工业生产,用时只需剪下一块就行。这种贴敷剂,可专用于某一病症,亦可做成适于多种病症的。尚有一种与磁性物质合在一起,以加强药物作用的贴敷剂,亦适于遗尿、软组织损伤等十余种病症,还有采用西药或中西药结合制成敷药贴于穴位的。

5.仪器与贴敷外治协同应用 在传统贴敷的基础上结合现代技术,研制出不少以促进药物吸收为主,且使用方便的器具。利用声、光、电、磁等原理配合中药治疗,如在贴敷穴位的同时,加离子导入等。运用现代生物、物理学等方面的知识和技术,研制出新的具有治疗作用的仪器并与贴敷外治协同应用。

(三)常用剂型

1.生药剂 采集天然的新鲜生药,洗净捣烂,或切成片状,直接贴敷于穴位之上。如将桃仁、杏仁、栀子、胡椒、糯米捣烂,加蛋清,敷穴位治高血压。此法民间应用较多,近来也在一些医院中应用,价格低廉,获得较容易,方法简便,可嘱患者自己进行治疗。

2.散剂 又称粉剂,是将各味治疗需要的药物分别加工研碎成粉末,以

80～100目细筛筛过,混合拌匀而成。

本法制作简便,剂量可随意增减,药性稳定,储存时间不受限制。药物贴敷时,粉末接触面较广,易于发挥药效,且不易污染衣衫。

3.糊剂　实际上是散剂的进一步加工。它是将药物研磨成细末后,以赋形黏合剂,诸如醋水、酒、鸡蛋清等,把药粉调和成糊状即成。糊剂可增强贴敷的黏着力,并能使药物缓慢释放药效,延长药物的效果。糊剂制作方便,但要求现制现用,搁置时间不可过长。

4.饼剂　是指将药粉制成圆饼形进行贴敷的一种剂型。其制作方法有两种:一种是将配好的各种药物粉碎、过筛混合,加入适量面粉和水搅拌后,捏成小饼形状,置于蒸笼上蒸熟,然后趁热贴敷穴位;另一种是,加入适量蛋清或蜂蜜等有黏腻性的赋形剂,捏成饼状进行贴敷。前者可用于贴敷时间须较长者,并能起到药物和温热的双重刺激作用,后者制作较为简单。药饼与皮肤接触面积较大,故多用于脐部及阿是穴(多为病灶或其反应区域)。

5.丸剂　系将药物加工粉碎成细末并过筛后,拌和适量的黏合剂如蜂蜜等,制成如绿豆至黄豆大之小型药丸,进行穴位贴敷。体积较小,药量不大,适用于一般体穴及小儿治疗之用。

6.膏剂　在穴位贴敷疗法中亦十分常用,临床上使用的有三种类型。

(1)硬膏:为中医传统的固体制剂。制作方法为:将治疗需要的药入麻油、豆油或其他植物油中浸泡1～2天,然后移入锅中加热,至药物炸枯,过滤去渣,再将油用文火慢熬,直到滴水成珠,加入黄丹或铅粉,离火拌匀收膏,将膏摊于厚皮纸、布料块的中央,冷却备用。

(2)软膏:为一种半固体制剂,又有三种不同制作类型。①将治疗需用的药物粉碎过筛后,放入醋或白酒内(依据病情的需要),入锅加热熬成膏状,用时取膏摊贴穴区。这种软膏渗透性强、药物释放缓慢,且有黏着性和延展性,多用于慢性病灶的治疗。②将应用的药物研末过筛,加入凡士林调和成膏状。用时,可挑取适量进行贴敷。③将所用药物研末过筛,加蜂蜜、茶油或麻油等调成膏状备用。

(3)膏药胶布:将药物按固定成方配制好,经过工厂特殊工艺加工制成的膏药胶布。目前,大陆生产的膏药胶布有两种形状:一为圆形,小如钮扣,揭下后可直接贴敷于穴位上;一为方形,面积较大,用时可按要求剪成小片贴敷。

7.锭剂　是将治疗药物研极细末,并经细筛筛后,加水或面糊适量,制成锭形,烘干或晾干备用。用时加冷开水磨成糊状,以此涂布穴位。

锭剂多用于需长期应用同一方药的慢性病症,可以减少配药制作的麻烦,便于随时应用。锭剂药量较少,故常用对皮肤有一定刺激作用的药物。

8.酊剂　亦称酒剂,将药物粉碎成细末,加入75%医用酒精、白酒或3%碘酒内浸泡5~10天后,过滤去渣,入瓶密封备用。使用时可用棉球蘸湿,涂敷穴区或病灶。

9.煎剂　将药物配制好后放入砂锅内,加水煎煮。水煮沸后,用文火慢煮30~45分钟,去渣留汁,以棉球或特制的药棒蘸药液,点敷穴位。应注意,煎药时水不可放多,点敷穴位应趁药汁温热之时,才可取得较好的效果。

(四)常用贴敷方法

1.敷法　此法较为常用,将生药剂或糊剂,直接敷在穴位上,其范围可略大于穴区,上以塑料薄膜盖之,并以纱布、医用胶布固定。

每次敷药的时间宜据具体病症、所用药物而定,一般来说,在所敷药物干燥后予以换敷较宜。

2.贴法　此法亦较常用。多指用膏药胶布直接贴压于穴区,亦包括将丸剂用胶布粘贴于所选处。操作简便,多可令病家自己进行。贴法保持时间较长,可2~4天换贴一次。

3.填法　本法仅用于神阙穴。将药膏或药粉填于脐中,填药量据病症、年龄及药物而定。填药时间隔日或隔二日一次。

4.覆法　指用较多量药物的生药剂、糊剂或药饼,覆盖于病灶(包括体表病灶反应区)之上,加盖塑料薄膜,用纱布、胶布固定。覆法用药部位较大,故多用于阿是穴。

5.涂法　亦称擦法,将药汁、药膏、药糊等,用毛笔或棉签浸湿后蘸药粉涂敷于穴区。此法用药量少,适于小儿或对皮肤有一定刺激性的药物敷涂。

6.滴法　将药汁根据病情需要温热或置凉后,一滴滴徐徐滴入穴区,以达到治疗目的。此法多用于神阙穴。

7.叩法　以特制的药棒,蘸药汁点叩穴区,可反复施行。具有贴敷药物和机械刺激的双重治疗作用。

8.熨敷法　有二法,一为用治疗药物切粗末炒热装入布包,趁热外敷穴位;

二为在贴敷的同时,予以加热。此法将药物作用和温热作用结合在一起。

9.掺法　指将药物研细,取少量掺在膏药(一般指硬膏药或膏药胶布)上,再贴敷穴位的一种方法。由于膏药或膏药胶布,均系固定药方配制而成,通过掺加药物,有利于辨证施治,提高疗效。

10.离子透入法　即在贴敷药物的同时,上加电极板,通以直流电,使药物离子透入体内,加强贴敷的治疗作用。

(五)注意事项

1.有病随时贴,防治三伏贴　随时贴可用药膏:如黄连膏、消炎膏贴治淋巴结炎、腮腺炎等;中药、配方颗粒如五倍子贴脐治盗汗,吴茱萸贴足心治疗口舌生疮,黄连末调敷脚心治疗小儿赤眼;还有经皮给药的咽炎贴、鼻炎贴、咳喘贴、肺炎贴、腹泻贴、腹痛贴,等等。冬病冬治三九贴属于随时贴,冬病夏治三伏贴属于防治贴。

2.选准穴位,注意体位　贴敷穴位在选择时,穴位不可选得过多,少选关节或其他活动度较大的部位的穴位,以避免贴时容易脱落。其次,穴区要选准,尽量采用体表标志。在贴敷时,根据穴位所在部位,分别要求患者保持平卧、正坐、俯首、平肩等正确姿势,使之能贴敷稳妥,防止药物流失。

3.局部清洁,预防不良反应　在药物贴敷之前,穴区局部应洗净擦干或用75%医用酒精消毒。这有两个好处:一是穴区消毒搞好,可以避免感染;二是穴区清洁后,贴敷多较牢固,不易脱落。

凡局部穴区有感染或破损,不宜贴敷;贴敷后出现过敏反应者,应查清原因,如系药物所致,宜停用此类药物;如为胶布所致,可改用纱布包扎。

4.认真固定,时间适宜　穴位贴敷疗法,是将不同剂型的药物贴敷于穴区,为了保证药物不流失并维持足够的时间,覆盖固定十分重要。

覆盖时,应据剂型而有所区别。一般而言,生药剂、糊剂或软膏药,须先盖一层油纸片或塑料薄膜,再加盖消毒纱布和胶布;硬膏药或膏药只需直接贴压在穴区;药饼、药丸等剂型,加盖消毒纱布和胶布固定即可。

在固定时,应视部位和对象的不同区别对待。体表活动较小的部位,如颈面、躯干等只需胶布固定,而四肢关节及足心等,宜加绷带束紧固定。小儿往往会用手抓撕贴敷部,亦适宜用绷带固定。

药物贴敷时间:在依据病情需要的前提下,还应注意,有一定刺激性的药物贴敷时间不可过长，小儿穴位贴敷时间不可过长，有过敏史者，更不宜过长。

对某些穴位贴敷时间要恰当选择。如涌泉穴，在临睡前贴敷，起床时去掉为好，以免影响行走；面部穴，最好也按此法，不影响美容。

5.精确配方密封保存　敷药制备，是获取疗效的重要环节。敷药处方要求在继承传统经验的基础上辨证用药，药以味少量小力宏为佳。在配制时，更应根据药物特点和病情，制成不同剂型。贴敷药物多为辛香之品，为防止气味挥发，药粉配制好后，宜装入玻璃瓶或瓷瓶，密封保存备用。

6.综合治疗，提高效果　穴位贴敷疗法尽管对多种病症有良好的效果，但毕竟只是中医学外治法中之一种，面对复杂的病症，有局限性。所以在临床治疗时，要消除"百病一贴"的狭隘观点，充分结合中西医各种疗法，如针刺、拔罐、艾灸及中药内服等，从而进一步提高治疗效果。

三、白芥子涂法用于冬病夏治三伏贴

(一)白芥子涂法

清代张璐《张氏医通》用白芥子净末一两，延胡索一两，甘遂、细辛各半两，共为细末，麝香半钱，杵匀，姜汁调涂肺俞、膏肓、百劳等穴，涂后麻督疼痛，切勿便去，候三炷香足，方可去之。十日后涂一次，如此三次，病根去矣。

白芥子涂法方解：方中所用药物多属辛温香燥之品以祛除肺中寒饮伏邪，君以白芥子利气豁痰，解痉平喘；辅以细辛、生姜益肺化饮，祛寒抗敏；甘遂攻逐水饮，利肠通肺；佐以延胡索通行血气而止痛；使以麝香辛温走窜以促进药物吸收。诸药合用，以温经通络、调整阴阳、益气和血、行气散结、解痉平喘，共奏扶正祛邪之功。

(二)冬病夏治

冬病是指一些在冬季常发或在冬季明显加重的慢性疾病。如过敏性鼻炎、咽喉炎、哮喘、咳嗽、慢性支气管炎、反复感冒、反复呼吸道感染、胃痛、腹泻、关节炎、冻疮等。冬病特点一是平素阳虚，多表现为面色苍白、怕冷、四肢冰凉、自汗；二是疾病遇寒加重。

冬病夏治源于《素问·四气调神大论》中提出的"春夏养阳"治疗法则，就是利用夏季气温高，机体阳气充沛的有利时机，调整人体的阴阳平衡，使一些宿疾得以恢复。

为什么治疗倡导并实施"冬病夏治"？这是因为从小暑至立秋的一段时间

是全年之中气温最高,阳气最旺盛的时候,民间称之为伏夏。

中医学认为"人与天地相参,与日月相应"。许多冬季的常见病、多发病,其病症的基础往往在夏季即已形成,只是由于夏季的天气炎热,人的阳气旺盛,而使病邪潜伏体内,体内未能发作。及至冬日,天气严寒,使得阳气内敛,病邪蓄势而起。因而,夏日预防某些冬季的多发病,即"夏防冬病"。

某些于冬季多发病的疾病,在夏季及时调治,与伏夏季节配合,自然界中的阳旺之气对属于阳虚的慢性疾病进行康复治疗,常常是事半功倍,即"夏治冬病"。

一些阳虚体质的人,在冬季易发作慢性病,可利用夏季阳气旺盛之势,进食养阳之品。夏季,这些慢性病一般处于稳定阶段,夏季炎热,自然界阳气旺盛,而人体阳气也同步升发,新陈代谢旺盛,正是进补的好时机,即"夏季进补"。

冬病夏治的基本思想是:一方面借助自然界夏季阳旺阳升,人体阳气有随之欲升欲旺之趋势,体内凝寒之气易解的状态,对阳虚者用补虚助阳药,或内寒凝重者用温里祛寒药,以求更好地发挥扶阳祛寒的治疗目的。一方面为秋冬储备阳气,阳气充足则冬季不易被严寒所伤。

冬病夏治常用的治疗方法有多种:中药内服、中药外治、药茶、穴位贴敷、针刺、走罐、艾灸等,根据中医传统辨证施治原则单独或组合使用,可以起到良好的疗效。三伏天贴药更是中医最传统、最独特有效的一种疗法。

（三）三伏贴

1.三伏天　是根据天干和地支配合运用的甲子纪日法推算的,即夏至后的第三个庚日定为初伏(也叫入伏)开始的第一天。夏至后第四个庚日定为中伏开始的第一天。立秋后第一个庚日如果是夏至后第五个庚日,则中伏为 10 天;立秋后第一个庚日如果是夏至后第六个庚日,则中伏为 20 天。立秋后的第一个庚日为末伏开始的第一天。所以三伏天有的年份是 30 天,有的年份是40 天。

古医书记载,伏日必是庚日,庚日属金,与肺相配,而上面提到的冬病大都属肺气虚弱,根据天人相应原理,三伏天是一年中人体阳气最旺的时节,是补阳的好时节。

2.三伏贴　三伏天是一年中治冬病的最佳时期,往往能收到事半功倍的效果。三伏贴在三伏天的每个庚日当天(或此后 9 天中的任何一天)贴一次,一般选择膻中、天突、定喘、肺俞、心俞、膈俞等穴位。精选中药炮制成丸,贴敷穴位上面。敷贴对象为3岁以上儿童及成人,敷贴期间禁食生冷、油腻、辛辣之品。有下列情况者不宜贴敷:感染性疾病急性发热期患者,对贴敷药物极度敏感或患有接触性皮炎的患者,贴敷穴位局部皮肤有破溃者,妊娠期妇女,3岁以下的幼儿。

中医学"天人合一"学说认为,人体生存在自然界环境之中,自然界的季节变换,气候变化均对人体的内环境有影响。我国处于地球北半部温带地区,当进入冬季后日照时间逐渐变短,天气逐渐变冷,用阴阳学说的话来说,就是阳气逐渐下降,阴气逐渐上升,这时人体随着外界气候的变化,体内阳气亦下降,而那些平素阳气不足,体内留有宿痰的患者,这时体内的阳气就更显不足,宿痰乘虚上犯于肺,阻塞呼吸道,引起咳喘病的发作或复发。所以咳喘病在冬季增多或症状加重。

夏季,日照时间逐渐增加,天气变暖,体内阳气也逐渐上升,这时就会抑制痰邪下伏,潜伏于体内,所以一到夏季,咳喘患者的症状就会减轻或症状消失。但这时发病根源却未能消除。

三伏天,太阳直射在地球北回归线上,我国这时日照时间最长,天气到了最热的时候,体内阳气最盛,毛孔也开张,大量排汗泻热。

人体活动处于长期与自然相应而形成的阳气变化年节律的调控中,即使人体处于病理状态下,亦时时受到自然界变化的影响,故阳虚者,尽管四季均为不足,但因受夏季自然界阳气隆盛的影响与促动,和人体阳气在夏季处于年节律变化的峰值,虚阳有欲动而趋于好转之态势,体内凝寒之气也因此有易除易解可能,三伏天乘其势而治之,往往可收到事半功倍之佳效。

中医认为肺与皮毛相表里,如果这时选用助阳开窍、祛湿化痰的药物,通过穴位贴敷的方法,使药物由体表到经络,由经络入脏腑,药物直接作用到宿痰(病根)潜伏之处,将其驱除,或由汗解,或从呼吸道,或从肠道排出体外,就可达到"冬病夏治"、根除病源的目的。

第三代

曹宏学术思想临证验方

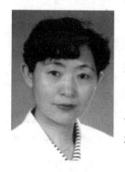

曹宏,女,1957年6月出生,1983年毕业于山东中医学院(现山东中医药大学),曾任济南市中医医院儿科医师、山东省首届名老中医学术继承人,现为山东中医药大学附属医院儿科主任医师、教授,硕士研究生导师,国家重点学科小儿脾胃病专业学术带头人,国家中医药管理局中医师资格认证中心考试命审题专家。

从事中医儿科临床、教学、科研工作33年,擅长治疗小儿反复呼吸道感染、支气管炎、哮喘、肺炎、扁桃体炎、厌食、腹痛、婴幼儿腹泻、肠系膜淋巴结炎、过敏性紫癜等疾病。

有系统全面的专业理论知识及丰富的临床实践经验。经过多年临床研究与探索,对小儿脾胃系统疾病的诊治规律有深刻认识,并总结形成了一套防治小儿厌食、积滞、泄泻等疾病的有效方法,特别是在小儿厌食、功能性腹痛、轮状病毒肠炎的发病特点及中医证型的相关性等方面有深入系统的研究,取得了显著的临床效果。

"治疗小儿轮状病毒肠炎的中药贴敷剂及其制备方法"获国家发明专利。主编、参编《中医儿科学》《五官科学》《儿童常见病中医疗法及生活指南》《婴幼儿合理喂养与日常生活保健》《国家执业医师资格考试——实践技能考试应试指南》《无忧无虑养孩子》等著作。主持、参加科研课题10项。"健肺膏防治小儿反复呼吸道感染的临床与实验研究"获山东省科技进步三等奖(第3位),"小儿哮喘脾肺气虚辨证体征初步定量研究"获山东省医药科学技术三等奖(第1位)、山东高等学校优秀科研成果三等奖(第1位),"小儿轮状病毒肠炎中医证型及相关性研究"获山东省医药科学技术三等奖(第1位),"清肠止泻散敷脐治疗小儿轮状病毒肠炎的临床研究"获山东省医药科学技术三等奖(第1位),"平喘合剂对小儿哮喘细胞因子及粘附分子的临床与实验研究"获山东省医药科学技术二等奖(第2位),"中医药防治手足口病文献研究"获山东省医药科学技术三等奖(第2位)。在省级以上刊物发表学术论文50余篇。

一、学术思想

(一)崇尚补土,注重脾胃

李东垣在《脾胃论》中指出:"百病皆由脾胃衰而生。""元气之充足,皆由脾胃之气无所伤,而后能滋养元气。若胃气之本弱,饮食自倍,则脾胃之气既伤,而元气亦不能充,而诸病之所由生也。"脾胃之气一衰,则可导致各种疾病的产生,脾胃健全与否,直接关系到机体抵御外邪的能力。明代儿科世医万全在《育婴家秘·五脏证治总论》一书中指出"小儿脾常不足"的观点,概括了小儿脾胃特点,它说明了小儿脾胃功能尚未健全,水谷之气尚未充盛,同时正处于生长发育阶段,对水谷精微的需求量大,不但要满足生命活动之所需,还要供应机体生长发育之所求,故对水谷精气的需求特别迫切,常常相对地感到营养物质的不足,而又易受到外界因素影响,发生消化功能紊乱。"小儿脾常不足",脾气稚弱,其运不全,运化和吸收的能力有一定的限度,虽有生机蓬勃、发育迅速的一面,又有脏腑幼娇,消化力弱的一面。加之,小儿乳食不知自节,易饥易饱,且现今小儿多为独生子女,家长多溺爱,每纵其所好,过食生冷,或片面追求高营养食品、补品等肥甘厚味滋腻之物,超出小儿脾胃之运化能力,使脾胃的运化功能紊乱。正因为小儿有着以上所述的生理病理及饮食特点,所以临床上常见脾胃虚弱的患儿较多,特别是患咳喘病的患者更多见。因脾虚则生湿,湿聚则为痰,在诱因的作用下,移动伏痰,使痰阻气道、气机不利,咳喘作矣。脾土肺金,为母子之脏,肺金以脾土为母,而肺中之浊痰,亦以脾中之湿为母,"脾为生痰之源,肺为贮痰之器"。小儿脾常不足,因而健脾、运脾、消食导滞,子病治母,杜其生痰之源是小儿咳喘病的重要治疗原则。临证应辨属虚属实,虚者健脾运脾,兼以化痰消积;实者祛邪导滞,参以止咳平喘。在运用宣肺化痰、止咳平喘等法中,要始终不离乎调理脾胃之法,将健脾运脾,消积之法贯穿于整个病程的治疗之中。

（二）辨舌审苔，注重望诊

望、闻、问、切四诊是中医诊察疾病的基本方法，小儿疾病的辨治，同样也是运用望、闻、问、切的方法，四诊合参，以辨别疾病发生的病因、病位、性质、病情及其预后，确定治疗措施。但是由于小儿处于生长发育阶段，其生理病理特点和病情反应均与成人有所不同，加之乳婴儿言语未通，年龄较大儿亦往往不能正确诉说病情，故古有"哑科"之称；再则小儿就诊时常常恐惧、哭闹，影响脉息，因此，闻诊、问诊、切诊均有一定局限性，而望诊较为客观。在望诊中舌诊又占有极其重要的地位，舌象是反映小儿体内变化非常灵敏的标尺，也可以说舌象是窥测内脏变化的"窗口"，是反映内脏变化的"镜子"。临床实践也证明，在疾病发展的过程中，舌象的变化迅速而明显，并能较客观地反映人体气血的盛衰，病邪的性质、病位的深浅、病势病情的进展，以判断疾病的转归与预后。如患儿为外邪初袭，必先侵袭卫分，舌现白苔。卫气闭则营气被遏，苔白而舌尖舌质反红。故卫气之病，现于舌苔；营分之病，现于舌质。对外感之邪，须解表疏卫，卫气开则营气通，白苔退而舌质亦不红矣。所以在外感时，虽出现苔白、舌质红，也不可误认为热而投寒凉之剂，促邪内陷，中阳不伸，使病情加重。舌苔色黄为热，黄甚热也甚，如黄苔浮薄色浅为热在肺；黄苔厚而色深，为邪热入胃；若舌质色赤苔薄黄为热入营分。其舌质淡而不红者，心脾气血素虚，虽苔黄热亦必不甚。此当辨其本元之虚实，邪气之重轻，而施治法。正如章虚谷曰："观舌质可验其阴阳虚实，审舌苔即知邪之寒热深浅。"所谓有诸内而形诸外，如能详察明析，对辨证一环，确有极大帮助。

（三）内病外治，注重贴敷

自古有"良医不废外治"之说，临床治疗根据外治法专家吴师机的"外治之理，即内治之理；外治之药，即内治之药"及"膏药统治百病"的理论，对疾病的治疗常采取内外合治方法，尤其是对小儿呼吸及消化系统的疾病常采用贴敷法治疗，认为人体以五脏为中心，通过经络系统把全身组织连成有机整体，并通过精、气、血、津液的作用完成机体的功能活动。经络是人体气血运行的通路，能沟通表里上下，使人体成为一个完整的有机统一体。腧穴是脏腑气血汇聚之处，具有使机体趋向稳态的双向调节功能，对药物理化刺激敏感，能使药物作用较长时间地停留在腧穴或释放到全身而产生整体的调节作用。

穴位贴敷疗法是药物通过皮肤、血管吸收后经血液循环而发挥疗效的，避免了肝脏首过效应及胃肠道的灭活,不受胃肠道消化酶、消化液、pH 等因素的影响,可使生物利用度提高、药物不良反应降低,增强了治疗作用、延长了作用时间。另外,药物直接刺激神经末梢和特殊感受器,反射性调整大脑皮质和自主神经系统功能,促进神经、体液调节,改善组织器官功能活动,增强机体免疫功能。

(四)治喘重痰,调理在脾

小儿哮喘,属慢性病,发作时气急胸满,喘息汗出,咳而上气,喉中水鸡声,不得平卧。病位虽在肺,但究其病源,以痰饮为主。由于宿饮留伏,阻滞于气道,碍肺之宣肃、气之升降,在气候变化,寒暖失调,感受外邪,即可诱发,故有"无痰不成哮"之说。痰聚则喘甚,痰闭则喘危,痰出则喘减,痰降则喘平。痰对于哮喘的发生、发展和预后均有重要的影响,对于小儿来说更是具有易生痰、痰多变的特点,所以治痰即成为治喘的关键环节,正如《张聿青医案》云:"喘因痰作……欲降肺气,莫如治痰。"在临证时,辨痰识证,审因定治。哮喘的发作,由痰壅于肺,其有声可闻,有形可见,但由于病因的不同,痰的色、质、量也有不同的表现,只有通过辨痰和四诊合参,才能正确了解病情,判断哮喘的证候属性。

所谓治痰,是从滋生痰涎的因素着眼,辨别痰的性质。采取"制源畅流"的方法。"制源"就是去除滋生痰涎的病因,减少痰涎的分泌。"畅流"就是加强气管黏膜上皮细胞的祛痰功能,使已经分泌形成的痰涎排出体外,以保持肺部的清肃。常用的方法有以下几种。

1. 培土生金法　小儿脾失健运,水谷精微化为痰浊,痰湿生于脾而上壅于肺,致使肺失滋养,而成肺脾两虚之势,即土虚不能生金。另外,哮喘日久常可招致子病犯母而遏制脾阳,脾阳不振,健运失权则使水湿停聚,痰浊涌生,这类患儿常出现咳喘痰鸣、不思饮食、脘腹胀闷、便下溏软、面黄乏力、舌苔厚腻、脉象濡弱。其病之标虽在肺,然其本在脾。健脾既能祛痰,杜绝病根,又能增强体质,不易受邪,临证当从益脾健运着手,常用二陈汤、六君子汤加减治疗,使患儿脾健胃和,水谷精微上输养肺,肺气得展,复其清肃之令,而痰浊自降,以达到培土生金治病求本之目的。

2. 开其痰路法　哮因痰成,治哮必先治其痰,然痰因气升,气因痰阻,气顺则痰消,故治痰又必先理气,气顺而痰自消。名为理气,实乃治痰。诚如《原病集》所云："气结则生痰,痰愈盛则气愈集。"朱丹溪云："善治痰者,不治痰而治气,气顺则一身之津液亦随气而顺矣。"

3.消化痰液法 哮喘之疾,病位在肺,大凡外感六淫,内伤乳食,脾胃积热,木火刑金,皆令肺气壅遏,痰浊内生,肺气上逆而咳喘。哮喘之痰,有风痰、寒痰、燥痰、湿痰、热痰、食痰、虚痰之别。如未得消散,则变化多端,加重病情。痰与喘在病理上相互影响,痰多则气逆不畅而喘,气逆喘甚则更使痰涎上涌,故化痰对哮喘至关重要。由于痰在小儿哮喘病变过程中并不是孤立存在的,多种因素可促使痰液生成,痰伏日久又能导致许多病理变化,这就决定了治痰的复杂性,绝非一方一法所能全功,因此,临证运用治痰法时,需根据辨证,配合其他治法,才能获得预期疗效。临床上要抓住痰这一主症,分清风、寒、湿、热、燥等,分别施治。如兼有风痰者常用制南星、僵蚕、前胡等祛风化痰定喘;兼有寒痰者加用半夏、细辛、生姜等温化寒痰,降气平喘;兼有热痰者常用葶苈子、瓜蒌、鲜竹沥、芦根等清热化痰;有湿痰者用厚朴、冬瓜仁、苍术、白术、薏苡仁以燥湿化痰;兼有食痰者加用莱菔子、白芥子以消食化痰,使痰化气顺则喘消。

(五)扶正祛邪,标本兼顾

小儿脏腑娇嫩,形气未充,寒暖不知自调,饮食不知自节,外易为六淫所侵,内易脏腑功能失调,累及脾肾耗伤气阴。小儿本身有脏腑娇嫩,肺常不足,脾常不足,肾常虚等特点,感邪之后更使功能不足,脾虚则生湿生痰,土不生金则肺虚感邪,脾虚及肾,肾虚则诸脏乏养,使疾病缠绵不愈或反复发作,在临证时应遵钱乙"治嗽大法,盛则下之,久则补之,更量虚实,以意增损"的原则,根据小儿"稚阴稚阳",肺、脾、肾皆不足之特点,按外感、内伤、寒热、虚实之不同进行论治,急则治其标,缓则治其本,培其不足,伐其有余,对邪留正伤,病情反复难愈者,则祛邪不忘扶正,扶正寓于祛邪,标本兼顾,攻补兼施,达到扶正祛邪,促其康复之目的。

(六)高热用下,每收良效

高热是儿科常见急症之一,具有起病急、变化快、病情重的特点。笔者临证常采用下法治疗小儿高热急症,每收良好效果。

小儿脏腑娇嫩,发病急骤,传变迅速,感受病邪易从阳化,每因邪气乖张而壮热。同时小儿神气怯弱,邪易深入,内陷心包,引动肝风,肝风心火交相煽动,则火热炽盛、真阴内亏,柔不济刚,筋脉失养,而发为壮热、急惊风。若小儿素蕴滞热,又复感外邪,表邪外束,里热怫郁,也往往发病开始即现表里同病证候。另外,小儿脾常不足,而目前多以高蛋白、高热量食品为主,极易形成食积,久则化热化火,或由肺移热于大肠,而形成阳明腑实证。这些患儿常表现为壮热面红、气粗口渴、溲赤便结等症状。

儿科高热急症常用的几种下法。

1. 清肺泻热法　肺受温邪所侵,化热化火,灼津炼液为痰,痰热壅阻气道,痰随气逆则壮热、喘咳;肺与大肠相表里,肺热郁闭,大肠传导失司则大便秘结。故可通过清泻肠胃之实热而泻肺之痰热。常用小承气汤合五虎汤加减。

2. 清泄膈热法　外感热邪,或饮食积滞,热蕴脾胃,循经上行,熏灼口舌而见身热不已,胸膈灼热,口舌生疮,咽喉肿痛,便干溲赤。宜清上通下,使里热下达,上中二焦之邪热迅速清解,是为"上病下取"之意。常用凉膈散加减。

3. 消食导滞法　饮食积滞,或感受夏秋湿热之邪,热结肠胃,热积生火,津液受劫,故身热烦躁,恶心呕吐,脘腹胀滞,便结溲赤。宜清热通腑,荡涤肠胃之热。常用枳实导滞汤加减。

4. 清热息风法　感受时邪或食滞痰热,化热化火,热极生风则壮热烦躁,腹滞便结,神昏抽搐。宜泻热息风解痉,荡涤实热。常用大承气汤合白虎汤加减。

5. 清解温毒法　风温邪毒入侵,温毒邪盛则高热烦躁,火热结于阳明则便干,全身伴有红色皮疹。宜清温解毒兼使下法。选大黄、芒硝以通腑泻火,使温热邪毒随泻下而去。

6. 行瘀散结法　血瘀则气结,肝脉不舒,则眩仆抽搐;血瘀不行,肠失润泽,故大便干结、坚如羊屎。常用桃仁承气汤加减。

下法是中医学"八法"之一,即用泻下通便的方药通导大便、荡涤实热,使病邪排出体外,从而达到治疗疾病的目的。下法一向为历代医家所重视,早在《内经》就有"实者泻之,中满者泻于内"等观点。下法治疗小儿高热急症,体现了中医学"急则治其标"的原则。小儿体属"稚阴稚阳",病机特点之一为变化迅速、易虚易实、易寒易热,因此,争取时间及时治疗非常重要,但要掌握时机,有"可下之证"方可下之。临证时必须做到治疗及时,用药准确,剂量适宜,用药稍有不当极易损害脏腑功能,使病情剧变,诚如吴鞠通在《温病条辨·解儿难·儿科总论》中提出:"其用药也,稍呆则滞,稍重则伤,稍不对证,则莫知其乡,捉风捕影,转救转剧,转去转远。"泻下之剂,既能祛邪,也易伤正,在应用时要以祛邪为度，收效即停，转于调理，防止峻利攻伐太过。对于表证未罢、里实未俱者忌下，同时须注意，单用承气攻下，则元气易虚、阴津易亏，水不足更难行舟，可用增液承气汤以撤热存阴、增水行舟，寓通腑于保津液之中，方能转危为安。

二、临证验方

（一）升降散加味方治疗小儿扁桃体炎脓毒证

升降散加味方：僵蚕9g，蝉蜕6g，姜黄9g，大黄（后入）6g，穿山甲3g，柴胡12g，牛膝9g，甘草3g。水煎服，日1剂。

扁桃体炎脓毒证：发热、咽喉肿痛、恶心纳少、便干尿黄，咽部充血，扁桃体红肿，有脓栓，舌质红苔黄，脉数。

升降散出自清代杨栗山的《伤寒温疫条辨》，由僵蚕、蝉蜕、姜黄、生大黄组成，具有宣泄郁火、调畅气血、祛风解毒、化瘀消肿之功。

方中以白僵蚕为君，蝉蜕为臣，姜黄为佐，大黄为使。僵蚕辛咸平入肺经，具有宣通火郁之功，蝉蜕气寒味咸且凉入肺经，为轻清之品，甘寒清热，轻浮宣散，有透邪达热、解毒利咽之功，二药相伍，升清阳而散风热。姜黄辛苦而温，辛温相合，能外散风寒内行气血，苦温相合，破瘀逐血，消肿止痛，助僵蚕、蝉蜕以使火郁外达。大黄味苦大寒，上下通行，既能攻下热结，使郁火得降，又能推陈致新，使气血流畅，四药相伍，一升一降，使内外通和，表里双解，共奏祛风解毒、凉血化瘀、消肿之效。

【病案举例】

赵某，男，6岁，1995年5月10日就诊。患儿经常扁桃体发炎，3天前又因受凉致旧疾发作，发热恶寒、咽喉肿痛、头痛恶心、纳食减少、便干尿黄。查体：体温达39.4℃，咽部充血，扁桃体Ⅱ°红肿，有少许脓栓，心肺（一），舌质红苔薄黄，脉浮数。诊断：急性化脓性扁桃体炎，中医证属寒凉外遏，火热内郁，热郁血腐成脓。治以祛风解毒、宣泄郁火，方用升降散加味：僵蚕9g，蝉蜕6g，姜黄9g，大黄（后入）6g，穿山甲3g，柴胡12g，牛膝9g，甘草3g。水煎服，日1剂。服药1剂，则咽痛止，热退身凉，大便通畅。上方去柴胡，大黄改用3g继服3剂而病愈。

按：小儿扁桃体炎属中医学"乳蛾""喉痹"范畴，笔者常用本方四药加味治疗小儿扁桃体炎，尤其是反复发作的慢性扁桃体炎，效果更佳。

（二）清热散结汤治疗小儿急性扁桃体炎肺胃热盛证

清热散结汤：金银花12g，连翘9g，黄芩6g，生石膏15g，焦栀子6g，赤芍9g，僵蚕6g，山豆根9g，马勃6g，桔梗6g，枳实6g，甘草3g。日1剂，水煎约200mL，分2~3次餐后温服。此剂量为6岁儿童常用剂量，2~5岁者酌情减量，7~14岁者酌情加量。

扁桃体炎肺胃热盛证：咽痛、喉核红肿、化脓，壮热不退，吞咽困难，烦躁不安，口中异味，口渴欲饮，大便干燥，小便黄少，舌质红、苔黄腻，脉洪大而数。

按：急性扁桃体炎属于中医学"乳蛾"范畴。古代文献对乳蛾的病因、病机已有记载。《诸病源候论·咽喉心胸病诸候》云："咽喉者，脾胃之候，气所上下；脾胃有热，热气上冲，则喉炎肿痛。"《普济方》曰："脾肺壅盛，风热毒气不得宣泄；脾胃有热，风毒乘之，其气上冲，经络胥应，故咽喉为之肿痛。"小儿脏腑娇嫩，形气未充，属稚阴稚阳之体，易感受风热之邪，邪热壅盛，乘势传里，肺胃受热，火热上蒸，加之小儿脾常不足，饮食失宜，多食肥甘油腻之品，脾胃蕴热，腑气不通，热盛上攻，蒸灼喉核致病，临床辨证多属肺胃热盛证。

治疗以清热解毒、利咽散结为主，方选清热散结汤。方中金银花善散肺经热邪，清心胃热毒，最善清热解毒疗疮；连翘有"疮痒圣药"之称，长于清热解毒、透散上焦之热；黄芩清胸膈郁热，泻火解毒；生石膏外解肌肤之热，内清肺胃之火，为清泻肺胃气分实热之要药。以上四味共泻肺胃之火，透散热邪。赤芍清热凉血、散结止痛，善驱血中热结，马勃清热解毒、凉血散结，二药相伍，共奏清热凉血散结之效。山豆根清热解毒、消肿利咽，消肿散结之力著；枳实消积导滞、通腑泄热，使食积、邪热从下而解，令邪有出路，且祛生火之源，具"釜底抽薪"之妙；桔梗祛痰利咽，为肺部引经药；栀子通泻三焦之火，引火下行，与桔梗相合，升降相因，调畅气机；甘草清热解毒、调和药性。纵观全方，共奏清热解毒、利咽散结之效。

（三）健脾和胃贴治疗小儿厌食脾胃气虚的临床研究

健脾和胃贴：白术、茯苓、甘松、肉豆蔻、鸡内金、枳实，按照3:3:2:2:1:1的比例研细末筛过混匀，盛玻璃瓶中备用，每次用量以填满脐部为准，以醋调成稠糊状，采用5cm×5cm专用防过敏敷贴，将适量药物涂抹在敷贴中心的直径1.5cm×1.5cm的圆心上，然后敷于神阙穴，每日上午7时至下午3时持续敷贴8小时，每日换药1次。

厌食脾胃气虚证：以较长时期食欲减退、食量减少，甚至拒食为特征。

厌食对小儿的生长发育、营养状况、智力发展均有不良影响。长期厌食可导致小儿营养不良、贫血、佝偻病及免疫力低下或出现反复呼吸道感染。厌食症小儿脾胃功能减退，进食困难，口服药物患儿依从性差，影响疾病治疗。敷脐疗法属于经皮给药，这种给药途径控释药物通过皮肤进入血液循环，利用脐部局部皮肤的吸收作用和穴位的刺激作用，跳过了肝脏的"首过效应"和胃肠道的破坏，使药力直达病所，还可使药性通过皮毛腠理由表入里，循经络传至脏腑，以调节气血阴阳，扶正祛邪，从而治愈疾病。敷脐疗法的治疗机制正好符合了小儿厌食的病因病机，依据其发病机制和治疗机制，笔者拟定了健脾和胃贴厌食敷脐处方。

方中白术，甘苦温，归脾胃经，为补气健脾治疗脾胃虚弱之要药；甘松，辛甘温，其效芳香醒脾开郁，又解白术之壅滞。二药相合，刚柔相济，补而不滞，补醒结合，共为君药。茯苓补中健脾，助白术以增强健脾之效；白术、豆蔻祛寒燥湿，二药相伍，以助君药健脾开胃，芳香醒脾，共为臣药。鸡内金为血肉有情之品，具有健脾消食磨积之效，方中佐以枳实，调中化食，荡涤肠胃，二药合用，共为佐使之药。全方药味虽少，但组方轻灵，侧重有别，君臣佐使，缓急有序，既能健脾益气，又能醒脾开胃，磨积化食。另外，方中甘松、豆蔻二味药物气味芳香，具有"辛香走窜""开经络，透筋骨"等作用，率领群药开结行滞，直达病所，可有效地促进药物吸收，适用于临床多见的脾胃气虚型小儿厌食的治疗。

《素问·异法方宣论》："医之治病也，一病而治各不同。"厌食的患儿既厌食又厌药，即使服药也难以长期坚持，所以运用外治法是一种很好的选择。正如清代吴尚先说："外治之理，即内治之理；外治之药，亦即内治之药，所异者，法耳。"笔者就是根据这种理论，研制了健脾和胃贴治疗小儿厌食症，运用中医传统的子午流注理论，选用特定的贴敷时间敷脐治疗。在贴敷时间方面，从整体观念出发，根据传统的子午流注理论，将贴敷的时间定在上午7时到下午3时（辰时至未时）。因为辰时胃经旺，有利于消化；巳时脾经旺，有利于营养的吸收和生血；午时心经旺，有利于周身血液循环；未时小肠经旺，有利于吸收营养。在脏腑精气旺盛的时候用药，有利于激发经气，通过临床观察取得了较好的疗效。其优势在于健脾和胃贴符合小儿脏腑娇嫩，易于接受经气的特点，秉承了外治法的优点，避免肝脏的"首过效应"，运用子午流注法给药与经穴促透和芳香中药促渗作用有机结合,既提高了疗效,又减少了药物用量,患儿依从性好,安全性高,乐于接受,证实了中医外治法在治疗小儿厌食症方面的作用。

(四)温胆汤儿科异病同治举隅

温胆汤:源于孙思邈《备急千金要方》,由半夏、枳实、竹茹、陈皮、茯苓、甘草、生姜、大枣组成。主要为虚烦不眠、头晕目眩、胸闷、惊悸、口苦呕吐而设,具有清胆和胃、除痰止呕之功。

笔者宗异病同治之旨,以此方随证化裁,用于儿科多种疾病的治疗,获得满意效果,兹举验案如下。

案1. 癫痫

男,6岁,1999年10月21日初诊。

患儿发作性昏仆、抽搐已2年,每次发作持续1~2分钟后自然清醒,原每2个月发作1次,近几个月来发作频繁,半月即发作1次,伴有胸闷、头昏,喉中痰鸣,口角流涎,纳呆。检查:面色黄而无华,舌苔白腻,脉弦滑。脑电图见:棘波、棘慢综合波。提示:儿童异常脑电图。此乃风痰闭阻,上扰神明,发为癫痫。治以息风化痰,开窍宁神。方选温胆汤加减:陈皮9g,半夏9g,茯苓12g,竹茹6g,枳实9g,石菖蒲9g,远志9g,胆南星6g,甘草3g。水煎服,每日1剂。共进9剂,诸症大减。复诊,上方加太子参12g,炒白术9g以增强益气健脾之功,调治2个月,诸症消失,昏仆未再发作。半年后脑电图复查示正常范围脑电图,随访1年未再发作。

按:《医学纲目·癫痫》云:"癫痫者痰邪上逆,则头中气乱,头中气乱,即脉道闭塞,孔窍不通。"痰是痫证发病的重要因素。痰堵经络,上逆窍道,脏腑气机升降失调,阴阳不相顺接,一时清阳蔽蒙,因而作痫。此案用温胆汤健脾燥湿、祛痰理气,加用石菖蒲、胆南星等涤痰涎、开心窍,使痰消火降,经络通畅,则痫自定。

案2. 胃脘痛

男,8岁,2000年3月6日初诊。

患儿上腹部疼痛,反复发作半年余,10天前因过食奶油蛋糕致疼痛发作,并逐渐加重,伴恶心、呕吐、腹胀,不思饮食,心烦口渴,大便干。查体:面色红,舌质红,苔黄腻,脉滑数。上消化道钡剂透视提示浅表性胃炎。中医辨证属湿热中阻、胃失和降。治宜清热利湿、和胃止痛。方用温胆汤加减:陈皮6g,半夏

9g,竹茹6g,枳实9g,茯苓10g,厚朴9g,黄连6g,砂仁6g,甘草3g。水煎服,每日1剂。4剂后胃痛大减,食欲增加。继宗原方服药12剂,诸症悉除。后经钡剂透视,炎症消除,胃痛告愈。

按:小儿脾常不足,运化力弱,如长期饮食不节,过食肥甘油腻,超出了脾胃的运化能力,使运化失司,内湿由生,郁之化热而致湿热中阻,脉络因之而闭塞,水谷因之而潴留,气机不通,胃痛由是而作。故用温胆汤和胃降逆化浊,配以黄连、厚朴、砂仁清热利湿,行气止痛。诸药合用,疗效显著。

案3.肺炎

女,4岁,1999年5月11日初诊。

患儿发热、咳喘1周,曾在外院先后口服复方甘草片、螺红霉素、静滴头孢类等药,效不佳。近2天热已退,但咳嗽加重,喉中痰鸣,憋喘,胸闷恶心,咳甚则吐,纳呆,神疲乏力,舌淡红,苔白腻,脉滑。肺部听诊:双肺闻及痰鸣音及中小水泡音。胸片示右下肺炎症。中医诊断肺炎喘嗽,证属痰湿内蕴,治宜健脾燥湿、化痰止咳。方用温胆汤加减:陈皮6g,半夏6g,茯苓9g,薏苡仁12g,枳壳9g,竹茹6g,炒紫苏子9g,甘草3g,大枣3枚。水煎服,日1剂。服3剂后胸闷恶心消失、咳喘明显减轻、痰量减少。复诊,守方继服6剂,诸症好转,复查胸片,肺部炎症消失。

按:小儿肺部娇嫩,脾胃薄弱,易为乳食、生冷所伤,致脾失健运,水谷不能化生精微,酿成痰浊,痰湿不得宣通,肺气上逆而作咳喘。此案以温胆汤加健脾化痰理气之薏苡仁、莱菔子、紫苏子,使脾健痰祛,肺络通畅,咳喘自消。

案4.病毒性心肌炎

男,6岁,1999年1月6日初诊。

患儿2周前患感冒,发热、流涕、轻咳嗽。在家服维C银翘片后热退,但仍咳嗽有痰,近几天来感胸闷气短,心慌,善叹息,时有头晕,乏力多汗,纳食减少,时欲呕恶。查体:面色萎黄,舌质淡红,苔白腻,脉滑数。心脏听诊:心率110次/分,心尖部第一心音减弱。中医辨证属痰瘀互结、心脉痹阻。治宜化痰泄浊,活血化瘀。方用温胆汤加减:半夏9g,竹茹6g,枳实9g,茯苓12g,丹参9g,薤白6g,瓜蒌12g,甘草3g。水煎服,日1剂。连服3剂,心慌、胸闷明显减轻,咳嗽好转,遂去瓜蒌,加党参12g,黄芪18g再服6剂,诸症基本消失,嘱继服药10天,药到病愈。

按:病毒性心肌炎属中医胸痹范畴,因小儿感受外邪,病情迁延,心肌受损,病及肺脾,脾虚则不能布散水津,肺虚则失于清肃,痰浊内生,停于心下,则咳嗽痰多,心慌头晕。胸阳失于宣展,络脉郁阻,气机不畅,故胸闷气短。以温胆汤配丹参、薤白以达化痰泄浊、活血通阳之功,使气机调畅,胸阳得以宣展,药症相符,故能获效。

体会:痰是人体水津运行失常的病理产物,一经阻滞即产生疾病,故痰为致病之重要原因。本文所举病例虽有肺炎、胃脘痛、癫痫、心肌炎之不同,其病各异,其症有别,究其病机皆责之于痰,用温胆汤化裁均能获效。符合中医学异病同治之旨。

(五)清肠止泻散敷脐疗小儿轮状病毒肠炎湿热证

清肠止泻散:苍术、苦参、黄连、炮姜,按照3:2:1:0.5的比例混匀,醋调成稠糊状备用。用法:每次用量以填满脐部为准,用5cm×5cm专用防止过敏贴将适量药物涂抹在贴剂中心直径1.5cm的圆心上,然后于上午7时至下午3时敷于神阙穴,持续敷贴8小时,每天换药1次。

轮状病毒肠炎湿热证:大便水样或蛋花样,每天数次至数十次,色褐而臭,或见黏稠,肛门红赤,小便短赤,发热口渴。舌质红、苔黄腻,脉数。

小儿轮状病毒肠炎属于中医学"泄泻"范畴,其病位主要在脾胃。因胃主受纳、腐熟水谷,脾主运化水湿和水谷精微,若脾胃受损,则饮食入胃后,水谷不化,精微不布,清浊不分,合污而下,致成泄泻。

经皮给药使药物以恒定速度通过皮肤进入体循环而起全身或局部治疗作用,毒性反应和不良反应小,使用方便。神阙穴为任脉经腧穴居于任脉,任脉为阴脉之海,与督脉相表里,二者皆经过脐。另外,人体的气血按照一日十二时辰的阴阳消长有规律地循行于经脉之中,人体的各种功能随着时辰推移发生周期开阖的节奏性变化,故服药、针刺、艾灸、拔罐、推拿等治疗也依照气血衰旺的周期变化规律而取开穴和服药。根据子午流注理论把贴敷时间定在上午7时至下午3时,因辰时(7~9点)、巳时(9~11点)脾胃二经最旺。脾胃乃中焦枢纽,主升清降浊,此时敷药有助于药物的吸收脾胃功能的恢复,清阳升而浊阴自降泄泻即止。而午时(11~13点)、未时(13~15点)心经与小肠经最旺,此刻行药有利于药物的吸收,助脾胃升清降浊功能之恢复,共奏止泻之效果。

　　清肠止泻散为笔者经验方。方中苍术辛苦温,燥湿健脾止泻;苦参、黄连性苦寒,清热燥湿止泻;炮姜苦涩温,温中涩肠,防苦参、黄连寒凉伤脾之弊,又守而不走,令药力持久,且辛散透皮,有助于药物吸收。四药合用共奏清热燥湿止泻之功,又无寒凉伤脾之弊,且药效持久,容易吸收。组方药物具有透皮作用。

崔文成医路体悟方证传真

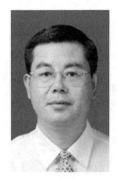

崔文成,男,1962年出生,山东高密人,全日制研究生学历,医学硕士,第二批全国老中医药专家刘清贞主任中医师学术经验继承人,首批全国优秀中医临床人才,山东名中医药专家,山东省知名专家,山东省五级中医药师承教育项目第三批指导老师,山东中医药大学兼职教授、研究生导师,首批济南市名中医"薪火传承231工程"指导老师,济南市中医医院儿科主任、主任中医师,山东省第四批中医药重点专科儿科带头人,山东省首批中医药重点学科建设项目中医儿科学学科带头人,全国名老中医药专家刘清贞传承工作室建设项目负责人,中华中医药学会儿科分会第七届委员会委员,山东中医药学会第四届儿科专业委员会副主任委员。

擅长诊疗儿童心肌炎、肺炎、哮喘、精神习惯性抽动、反复发作性腹痛、紫癜、青春期疾病、免疫功能紊乱等疑难病症,对咳嗽、发热、鼻咽炎、腺样体肥大、扁桃体炎、肠系膜淋巴结炎、积滞、腹泻、厌食等常见病症有丰富的诊疗经验。

已主研项目6项,获山东中医药科学技术奖3项、济南市科学技术进步奖3项。已出版《小儿常见病实用方》《居民养生和谐保健指南》《科技管理学》等9部著作,发表《论类方辨证》《小儿湿热咳嗽的证治经验》《儿童习惯性痉挛从肝论治》《儿童善太息的诊疗经验》等40余篇论文,《孩子的抗病能力从哪里来》《小儿咳嗽怎么办》《儿童心肌炎中医怎么治疗和调养》《解毒散结治小儿肠系膜淋巴结炎》《益肺化饮方》等100多篇科普文章。多次参加省、市高评委评审。多次为山东省中医医院"西医学习中医班"讲授《内经》《中医学基础》等课程。作为项目负责人多次成功举办了国家级、省级中医药继续教育培训班。

一、承弘传薪医路体悟

（一）精勤专攻儿科，行以先者为师

1978年我考取了山东中医学院中医专业，1983年7月本科毕业，获学士学位，在五莲县洪凝医院、五莲县人民医院中医科工作两年多，1985年考取研究生，导师是徐国仟教授，硕士学位论文题目是《徐灵胎〈伤寒论类方〉学术思想研究》。1987年研究生毕业后我来到济南市中医医院，被分配到儿科，迟景勋院长授以手抄本《刘东昇儿科验方》，曹宏学姐传以儿科协定方，王延泉老师指引阅读董廷瑶《幼科刍言》、蔡化理《中西医结合儿科试用新方》、朱良春《虫类药的应用》等书籍，我还研读《温病纵横》《温病释要》，订阅了《演讲与口才》《父母必读》等刊物，几乎把所有的业余时间都用来学习研究儿童保健与疾病的防治，磨炼技艺。尤其是去除患者及其亲属们的心理负担，对缓解和控制病情有很大的帮助。

《温病释要》谓"常用处方有二'丹'：一是治气分湿热留恋的甘露消毒丹，二是治逆传营血热深神昏的神犀丹，两者确是用之有效的好方子"。甘露消毒丹能利湿化浊、清热解毒，我用之于小儿急性扁桃体炎、手足口病、疱疹性咽峡炎疗效显著，1989年发表《甘露消毒丹儿科新用》。神犀丹可清化湿热开窍、凉血滋阴解毒，我用之于扁桃体炎、紫癜、银屑病等多获良效，2013年发表《凉血解毒透表法治疗银屑病验案一则》。

（二）研制乳蛾合剂，述要手足口病

1990年我被提拔为儿科副主任后到济阳县中医院帮扶支农半年，回济南后研制了济南市中医医院第一个自制合剂制剂——刘清贞第1位、我第2位主研的乳蛾解毒合剂，起到了引领作用。乳蛾解毒合剂治疗小儿扁桃体炎临床研究课题得到山东省科委资助，1996年10月获济南市科学技术进步奖二等奖。

手足口病属中医时行疾病范畴，治以利湿清热解毒为主，兼以透疹。典型病程可分为前驱期（邪侵肺卫）、典型症状期（毒在气分）、口腔溃疡期（毒热伤阴）、恢复期（肺胃阴伤）这四期进行治疗。1990年我和刘清贞主任联名发表了《手足口病述要》。

（三）复感扶正灭毒，哮证治肝平喘

1992年10月被定为主治中医师职称后，结合临床诊疗反复呼吸道感染、长期慢性腹泻、咳嗽病久不愈等疑难病症的实践，对外感热病理论进行深入探索,主张扶正灭毒,集中研读了李东垣的著作,对"人以胃气为本""内伤脾胃,百病由生"加深了认识,继 1991 年发表《'毒'在温病发病中的意义(专题笔谈)》后,1994 年又在《中医杂志》发表了《甘温除热法管见》。

哮证相当于支气管哮喘、喘息性支气管炎、毛细支气管炎等。急性期应控制发作,在刘谟梧老师引导下,我对哮证发作期从肝论治,对邪实正盛者分别采用镇肝法、清肝法和平肝法,对以邪实为主而兼正虚者采用疏肝法,对以正虚为主而兼邪实者,则采用柔肝法,对正虚欲脱者采用敛肝法,常收到快速平喘、控制发作的效果。1995 年发表《论哮证治肝》。

(四)注重食湿防治,擅疗湿热咳嗽

1995 年 10 月我被破格晋升为副主任中医师后,结合临床实践中对肠道病毒感染所致的以咳嗽为主要临床表现的呼吸道炎症的诊疗体会,进行了理论升华。

毕可恩等著的《食湿与小儿疾病》明确了"食积"与"湿邪"在小儿发病中占有重要地位。食积可造成积、滞、湿及化热、伤津、伤脾胃等一系列病理变化,造成正气耗损,抵抗力下降,易感外邪而发生多种疾病。研读之后我深受启发,1995 年底发表有《评〈食湿与小儿疾病〉》,至今临证注重食湿的防治。

认为肠道病毒感染所致的以咳嗽为主要临床表现的呼吸道炎症,属湿热咳嗽,以咳嗽、舌红、苔腻为辨证要点。病因是湿热合邪侵犯人体;发病与时令、地域和体质因素关系密切;病机为湿热犯肺,肺失宣肃,痰浊内生,故以清热祛湿,宣肃肺气,化痰止咳为治法。1996 年在《中医杂志》发表了《小儿湿热咳嗽的证治经验》。

(五)继承弘扬创新,中医儿科出师

1997 年我作为第二批全国老中医药专家学术经验继承人,师从刘清贞主任中医师学习中医儿科专业,2000 年 12 月 31 日出师。在刘老师的指导下,诊疗水平显著提高,主持研制了泻肺止咳合剂,2000 年发表《泻肺止咳合剂治疗小儿痰热咳嗽临床研究》,2000 年 9 月 16 日获济南市科学技术进步奖三等奖。

我作为第一副主编,辅助柳长华、刘志勇主编完成《小儿常见病实用方》编写工作,参编《方药传真·刘清贞》。

小儿咽喉炎性咳嗽治疗应始终注重解毒利咽。咽喉清利,咳嗽得止。分五证治疗:寒郁正虚证治用败毒散,风热瘀阻证治用桑菊射干汤,湿热郁滞证宜用甘露消毒丹，食郁蕴毒证宜用化积消毒饮，虚火耗津证选用养阴清肺汤。1998年发表论文《小儿咽喉炎性咳嗽证治》。

习惯性痉挛属小儿精神性表现紧张性行为之一，是一种心身疾患，在儿童时期相当多见。我对儿童习惯性痉挛从肝论治，并采取转移注意力、心理疗法及引导家长注意合理教养等措施配合治疗。1999年在《中医杂志》发表了《儿童习惯性痉挛从肝论治心得》。科普文《儿童精神—习惯性抽动怎么办?》被选入2016－01－18《健康报》寻医问药儿科栏目。

（六）重建儿科病房，实施名科战略

2000年初，根据医院职工代表提案，以马其江书记院长为首的院党委决定重建儿科病房，任命我为儿科病房主任，2004年任命我为儿科主任。在全院同事们的大力支持下，在山东中医儿科学会、山东中西医结合儿科学会特别是山东省立医院李安源主任的大力扶持下，经过儿科全员特别是王延泉、宋春霞、边宁等医师和董娟、贾青护士长及王兆芳、张燕等护士们的共同努力，济南市中医医院儿科病房于2000年8月16日成立。初设10张病床，因"非典"等影响几经迁移，逐步扩展到16张编制床位，现已开放30张床位，山东省第四批中医药重点专科已通过验收挂牌。当前我国二胎化已逐步实施、人口生育高峰即将到来。随着山东省首批中医药重点学科中医儿科学学科建设、济南市中医医院东院区建设，在院党委领导下，儿科实施名科战略，不断满足儿童治疗保健需求，努力前进!

（七）研修名师面授，临证体悟经方

我是2001年12月晋升的主任中医师，经过择优选拔考试，2004年4月被确定为首批全国"优秀中医临床人才研修项目"二百多名成员之一，获得资助。研修围绕"读经典，做临床，跟名师"的内容，学到了邓铁涛、任继学、王永炎、王绵之、朱良春、陆广莘、吉良晨、郝万山等百名中医大家、名医老师们的高尚医德和精湛医技。

重点对儿童心肌炎进行经典研读、总结跟师经验、科研创新。在制剂室和课题组的共同努力下研制出参连正心片，主持完成甘寒除毒法治疗儿童心肌炎的研究，2009年11月获山东中医药科学技术奖三等奖，2010年2月获济南市科学技术奖科技进步奖三等奖。

发表有《经方治疗儿童心肌炎体悟》《甘寒除毒法治疗儿童心肌炎的理论

研究》《毒邪病因论》等论文,2007 年 2 月被评为"济南市名中医",2007 年 10 月主编的《居民养生和谐保健指南》由山东大学出版社出版。2007 年 10 月获"全国优秀中医临床人才"荣誉称号。

(八)教学传承相长,建成重点专科

我 2006 年被遴选为山东中医药大学硕士研究生导师,2007 年开始指导中医儿科学研究生,已有 14 位硕士研究生毕业,现有 9 位研究生在读。2011 年 12 月被遴选为首批济南市名中医"薪火传承 231 工程"指导老师,继承人有郑三霞主治中医师、张敏青主治中医师。2013 年 9 月被评为山东名中医药专家。2015 年 4 月被遴选为第三批山东省五级中医药师承教育项目指导老师,继承人有徐鑫副主任中医师、郑三霞主治中医师。

2012 年 6 月始作为山东省第四批中医药重点专科建设项目儿科负责人、带头人,带领儿科全员努力工作,经过 3 年多的建设,济南市中医医院儿科 2016 年 3 月 28 日已验收合格,成为山东省中医药服务能力提升工程项目第四批中医药重点专科。

2012 年 9 月孟宪兰全国名老中医药专家传承工作室成立,经过为期三年的努力建设,2016 年 6 月已通过验收。

(九)建设重点学科,培养优秀人才

2014 年 1 月在以耿杰书记、院长为首的全院同事们的大力支持下,在山东中医儿科学会、山东中西医结合儿科学会特别是山东中医药大学附属医院李燕宁主任的大力扶持下,济南市中医医院儿科成为山东省首批中医药重点学科中医儿科学学科建设项目单位,我作为带头人正带领学科全体人员努力工作,进行为期五年的建设,目前已取得丰硕成果。已成功举办"中医理论在儿童心肝疾病中的应用暨名老中医学术经验传承学习班"(省中医药继续教育项目),"内经理论与儿科临床暨名老中医学术经验传承学习班"(国家中医药继续教育项目)。

2014 年 9 月刘清贞全国名老中医药专家传承工作室成立,我作为负责人,正和大家一起努力工作,根据有关要求开展工作,培养优秀中医临床人才。

(十)读经跟师临证,提高学术水平

作为医生遇到问题能通过跟师或从文献中找到答案是传承学习,找不到答案需要自己解决是科研创新。在研究生教育、师承教育和继续医学教育过程中,教学相长,传承学习,科研创新,不断提高。提高中医学术水平,读经典、跟名师、做临床是三个基本途径。

"学"是思想认识、理性感悟,"术"为实践躬行、知行合一。

读经典,重在悟道。道传千古法自然。要勤求古训,读先贤往圣之书,悟当今之理。通天下一气耳,至大无外为大一,至小无内为小一,得其要者一也。逻辑思维层次不能乱,概念内涵外延界定清,自无纠纷争议。《素问》要知五运六气,天人之际,气化时机,神机、气立、从化、神使。神病神药使,睡眠安然梦乡甜,一觉醒来神清气爽。心病心药医,语言话疗,祝由神效。《灵枢》要知骨度经穴,针灸膏摩,气至有效,得其要者一言而终。《本草》《汤液》《伤寒杂病论》经方,要知类方辨证,单药有个性专长,方剂有合群妙用。

跟名师,登堂入室,继承学术经验,少走弯路。问道、襄诊,也可私淑。不要贪多求全,先跟定一位老师,读懂一本书,精于一件事;再逐步扩展,跟多师、读多书、通多术、博采众方;再由博返约,不断积累提高。

做临床,巧妙在个人,解决具体的实际问题,术行一时可胜天。服务过程也是向患者学习的过程。熟读王叔和,更要临证多。实践出真知,斗争长才干。久诊识证,屡用达药,使方证相应。治病求本,必伏其所主而先其所因。

地球围绕太阳公转,风火暑湿燥寒这六气顺序不变,个人不耐受则为六淫。六淫伤人,逐日浅深。生物侵人,异气疫瘟,温热瘟病从鼻口入肺,湿热瘟病由口鼻入胃,伏邪瘟病从皮肤入血脉,正不胜毒,发如火山,迅速传变。

饮食不当有过饥、过饱、不洁之别。常见过饱,为馨饪之邪,在胃为积,在肠为滞,阻脾为湿,从寒化为饮,从热化成痰。阻脉为瘀,气壅成脓。膏粱厚味,足生大疔。

七情为病,信息感应。期望越高,失望越大。降低欲望,则易喜出望外。

意外伤害,由大意麻痹,准备不周。小心谨慎,充分准备,庶可免之。

过劳过逸及体质禀赋素弱者,保养、锻炼可以改善。

(十一)向用五福执中,直言六字致和

医学的目的是实现人的生态和谐——人体自身精、气、神、形的和谐,人与社会的和谐,人与自然的和谐。要引导家长和社会以正面的积极的乐观的态度,从变蒸学说、天癸学说看待儿童的"长"与"病"。

医者治病工也。注重整体观念,讲究服务艺术。知行合一,知常达变,辨证施治,把中医学的基本原理同就医者的具体情况相结合,解决实际问题。

我们的宗旨是为人民服务! 依法执业,热忱服务是基本原则。执中致和,适事为故,满意为度是总体目标。理想是你、我、他、社会、政府都满意。要消除不满意,防止愤怒,希望很满意,最好是感动! 基本要求是人要精神,物要整洁,话要和气,事要公道。

寿、富、康宁、攸好德、考终命为五福,出自《尚书·洪范》。向用五福,威用六极,是文化信仰导向。上医医世、医国,中医医人,下医医病,是社会分工层次。上工治未病,预防保健,守神为要。天地看气机,性命看生机,诊病看病机,治疗看时机,疗效看神机。治外感如将用霸道,治内伤如相行王道。当愈就治愈,经常是帮助,总是在安慰。即时疗效期望十全,人登寿域为长治久安。

我曾读史,览《名老中医之路》,名医皆个人奋斗,社会需求,环境造就。学医之初心,皆存救济之志,誓为明医而术业专攻,熟练三技,语言、针灸、药物。针在《内经》有九,包括手术刀。行医则知行合一,熟能生巧。小成靠技术,大成靠品德,德厚行远。尽心无愧,尽力无悔,自强无怨。顺天时应地利,适合社会需求,防病疗疾成效卓著而获社会认可、政府认定者为名医。曾拟对联:上联是道传千古法自然,下联是术行一时可胜天,横批是知行合一。

宇为空间,宙为时间,时空变换为易。生物界的基本法则是趋利避害,人世间更有情、有义、有道德。儒家教人讲礼仪以维护社会秩序,道家教人做事明理效法自然,释家教人放下负担心理释然,佛家教人处世态度选择乐观。直言六字:时空利人事乐。把握好时间规律,管理好空间环境,协调好各界利益,做人以角色满意,做事以适事为故,处世以乐观谦诚。曾拟对联:上联是直言六字千秋诵,下联是向用五福万代传,横批是执中致和。

(十二)努力发掘提高不断满足需求

人的生长壮老已的生命过程,都与医疗卫生有着密切的关系。医疗卫生的作用体现在优生优育以维护人类自身的再生产,预防保健以维护社会生产力,治病解痛以保障社会生产力,尽终善已以安然回归大自然。

"当前,由于工业化、城镇化、人口老龄化,疾病谱、生态环境、生活方式不断变化,我国仍然面临多重疾病威胁并存、多种健康影响因素交织的复杂局面,我们既面对着发达国家面临的卫生与健康问题,也面对着发展中国家面临的卫生与健康问题"。

全国卫生与健康大会 2016 年 8 月 19 日至 20 日在北京召开。中共中央总书记、国家主席、中央军委主席习近平出席会议并发表重要讲话,强调:要把人民健康放在优先发展的战略地位,以普及健康生活、优化健康服务、完善健康保障、建设健康环境、发展健康产业为重点,加快推进健康中国建设,努力全方位、全周期保障人民健康,为实现"两个一百年"奋斗目标、实现中华民族伟大复兴的中国梦打下坚实健康基础。

我们要遵照毛泽东主席的教导:"中国医药学是一个伟大的宝库,应当努力发掘,加以提高",以不断满足人民群众日益增长的物质文化需求!不断适应儿童健康需求,不断创新发展,发挥中医为主、中西医结合优势、扩展服务、提高质量,全心全意为儿童提供最好的卫生与健康服务。

二、方证传真

(一)炙甘草参芪仙丹方治心悸营血滞涩证

炙甘草参芪仙丹方:炙甘草 15g,桂枝 3g,麦冬 15g,黑芝麻 10g,党参 10g,生地黄 15g,阿胶 10g,黄芪 20g,苦参 10g,板蓝根 20g,丹参 10g,炒白芍 15g,炒山楂 6g,炒麦芽 6g,炒神曲 6g,当归 6g,生白术 10g,砂仁 3g,生姜 3 片,大枣 15 枚。水煎服,日 1 剂。

心悸营血滞涩证:心动悸,乏力、汗多、纳少,眼睑色暗,面色萎黄无华,舌质淡红,苔少或黄厚,脉结代。

炙甘草参芪仙丹方由《伤寒论》炙甘草汤加味化裁而成。方中炙甘草为主药,甘温益气,缓急养心,"通经脉、利血气",配伍党参、黄芪气血双补,大枣补脾养心,以资气血生化之源;生地黄滋阴养血,《名医别录》谓地黄"补五脏内伤不足,通血脉,益气力";阿胶、麦冬、黑芝麻、当归、炒白芍、丹参滋心阴,养营血,充血脉,共为臣药;阴无阳则无以化,故佐以桂枝、生姜辛行温通,温心阳,通血脉;生白术、炒山楂、炒麦芽、炒神曲、砂仁健胃运脾,化湿消食;诸厚味滋腻之品得生姜、桂枝、白术、山楂、麦芽、神曲、砂仁则滋而不腻;苦参、板蓝根清解余毒。诸药合用,滋而不腻,温而不燥,使余毒得清,气血充足,阴阳调和,气血流通,脉道通利,共收益气养血、滋阴复脉、清解余毒之功。

【病案举例】

王某,男,5 岁,芒种后发病,2006 年 9 月 10 日初诊。乏力心悸 3 个月。3 个月前发热、流涕、咳嗽、呕吐,在某医院予对症及抗感染治疗后热退,又出现乏力心悸,查心肌酶谱异常,心电图示:频发室性早搏,心脏彩超未见异常,经住院治疗1个月后好转出院,予普罗帕酮(心律平)及维生素C、辅酶Q10、果糖二磷酸钠等治疗至今。现仍有心悸、乏力、汗多、纳少,寐欠安。

查:神清,精神不振,双下睑色暗,鼻周、唇周色萎黄无华,咽红不著,双肺(一),心率94次/分,律不整,早搏12次/分,心音低钝,腹软,舌质淡红,苔中稍黄略厚,脉细无力,时结。诊断为心肌炎,频发室性早搏。心悸,心阳不振,营血滞涩。此乃毒邪侵心,耗伤气阴,心阳不振,营血滞涩所致。法当益气通阳,滋阴补血,兼清余毒,方拟炙甘草汤加减。处方:炙甘草15g,桂枝3g,麦冬15g,黑芝麻10g,党参10g,生地黄15g,黄芪20g,苦参10g,板蓝根20g,丹参10g,炒白芍15g,炒山楂6g,炒麦芽6g,炒神曲6g,当归6g,生白术10g,生姜3片,大枣15枚。水煎服,日1剂。取7剂,温服,忌肥甘厚味,注意休息,避免剧烈活动。

2006年9月18日二诊:药后乏力减轻,汗少,纳未增,两眼下睑色暗,鼻周、唇周色萎黄无华,仍有早搏。此为肺气渐复,阴血未充,去炒山楂、炒麦芽、炒神曲,加砂仁3g。守方继用。

2006年12月18日三诊:近期未见明显不适,两眼下睑色暗,鼻周、唇周色萎黄无华,仍有早搏,因心律平等已用足半年,24小时动态心电图示:室性早搏次数未见减少,随停用心律平等药。因服用中药后未再出现感冒症状,家长要求只用中药治疗。此乃肺气已复,心血未充,去当归,加阿胶10g。隔日1剂。

2007年3月11日四诊:现无明显不适,体重增加,面色转红润,双下睑色不暗,鼻周、唇周色红润,心率84次/分,律不整,早搏1次/分,舌淡红,苔中稍黄厚。此为心血渐充,兼有食积,加炒山楂、炒麦芽、炒神曲各6g。日1剂,守方继用15剂。

2007年12月18日复查,24小时动态心电图示:总心搏数120733次,平均心率84次/分,无室性早搏及室上性早搏,结论:窦性心律不齐。

按:此例为毒邪侵心,耗伤气阴,心阳不振,营血滞涩。炙甘草汤是治心律失常的基本方,宜守方百日以上方可见功。成无己《注解伤寒论》谓炙甘草汤"益虚补血气而复脉"比较切合临床实际。炙甘草、桂枝、生地黄是复脉的三味关键药物。

(二)银翘马勃解毒散治疗疱疹性咽峡炎热重于湿证

银翘马勃解毒散:连翘10g,马勃10g,射干10g,滑石15g,芦根10g,大青叶

12g,板蓝根 12g,黄芩 6g,金银花 10g,牛蒡子 6g,桔梗 6g,甘草 10g。日 1 剂,水煎,每 2 小时服 1 次,日服 5~6 次,或少量频服,以额头上出微汗同时有小便为度,使湿热之邪有出路,实现肺气通畅。

疱疹性咽峡炎热重于湿证:发热,咽部充血,咽弓、软腭可见多个米粒大小灰白色疱疹,周围红晕,舌红,苔中厚,脉滑数。可伴咽痛、流涎、饮食减少、口臭唇红,大便干结,小便黄。

银翘马勃解毒散源于《温病条辨》银翘马勃散。方中重用金银花、连翘、大青叶、板蓝根清热解毒;辅以滑石、芦根清热利湿、生甘草解毒利咽,牛蒡子利咽通腑,射干清利咽喉,马勃凉血消肿,黄芩上清肺热、下利湿热;佐以桔梗开泄肺气,肺气得宣,则湿气自化。诸药合用,共奏清热利湿、解毒利咽之功。

【病案举例】

患儿,男,4 岁,2012 年 8 月 8 日就诊。发热 2 天,伴咽痛、流涎、饮食减少,口臭唇红,大便干结,小便黄。查体:T 38.3℃,咽部充血,咽弓、软腭可见多个米粒大小灰白色疱疹,周围红晕,舌红,苔中厚,脉滑数。血常规示:白细胞 5.8×10^9/L,淋巴细胞 0.68,中性粒细胞 0.32。中医诊断:湿热喉痹,西医诊断:疱疹性咽峡炎,治以清热利湿,解毒利咽,予银翘马勃解毒散,处方如下:连翘 10g,马勃 10g,射干 10g,滑石 15g,芦根 10g,大青叶 12g,板蓝根 12g,黄芩 6g,金银花 10g,牛蒡子 6g,桔梗 6g,甘草 10g。3 剂,水煎服。

二诊:热已退,咽痛减轻,疱疹减少,继服 2 剂痊愈。

按:疱疹性咽峡炎是以发热、咽部疱疹等为主症的一种特殊类型的呼吸道疾病,夏秋季节多发,6 个月~7 岁的小儿多见,主要由柯萨奇 A 组病毒引起,属湿温病,乃湿热毒邪上冲咽喉所致。患儿内有肺胃蕴热,外感湿热毒邪而发病。正如清代温病学家薛生白所说"太阴内伤,湿饮停聚,客邪再至,内外相引,故病湿热"。治当清热利湿,解毒利咽。

(三)消瘰止痛颗粒治疗肠系膜淋巴结炎湿热蕴结证

消瘰止痛颗粒:生牡蛎 30g,浙贝母 10g,夏枯草 10g,连翘 10g,黄连 6g,醋延胡索 10g,木香 6g,砂仁 3g,炒白芍 10g,生姜 3g,大枣 10g,炙甘草 3g。取中药配方颗粒,每日 1 剂,水冲 100mL 分三次以上温服。

肠系膜淋巴结炎湿热蕴结证:反复脐周腹痛,或发热,或恶心,或呕吐,或便秘,或腹泻,或烦渴引饮,或小便短赤,或大便秘结,或溏滞不爽,咽红,舌红苔黄腻,脉滑或数。彩超检查证实右下腹或脐周有单个或多个肿大淋巴结。

内因责之小儿形气未充、肺脾肾虚、卫外不固、易于感触毒邪,诱因责之贪食生冷、肥甘、油腻之品及少食蔬菜、易聚湿生痰,外因责之毒邪侵袭,发病是诸多因素综合作用的结果。临床表现多为腹痛、呕吐等胃肠道疾病症状。因其病位在脾胃而脾胃多湿,小儿体属纯阳,感邪后易于化热,故以湿热蕴结证较为常见。病机是毒壅气滞,湿热交阻,不通则痛。治以解毒燥湿,清热散结。

消瘰止痛颗粒是以消瘰丸、芍药甘草汤和香连丸加减化裁而成。方中君以生牡蛎,咸平微寒,化痰、软坚、散结;臣以浙贝母,苦寒,清热、化痰、散结,夏枯草、连翘、黄连清热燥湿、泻火解毒、消肿散结;佐以延胡索、木香、砂仁、炒白芍活血行气止痛,使以生姜、大枣、甘草,不仅能强健脾胃,运化药力,以达病所,更能有效防止病情反复发作。全方共奏散结燥湿,清热解毒,行气止痛,强健脾胃之功。

【病案举例】

患儿,男,5岁,2008年5月16日初诊。发病前有上呼吸道感染病史,5天前在晚饭2小时后出现腹痛,持续5~6分钟后缓解,此后在活动、晨起时疼痛多次。今日10时许又腹痛,疼痛较重,难以忍受,遂由家长陪同来医院就诊。刻诊:脐周腹痛伴腹胀;咽红,心肺未见异常;腹软,未扪及包块,脐部有轻微压痛,脐周叩呈鼓音;舌红、苔黄微腻,脉滑数。血常规示正常范围,腹部彩色多普勒超声见多发肿大淋巴结。诊断:肠系膜淋巴结炎。辨证:湿热蕴结,毒壅气滞。治法:解毒散结,化湿清热,行气止痛。方用消瘰丸合香连丸加减。处方:玄参5g,浙贝母5g,牡蛎5g,夏枯草5g,半夏10g,黄连6g,延胡索10g,木香6g,炒白芍15g,炙甘草15g,生姜3片,大枣3枚。水煎服,每日1剂。

5月19日复诊。患儿服药后疼痛明显减轻,晨起时已无腹痛,活动后时有腹痛,舌略红,舌根有少许黄腻苔,脉缓。证属湿热病后,气阴两伤。治以益气养阴,佐以祛湿散结。方以四君子汤加减。处方:党参10g,茯苓15g,山药10g,麦冬10g,炒白芍10g,炙甘草10g,木香3g,浙贝母5g,牡蛎5g,生姜3片,大枣3枚。水煎服,每日1剂。

4剂后腹痛症状消失,腹部彩色多普勒超声检查未见异常肿大淋巴结,患儿痊愈。后随访4个月,未见复发。

按:脾胃湿热蕴结,毒壅气滞,湿热交阻,不通则痛。该患儿有典型的上呼吸道感染病史,感染后致病因子随淋巴管进入局部淋巴结,最后停留在回盲部淋巴结,引起肠系膜淋巴结炎。患儿舌红、苔黄微腻,脉滑数,为湿热之象。故治疗当以化湿清热为主,佐以解毒散结、行气。二诊时从患儿舌、脉分析,证属湿热病后,气阴两伤。治疗上加党参10g,茯苓15g,山药10g,麦冬10g益气养阴,整体调理,以利康复。

（四）选奇藿胆益气方治疗小儿过敏性鼻炎风热痰虚证

选奇藿胆益气方:羌活6g,防风6g,辛夷6g,白芷6g,藿香10g,炙蜂房10g,蝉蜕10g,黄芩10g,金银花15g,蒲公英15g,大青叶15g,半夏10g,胆星6g,党参10g,黄芪10g,白术10g,炒鸡内金10g,炒山楂10g,炒神曲10g,炒麦芽10g,甘草6g。水煎分3次温服,日1剂。

小儿过敏性鼻炎风热痰虚证:鼻塞、鼻痒、喷嚏、流清涕或黄浊涕,晨起明显,感受风邪易发作,或两目作痒、肤痒、皮疹,易作咳嗽,喉中有痰,或神疲乏力,舌质淡苔白或腻。

选奇藿胆益气方由《寿世保元》选奇汤、《医宗金鉴》奇授藿香丸、《内外伤辨惑论》补中益气汤加减化裁而成。方中羌活祛风胜湿为君;辅以藿香、防风祛风化湿,胆星、半夏化痰,炙蜂房、蝉蜕、辛夷、白芷宣通鼻窍;佐以黄芩、金银花、蒲公英、大青叶清肺解毒,炒山楂、炒神曲、炒麦芽、鸡内金化食消积,党参、黄芪、白术、甘草益气扶正;使以甘草调和诸药。共奏祛风宣窍,清热解毒,化痰益气之功。

【病案举例】

吕某,男,10岁2个月,2011年3月26日初诊。15天前受凉后出现流涕,为少量清涕,伴有鼻塞、喷嚏,晨起明显,咽喉痒,自服氯雷他定。刻下症见:流涕或清或浊,鼻塞,偶有喷嚏,清嗓,偶咳,无发热,无明显喘息气急,体倦乏力,纳食欠佳,寐欠安,大便成形,日一行,小便调。查体:眼结膜充血,鼻腔黏膜苍白,咽部充血,扁桃体Ⅰ°肿大,双肺呼吸音尚清,未闻及干湿性啰音,心率98次/分,律齐,腹软,无压痛、反跳痛,舌红苔厚淡黄色,脉滑数。既往哮喘病史6年,冷空气过敏史,否认其他重大疾病及传染病史。西医诊断:过敏性鼻炎,哮喘前期。中医诊断:鼻鼽(风热痰虚)。治法:祛风宣窍,清热解毒,化痰益气。

方选选奇藿胆益气颗粒加减:羌活6g,防风6g,辛夷6g,白芷6g,藿香10g,炙蜂房10g,蝉蜕10g,黄芩10g,金银花15g,蒲公英15g,大青叶15g,半夏10g,

胆星6g,党参10g,黄芪10g,炒山楂10g,炒神曲10g,炒麦芽10g,甘草6g。取免煎颗粒5剂。日1剂,水冲分3次温服。

二诊上方去炒山楂、炒神曲、炒麦芽、白芷,继服3剂。

三诊,诸症消失。嘱患儿进行体育锻炼,增强体质,增强机体免疫力;日常饮食要清淡,不要吃辛辣的食物及鱼虾等腥味的食物,尽量避免接触过敏原;用手按摩鼻的两侧,热毛巾热敷鼻部,有助于促进血液循环;适寒温,谨防感冒。

按:此例风热并痰侵鼻,肺脾气虚。儿童过敏性鼻炎为影响儿童健康的重要疾病之一,且常伴哮喘,或为哮喘的前奏。及时治疗鼻炎,扶正祛邪,可防止哮喘发作。

(五)益肺化饮方治疗肺咳肺寒与伏饮两寒相感气逆证

益肺化饮方:干姜3g,细辛3g,五味子6g,半夏6g,大枣10g,炙甘草3g。用法:用水300mL,煮取100mL,分3次以上温服,或保留灌肠。配方颗粒,用适量水冲调匀,分3次以上温服,或保留灌肠。

肺咳肺寒与伏饮两寒相感气逆证:多有受寒饮冷的病因,个人或家族过敏史。以干咳为主,夜间或清晨发作较多,可伴有鼻塞、涕嚏、胸闷、气短、喉痒、身痒、皮疹,或痰少稀白、呈泡沫状,或发热、头痛、怕冷、手足凉。舌淡,舌苔白,可伴有地图舌、花剥舌。不同的年龄阶段有不同的特点:婴儿以鼻塞、咳嗽为主,幼儿多先喷嚏后咳,学龄儿童多咽喉痒咳。

肺咳,病因是伏饮与肺寒。内因是先天禀赋薄弱,后天肾脾肺虚,三焦气化不及而饮伏于肺,形成"伏饮";外因是气寒、形寒、寒饮伤肺而致"肺寒"。伏饮与肺寒可互为因果。病机是外内合邪,肺寒与伏饮两寒相感而气逆。治以益肺化饮法,以"益肺化饮方"为核心,随证治之。

益肺化饮方是《金匮要略·痰饮咳嗽病脉证并治第十二》桂苓五味甘草去桂加姜辛夏汤方去茯苓加大枣而成。方中半夏止咳降逆,燥湿化饮为君;臣以干姜温中祛寒而蠲水邪;细辛内起肾阳以助肺化饮,外达肌表以散风寒;佐以五味子敛肺滋肾,配干姜温而不伤肺阴,配细辛辛散而亦敛肺,合甘草酸甘而护肺阴;大枣补脾益气,调和营卫,助干姜温脾以化水饮;使以甘草,既与姜、辛、夏合用辛甘化阳以温化水饮,又与五味子合用酸甘化阴以防姜、辛、夏温燥伤阴,还与大枣合用甘补中气以调和药性。诸药合用,起肾温脾而复三焦气化以内除伏饮、外散肺寒,助肺主气而熏肤充身泽毛、若雾露之溉,共奏益肺化饮、散寒止咳之功。

【病案举例】

患儿,女,5岁,2011年12月9日初诊。2天前因受凉引起喷嚏、流清涕、干咳、咽喉痒、胸闷、夜间咳嗽重,睡眠不安,纳可,二便调。既往有喘咳史。查体:咽充血不明显,扁桃体Ⅰ°大,听诊双肺呼吸音粗,舌淡红苔白腻,脉浮。诊为咳嗽变异性哮喘,证属风寒袭肺,水饮内伏。方用益肺化饮颗粒:干姜0.5g,五味子1g,细辛0.5g,清半夏1g,大枣2g,甘草1g。每日1剂共计6g分6次温服,每次1g。一服后咳嗽明显减轻,当夜寐安,三剂后咳嗽症状消除。

复诊时予六君黄芪神曲方:黄芪10g,党参10g,云苓10g,白术10g,陈皮6g,焦神曲10g,半夏6g,赤芍10g,防风6g,甘草3g。水煎服,以益肺健脾,行气活血。

调理:告诫患儿要避免受凉,随气温变化及时加减衣被;尽量喝热水热汤,不喝冷饮、酸奶;积极预防感染;尽量避免接触过敏原;进行耐寒锻炼,要循序渐进,耐受为度,持之以恒,以扶正固本,防止反复。

按:寒饮伤肺。风寒袭肺,水饮内伏两寒相感而气逆,治以益肺化饮法,以"益肺化饮方"治之当夜寐安。诚如《金匮要略方论序》所言:"尝以对方证对者,施之于人,其效若神。"

(六)神犀仙鹤牛膝方治疗紫癜湿毒热瘀证

神犀仙鹤牛膝方:水牛角15g,黄芩10g,玄参15g,石菖蒲10g,生地黄15g,金银花15g,连翘15g,黄连6g,黄柏6g,麸炒苍术10g,仙鹤草15g牛膝6g板蓝根15g淡豆豉12g炒栀子6g,青果10g,紫草6g,芦根10g。每日1剂,水煎服。或用免煎颗粒,少量频服。

紫癜湿毒热瘀证:双下肢多发性紫癜,大小不一,咽红,扁桃体大伴充血,舌质红,苔黄厚,脉细数。

神犀仙鹤牛膝方由神犀丹、四妙散、黄连解毒汤加减而来。君以水牛角清心安神、透邪外达、统帅诸药;辅以金银花、连翘、板蓝根清热解毒,主清气分之毒;黄芩、黄连、黄柏、栀子增强清热解毒之功;紫草性寒,凉血活血,解毒透疹,玄参性苦咸,微寒,能启肾水上潮于天,壮水制火,降火解毒的同时又具滋阴凉营之功,祛邪与扶正并举,合生地、玄参共奏凉血散血、解毒化斑之功;佐以石菖蒲芳香化浊开窍,通达内外;豆豉宣泄透邪通关,二药相合,透邪外出;苍术健脾祛湿、青果利咽消食,正本清源;芦根清热利湿养阴,导湿热从小便而出;仙鹤草解毒活血,收敛止血,既能补虚,又能化瘀,标本兼治;使以牛膝引药下行,共奏清热解毒、化浊滋阴、凉血散瘀之功。

【病案举例】

卜某,男,7 岁,2016 年 4 月 27 日初诊。双下肢紫癜 10 天。患儿 10 天前无明显诱因出现双下肢紫癜,已用药于两家省级医院皮肤科、儿科。现症见:双下肢多发性出血样红疹,大小不一,瘙痒不著,无发热,无呕吐、腹痛,无关节痛,纳少,寐尚安,大便质稍稀量不多,日 1~2 次。近 3 周前有"反复上呼吸道感染"史。否认有重大疾病史。对"花粉""鱼虾"等过敏,否认药物及其他过敏史。

查:双下肢多发性出血样红疹,大小不一,压之不褪色。咽红,扁桃体Ⅱ°大伴充血,双肺呼吸音粗,心率 108 次/分,腹软,无压痛及反跳痛。舌质红,苔黄厚,脉细数。

辅助检查:血常规:白细胞 $10.8 \times 10^9/L$,中性粒细胞升高;尿常规:正常范围。血常规:白细胞 $9.7 \times 10^9/L$;淋巴细胞升高;尿常规:正常。尿常规:正常范围。

诊断:①过敏性紫癜,湿热入络,阴虚血瘀证;②积滞病,胃热灼阴证。治以清热解毒,化积滋阴,活血通络。方选神犀丹加减。处方:水牛角 15g,黄芩 10g,玄参 15g,石菖蒲 10g,生地黄 15g,金银花 15g,连翘 15g,黄连 6g,黄柏 6g,麸炒苍术 10g,仙鹤草 15g,牛膝 6g,板蓝根 15g,淡豆豉 12g,炒栀子 6g,青果 10g,紫草 6g,芦根 10g。取免煎颗粒 5 剂,每日 1 剂,少量频服。西药处方:开瑞坦,10mg,日 1 次。并嘱患儿按时作息,宜清淡饮食,忌生冷发物。

二诊(2016 年 5 月 1 日):患儿双下肢未见新起皮疹,可见陈旧性散在皮疹,色暗。纳眠好,二便调。舌质红苔黄稍厚,脉沉。上方继服 3 剂。

当患儿家长转忧为喜表示感谢时,告知家长,病愈是患者自己神应于内,医生只是帮助一下。本疾病有一定自限性,嘱注意平时饮食起居护理,防止复发。

按:病愈是患者自己神应于内,医者不可贪天之功。临床医生说话要向钱乙学习。儿科鼻祖钱乙在回答宋神宗"黄土汤何以愈疾状"时,分三个层次:一是技术层面,从五行生克关系分析治病原理,"以土胜水,木得其平,则风自止";二是肯定先前各位医生的作用,"诸医所治垂愈";三是说自己运气好,"小臣适当其愈"。钱乙既回答了皇帝的问题，又保护了众位太医，皆大欢喜，是医生的万世师表，语言艺术的典范！

（七）地黄引火解毒汤治疗激素依赖性扁桃体炎阴虚火燔证

地黄引火解毒汤：熟地黄 30～90g，金银花 30g，蒲公英 10g，黄连 6g，知母 6g，盐黄柏 10g，马勃 3g，麦冬 30g，五味子 6g，玄参 30g，巴戟天 10g，淫羊藿 10g，茯苓 15g，车前子 10g，甘草 10g。日 1 剂，水煎，每 2 小时服一次。

激素依赖性扁桃体炎阴虚火燔证：扁桃体炎反复发作，每次发作时西医予静滴抗生素、地塞米松等治疗 2～3 天热退，发作周期越来越短，间隔 1 个月甚至 1 周发作 1 次。发热，或咽痛，查体：扁桃体肿大，或有脓点，舌质红，苔黄或厚或剥。

患儿因反复应用肾上腺皮质激素已形成肾上腺皮质激素依赖，自身激素分泌不足，治疗需促进自身肾上腺激素分泌功能。《石室秘录》："阴蛾之证，乃肾水亏乏，火不藏于下乃飞越于上……惟补阴虚，用引火归原之法而痛顿失也。"

地黄引火解毒汤由陈士铎《辨证奇闻》卷三引火汤（熟地三两、巴戟天一两、麦冬一两、北味一钱、茯苓五钱）加味而成。

方中重用熟地黄补肾水为君；辅以金银花、蒲公英、黄连、知母、盐黄柏解毒消脓，马勃凉血消肿；佐以麦冬、五味子滋肺，金水相资，水足制火；玄参滋阴降火，利咽喉；引以巴戟天、淫羊藿、甘草引火归原；茯苓、车前子前导，则水火同趋，共安肾宫。诸药合用，共奏滋阴利咽、引火归原、解毒消蛾之功。

关键在于用大量的熟地补足肾水为主，辅以解毒消脓，佐以清热，使以引火归原，用小量补阳的药物引火下行。《伤寒论》载："猪肤汤"主治少阴咽痛，有滋肾润燥降火的作用。饮食调理可食猪皮冻、猪蹄等。

【病案举例】

患儿陈某，男，7 岁。2013 年 2 月 22 日初诊。反复化脓性扁桃体炎 3 年。患儿近 3 年化脓性扁桃体炎反复发作，由 1 年发病 1 次逐渐缩短为 6 个月发作 1 次，1 个季度发作 1 次，1 个月发作 1 次，现在 1 周发作 1 次。每次发作时因伴发热西医予静滴抗生素、地塞米松等治疗 2～3 天热势即退，患儿病情反复发作，周期越来越短，家属不敢继续至西医院输液治疗，求助中医。现患儿发热，体温 39℃，咽痛，无鼻塞流涕，无咳嗽咯痰，胃纳欠佳，二便调，眠可，舌质红，苔薄黄，脉浮数。查体：咽部充血，双侧扁桃体Ⅲ°肿大，可见黄色脓点，查血常规：

WBC $15.64 \times 10^9/L$，N 0.75，L 0.235。诊断：反复化脓性扁桃体炎，阴虚火燔。治宜滋阴利咽，引火归原，解毒消蛾。处方：熟地黄10g，肉苁蓉10g，五味子6g，茯苓10g，淫羊藿10g，麦冬10g。取免煎颗粒，加入我院儿科自制剂退热合剂（清热解毒祛湿之效）80mL 口服，3 次/天，共3 剂。头孢克肟咀嚼片150mg 口服，3 次/天。羚羊角粉0.5g 口服，3 次/天。

2013 年2 月25 日复诊：患儿热退，无明显咽痛，无咳嗽咯痰，查体：咽部充血，双侧扁桃体Ⅲ°肿大，未见脓点。处方：我院儿科自制剂利咽合剂（清热解毒利咽之效）40mL 口服，3 次/天，加中药免煎颗粒淫羊藿10g，野菊花10g，麦冬10g，蒲公英10g，茯苓10g，紫花地丁15g，五味子6g，金银花10g，肉苁蓉10g，熟地黄10g，甘草3g，天葵子10g，玄参10g。共5 剂获效。

此后患儿仍有反复发热咽痛，分别于2013 年3 月3 日、2013 年3 月10 日、2013 年4 月4 日、2013 年4 月28 日、2013 年5 月5 日就诊，都依上法施治获效。随访至今，未再发病。

按：阴火治肾，引火归原。此例患儿化脓性扁桃体炎急性期热盛肉腐，酌加清热解毒利咽之品，标本同治，效果显著。治疗近3 个月后患儿发病间隔时间逐渐延长，未再复发。治疗激素依赖性化脓性扁桃体炎的原则，要正确处理好人（宿主）、病原体（细菌等）、药物（中药、化学合成的抗感染药物等）的多角关系，争取最佳治疗，提高疗效，避免不良反应。

孙娟学术特色方证传真

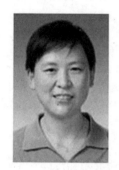

孙娟,女,1967 年生,祖籍山东省鄄城县,1984 年考入北京中医学院,1990 年毕业后分配到济南市中医医院儿科从事临床、科研、教学工作至今,被遴选为 2003 年第三批全国名中医药专家孟宪兰主任中医师的学术继承人,2007 年获国家颁布的出师证书,2009 年山东省高层次优秀中医临床人才,2011 年济南市中医医院第二批优秀中医药人才,2012 年全国第三批优秀中医临床人才研修学员,2012 年孟宪兰全国名老中医药专家传承工作室负责人,2015 年为济南市名中医"薪火传承 231 工程"第二批指导老师,2016 年为山东省五级中医药师承教育工作第四批指导老师。先后荣获济南市第六届青年科技奖、济南市优秀青年中医、济南市卫生系统"医界女杰"、山东省高层次优秀中医临床人才等称号。2016 年荣获"全国优秀中医临床人才"称号。现为济南市中医医院儿科主任中医师,山东省知名专家,山东中医药大学兼职教授,山东省中医儿科专业委员会委员,山东省医师协会儿科专业委员会委员。

擅长治疗小儿发热、咳嗽、哮喘、肺炎、反复呼吸道感染、心肌炎、抽动症、厌食、腹泻等疾病,形成了一整套的辨证论治理法方药丝丝入扣,整体把握和个体分析密切结合的思路。

发表学术论文二十余篇,其中《小儿咳嗽的辨病辨证论治》《小儿地图舌的证治及临床意义》《厌食贴治疗小儿厌食症临床研究》《略论扶正与祛邪同用预防小儿反复呼吸道感染》《从肺胃入手防治小儿咳嗽》等论文获得同行专家高度评价。

积极参加科研工作,主研两项,其中"宣肺饮的临床与实验研究"(第 2 位)曾获济南市科技进步三等奖,"厌食贴对小儿厌食症小肠吸收功能的改善"(第

1位)通过鉴定达国内领先水平,目前在研课题两项。

主编《儿科病调养与护理》《健康教育丛书·儿科病》《孟宪兰儿科经验集》《现代儿科诊断治疗学》,副主编《现代儿科学》;参编《小儿常见病实用方》《实用中医儿科学》著作2部。

重视开展科普宣传工作,运用中医药知识进行宣教,突出中医药的优势,以弘扬中医文化与医学普及教育为己任。多次做客电视台、广播电台解答家长的疑难问题。曾任医院2002、2003年度通讯员,在《齐鲁晚报》《都市女报》《济南时报》《生活日报》《当代健康报》等发表科普文章数十篇,取得了很好的社会效益。

作为项目负责人成功举办了一次省级中医药继续教育培训班,多次参与举办了国家级、省级中医药继续教育培训班。

一、从医历程

(一)幽幽书香伴我成长

我出生在一个知识分子家庭,父母都是中学老师。父母的熏陶和校园生活的耳濡目染,养成了我爱读书的习惯。从各种传阅的小人书,到《唐诗三百首》《三国演义》《儒林外史》《古文观止》,读书渐渐上了档次。1978年进入中学后,国家非常重视"科学技术",我也树立起学好科学的志向,陈景润、居里夫人等科学家成了我的偶像。

(二)知名中医治我顽疾

我儿时体弱,经常患咳喘之疾,每当冬季犯病尤甚,呼吸气短,痰涎拉锯,憋气难耐,反复发作,深为所苦,母亲遍访诸医无效,后听其他病家所言,得以求治于泉城名老中医潘庆翱大夫,潘大夫望闻问切之后,给了一剂食药两用方,记得有杏仁、蜂蜜、核桃仁、川贝等调和在一起,于入冬后开始服用,服用数月后,奇迹出现了,这些药竟去了我咳喘之根,以后再也没有发作过。随后,潘大夫又治好了我这个"黄毛丫头"的厌食症,使我逐渐健壮起来。从那时起,父母非常尊崇中医,我也萌生了学中医的念头,高考报考志愿时第一志愿毫不犹豫报考了北京中医学院。

(三)学院教育夯实基础

1984年我走进北京中医学院的大门,因为数理思维占据上风且缺乏家学师授及临床,感觉中医学习起来困难重重,加之当时中医界正在进行"中医科学性"的大讨论,使我对我的选择产生了怀疑,甚至感到前路茫茫,不知所措。但毕竟习惯使然,我努力地按部就班地学习着中医,渐渐明白了阴阳五行、辨证论治等理论。1987年大学旁建立了国医堂,我课余时间便跑去跟刘渡舟、孔光一、裴永清等老师侍诊抄方,看到了小柴胡汤、柴胡桂枝干姜汤、三仁汤等的效验,感觉中医很神奇,渐渐地有了兴趣和信心。当时给我上课的老师阵容强大,如董建华、王绵之、王永炎、高学敏、杨维益、聂惠民、郝万山、庞鹤、田德禄、姜良铎、吕仁和、武维屏等,老师们学验俱丰,中医在他们那里变得活灵活现、妙趣横生,这更坚定了我学好中医的信念。大五、大六正式进入临床,老师们手把手带教,对内外妇儿针灸推拿全面掌握,渐次会望闻问切、处方用药了。

(四)良师教导助我成才

大学毕业后我来到闻名齐鲁的济南市中医医院儿科工作,刘清贞主任分配我先跟王延泉、赵岩两位老师抄方,约三年时间,两位老师临床经验非常丰富,社会声望很高,属于实战型专家,因为求诊者众,使我得以见识了许多儿科疾病,对我院儿科处方用药思路有了较为明晰的认识。为了提高我的西医水平,刘谟梧主任派我到外院进修多次,如1995年到济南市中心医院半年,1998—1999年到北京儿童医院、北京东直门医院各半年,1997年还到商河中医院扶贫医疗半年,这都扎实了我的现代医学知识,遇到危急重症能从容应对。

我正式拜师的老师是孟宪兰教授。2002年在医院开展的"名医传承工程"中我成为孟主任的徒弟,2003年我有幸被遴选为"全国第三批名中医药专家孟宪兰主任医师的学术继承人",孟老毕业于河南中医学院,她医术精湛,学验俱丰,常嘱我必"博极医源,精勤不倦",我严格按照国家要求跟师临证,认真做跟师读书笔记,典型病历仔细整理,撰写老师的学术经验方面的论文,三年后我自身的业务素质和专业技能有了很大提高,2007年获得国家颁发的出师证书。

2012年我成为全国第三批优秀中医临床人才研修项目学员,有了每年两次聆听国医大师、国家级名老中医讲课的机会,真是如沐春风,现在我经常把上课的光盘拿出来反复学习。期间我还拜全国名医马融及李新民教授(两位老师皆师从李少川教授,为北京四大名医汪逢春的再传弟子)为师,脱产在天津中医药大学第一附属医院学习,进一步拓展了视野。另外在独立临床的过程中,我还请教了不少同道,如经常向同诊室的刘谟梧主任求教,受益匪浅……感谢我的老师们,使我对名老中医的经验和思想有了很好的传承,使我在临床中能够得心应手。

（五）研习经典开拓提升

"将升岱岳，非径奚为？欲诣扶桑，无舟莫适"。学习中医经典即中医通往成功的"径"与"舟"。要想有所作为，始终不能放弃对中医理论和经典的温习。我分别于2005—2008年入选全省首批高层次优秀中医临床人才培养对象及2012—2015年入选全国第三批优秀中医临床人才研修项目学员期间，系统地温习了两遍四大经典的教科书，阅读了部分优秀的古医籍如《脾胃论》《格致余论》《小儿药证直诀》《幼科发挥》《幼幼集成》等，每次都有新的发现，每次都有新的感悟，反复验之临床，使我理论和实践水平都有了较大提高。

（六）带教学生教学相长

发展中医，始终离不开薪火相传。得益于中医政策，我2014年成为济南市第二批"薪火传承231工程"指导老师，学生为本院大夫葛慧、王艳，2016年成为山东省五级中医药师承教育工作第四批指导老师，指导学生为章丘市中医医院的郭水玲大夫、山东省妇幼保健院的姜宁大夫。吾诚惶诚恐，自知才疏学浅，恐误人子弟，然中医传承，责无旁贷，我必全力以赴、倾囊相授。教然后知困，在今后的日子里，我必定向我的老师们学习，使中医的薪火代代传承，并发扬光大。

二、学术特色

作为孟宪兰教授的亲传弟子，全面继承了孟宪兰教授的学术思想。临床工作中，向老师们学习、向课本杂志学习、向经典学习，进于病谋，退于心谋，能够兼收并蓄、继承创新，初步形成自己的学术特色。指导思想推崇以人为本、预防为主、以和为贵，治病大法讲究治病求本、阴阳求衡、天人相应，治疗思路取乎细心辨查、证变法移、方随证变，处方用药注重顾护脾胃、寒温并用、中病即止，幼科辨治体察生理病理、内外结合、细致入微。具体如下。

（一）"从肺胃入手"防治小儿咳嗽

咳嗽原因众多，五脏六腑皆令人咳，但与肺胃关系尤为密切。从某种意义上来讲，《素问·咳论》所言"聚于胃，关于肺"是对咳嗽病理机制的总概括，即曰胃是咳嗽的病变之源，肺是咳嗽的表现器官。

咳病多由外内合邪所致，如胃感外邪不仅是寒饮食入胃，辛辣、酸咸、油腻、炙煿亦可入胃，而导致胃寒、胃热、饮食积滞等病理变化，并由胃入肺而致咳嗽。

这和常见的由于饮食过甜、过咸、过量引起的咳嗽的病理过程相吻合。"肺气不清则咳嗽不绝,胃气不和则痰涎内生",故治疗上应肺胃同治,或培土生金,或固表护卫,或化痰蠲饮,或和降胃气。其预防应外避虚邪贼风,内调饮食。特别需要指出的是:预防咳嗽,须截断胃感外邪的途径,强调忌口,防止病从口入。如生冷冰饮,自应不食:经言形寒饮冷则伤肺,实亦伤脾,肺脾阳虚,易致饮邪内伏而上溃;炙煿厚味,各种海物,可致里热内生,痰热蕴肺;甜咸过用,多为过敏诱因,诱发顽痰阻于气道,宣降失司。目前小儿咳嗽之疾增多,考虑与饮食失宜有关。

(二)扶正和祛邪同用,治疗小儿复感

关于反复呼吸道感染(简称复感儿)缓解期的治疗,教科书上多从虚论治,辨证上常分为卫表不固、肺脾气虚、肾虚骨弱 3 型进行论治。我发现本病虽以虚为主,但常含有某些脏腑邪实的情况,治疗上不可单纯补虚,而应该扶正和祛邪同用。临床上许多复感儿存在着胃肠积热、痰邪内生、肺经伏热、脾胃伏热等邪气在内的病理机制,虚证夹杂,临床最常见表现为表虚内热、脾虚生痰、肺热未尽、脾胃伏热四型,运用复感Ⅰ号方、复感Ⅱ号方、复感Ⅲ号方、复感Ⅳ号方,取得了良好的疗效。

注重恢复期"因加而发"的"故邪"和迁延期正虚邪恋的"余邪"。具体到小儿反复呼吸道感染的"邪气",常包含以下三方面病理机制。

1. 胃肠积热　小儿感冒易挟食滞,治疗之后,食积未得尽清,深伏于里,遇感则发;或小儿过食膏粱厚味,久居温室之中,每多胃肠积食,积食于内,正气消谷于内,则表卫空虚,一遇外邪,内外合邪,感而即发,故医家有曰"无内热无外感"很有道理,胃肠积热是复感儿发病的重要因素之一。

2. 痰邪内生　小儿感冒易挟痰,治疗之后,痰邪未得尽清,深伏于里,遇感则发;又因最常见的复感儿是平素脾虚的小儿,脾为生痰之源,脾虚易生痰邪,一遇外感,更易发作。

3. 肺胃伏热　由于正气虚弱,外感以后,邪毒不能尽清;或治疗不彻底,内热停聚。这种内热多伏于肺胃,一旦受凉或疲劳后,新感易受,留邪内发,诸症又起。

(三)通督升阳用葛根治疗鼻炎及鼻窦炎

鼻炎及鼻窦炎,属中医伤风鼻塞、鼻窒、鼻渊的范畴,既往的认识:本病的机理为外邪侵袭,卫表不固,肺气不宣或湿浊留滞,壅阻脉络,治疗上采用宣肺散风、祛湿通窍等法,代表方剂如苍耳子散、藿胆丸等。但临证验之,往往初治有效,容易复发,难以根治。

我认为鼻位于督脉末端,而督脉起于胞中,根于肾中阳气,故而能统督诸阳。若肾阳充足,督脉阳气旺盛,达于鼻部,则鼻窍生理功能正常,卫外功能健旺,所谓"正气存内,邪不可干";反之,如肾阳不足,督脉虚弱,不能温煦固护鼻窍,则直接影响鼻窍的生理功能及卫外功能,此时,外邪极易入侵,客于鼻窍而发为鼻炎或鼻窦炎。故肾及督脉阳气的不足,实乃鼻窍病变的根本病机。证之临床,鼻炎及鼻窦炎患者,多为素体阳虚,易患感冒之人,故在治疗上必须重视通督升阳。治疗鼻渊效验古方苍耳子散的主药苍耳子,据《得配本草》载能"走督脉",即为佐证。

葛根一药,前人用之治疗外感表证之发热无汗、项背强痛等证,方如柴葛解肌汤、葛根汤;近人朱良春氏曾有葛根配苍耳子治疗项背挛急,疗效历历可稽。而项背强痛、挛急实乃外邪客于督脉之候,故葛根有通督升阳之功,治疗鼻炎、鼻窦炎有效。在辨证论治的基础上,于方药中加入葛根(如肾阳虚明显者可加淫羊藿等补肾阳药),收到增强疗效、缩短疗程,减少复发的效果。

(四)补醒结合、升降相因治疗厌食

生理上"脾主磨",可将水谷化为精微,长养脏腑百骸。病理上"脾主困","困"即疲惫、失健之意,既有湿食困土、阳不布护的实证反映,又有脾虚气弱、化源匮乏的虚证表现。若脾胃气虚,功能不济,极易导致脾气受困,胃纳呆滞,脾不主磨,饮食难消,化源匮乏,则出现厌食诸症。因此,脾胃气虚、脾困胃呆是小儿厌食症的重要病理机制。临床发现,脾胃气虚型厌食症多非纯虚证,而以脾困胃呆的病机贯彻始终,或多或少存在着气虚气滞、饮食不化的病理变化。所以治疗以"健脾益气、醒脾开胃、磨积化食"为法,以白术、甘松、茯苓、丁香、鸡内金、大黄组方。在紧扣病机、治病求本的基础上,组方配伍注意以下两点。

1. 补忌呆补,补醒结合　脾胃气虚,当用补益,又忌用呆补,应补而不滞,以脾胃能够运化为度。故重用白术、茯苓以补脾气,配以芳香药甘松、丁香醒脾气之困,清灵脏器以恢复转运之机,使脾运复健,则胃纳自开。

2. 脾升胃降,相反相成　生理上,脾主升,胃主降。脾气升,则水谷之精微得以输布;胃气降,则水谷及其糟粕得以下行。故选用芳香偏温的甘松、丁香醒脾运脾以助脾升,以鸡内金磨积和胃并少佐苦寒泻下之大黄荡涤肠胃以合胃降之理。如此升降相因才能很好地完成饮食物的消化吸收过程。

(五)小儿地图舌的证治及临床意义分析

在学习孟宪兰老师脾胃阴虚有别的理论基础上,结合大量临床实践,发现小儿出现地图舌原因不同于成人,更比成人多见,有着典型的临床意义。

1.病因病机 舌为心之苗、脾之外候,五脏六腑和舌存在着密切的联系,而舌苔是胃气的反映。地图舌常见的病因病机有:先天失养,脾阴不足,脾气运化无源;后天失调,饮食自倍,伤及脾胃中气;过食煎炸油腻之品,胃中积热而伤及胃阴;热病后期,损及津液,伤及胃阴等。

2.辨证分型有三

(1)脾阴虚:一般此种地图舌病程较长,不易治疗。表现为消瘦、易感冒、饮食欠佳、食后腹胀、不喜食蔬菜、口干不欲饮,舌淡红,苔花剥少津,脉细缓。治宜甘淡平补、滋阴健脾。以自拟补脾阴方:山药、茯苓、扁豆、玉竹、薏苡仁、甘草、大枣。

(2)脾气虚:表现为疲乏无力,佝偻,发稀,腹泻,腹胀,舌质淡,舌苔呈地图状,脉细。治宜健脾益气。以参苓白术散加减。

(3)胃阴虚:多由胃火炽盛、脾胃湿热或温病热盛伤津所致,尤多见于热性病后期及吐泻后。表现为口渴欲饮明显,唇干,食少,舌质红少津,舌苔花剥,脉细。治宜滋补胃阴。以益胃增液汤加味:沙参、麦冬、玉竹、石斛、天花粉、乌梅、甘草、大枣。

(六)通阳祛湿治疗湿热类热病

湿为阴邪,其成因多与脾失健运有关,或因脾气虚,或因脾湿盛。盖小儿脾常不足,易生内湿;饮食不节,易成水谷之湿。湿与食,同为阴邪,阻于中焦,形成"湿食之邪",此时人体正气趋向于里,以化湿食,而不能固护于表,表气空虚,易感外邪。故"内蕴水谷,外干时令",内外合邪,日久蕴热,湿热交阻,蕴结成疾。故小儿湿热类温病渐多矣,深入研究其理法方药,尤为重要。

湿热病是湿热相合为患,以湿阻气机、阳气不通为主要特点,治疗要以通阳祛湿为宗旨。通阳非温阳,单用辛温药物,不仅鼓动湿邪内窜,且助长热邪,贻误病情。叶天士指出:"通阳不在温,而在利小便。"给我们指出了方向,处方用药应化湿以开上,燥湿以畅中,利湿以渗下,分消走泄,给湿以出路,则气机通畅,阳气自通。具体治疗宜分清湿热之孰轻孰重,病位之上中下焦,燮理中焦气机,细察兼变之症,分消湿热之邪。临床中常用三仁汤、甘露消毒丹、王氏连朴饮等方剂加减化裁。

(七)擅用安宫牛黄丸治疗高热防昏迷

安宫牛黄丸属开窍剂一类,功用清热开窍、豁痰解毒,主治温热病热陷心包,中风昏迷,小儿惊厥等证。研究其药,牛黄苦甘性凉,入心肝,能清热解毒、息风定惊;郁金解郁开闭;水牛角清热凉血;黄连、黄芩、山栀清热燥湿泻火;雄黄祛痰定惊;朱砂、珍珠重镇安神兼泻心火;冰片、麝香,芳香开窍、通脉醒神。我体会,临床中不一定非等患儿高热烦躁神昏谵语方才用之,此品亦非温热病热陷心包专用之药,湿热病热重于湿或湿热俱重有热入心包之势,皆可用之。此方重点在于清心豁痰开窍,具"透热转气"之功,而非专凉营养阴。用的恰当,立起沉疴。然其性大寒,其气香窜,药有金石有毒之品,故小儿当慎用。可观其神志,如其高热不退,伴神志欠清,精神昏糊,舌质红或绛,苔黄燥、黄厚或黄厚腻,马上就要内闭心包,此时宜先安未受邪之地,急用芳香透络开窍法,以安宫牛黄丸口服,待神志转佳,中病即止。

(八)采用多途径给药解决服药难

临床中,注重外治法,常用中药保留灌肠、中药经皮治疗、中药穴位贴敷等外治方法治疗各种儿科疾病,现以中药灌肠为例阐述之。

中药灌肠是中医治疗疾病的一种独特的方法,尤适用于小儿。中药苦口,有些孩子不愿意接受,婴幼儿服药更加困难,而灌肠的方法可以解决这一难题,易被小儿接受。中药灌肠的原理为:用中药煎液保留灌肠能使药物进入肠黏膜丰富的毛细血管,然后直接进入下腔静脉而被吸收,灌肠没有经过消化道和肝脏,比口服不良反应小,用药较安全。中药灌肠吸取了中医辨证施治的精华,标本兼治,可以治疗儿科常见的多种疾病。但需要注意如小儿有严重的腹泻、肛疾等禁用灌肠疗法。我常运用中药灌肠治疗小儿发热、咳喘、肺炎、惊厥、口疮、便秘、腹泻等疾病,疗效满意。如治疗婴幼儿湿热型肠炎、痢疾,常需用黄连等苦味药,如令患儿口服,常无法耐受,所以我就辨证用中药保留灌肠,目前已用百余例,效果甚佳。

(九)注重药物的口感,精心研究中药调味方法

要求自己熟悉药性,开药时在不影响药效的前提下,尽量有较好的口感,增

加患儿服药的依从性。可从以下几方面入手。

1. 不使用过苦或有特殊异味的药物　如苦寒药龙胆草、苦参、木通、山豆根极易伤害胃气,乳香、没药、地龙味道特殊难以下咽。

2. 放置到适当温度再喝　汤药若温度过高,不利于吞咽,难以迅速通过舌面,苦味就会显现出来,而适宜的温度能让药液迅速进入体内,苦味会不那么明显,所以要叮嘱家长将热药液放一会儿,不感到烫口再喝。

3. 服汤药后喝些温开水　不仅利于药液的吸收,还可以减少药液在口腔内的残留,在一定程度上能减轻药液的苦味。

4. 配伍某些甘味药物　我常用甘味的芦根,芦根味甘寒,归肺胃经,功效清热泻火、生津止渴、除烦、止呕、利尿。小儿体属纯阳,多发生外感温热病或湿热病,芦根皆可伍入,如银翘散治疗外感风热证,内含芦根,不仅清热还可护阴;薛氏五叶芦根汤治疗湿热证数日后,余邪蒙蔽清阳,胃气不舒,脘中微闷,知饥不食者;临床中还可配伍用于小儿常见的胃热呕吐、肺热咳嗽、热淋涩痛等证,实乃儿童用药调味佳品。

（十）天人相应,采用"子午流注"理论制订贴敷时间

子午流注理论是从时间角度认识十二经脉的气血流注盛衰规律的一种学说,是天人相应整体观念的体现。血气应时而至为盛,过时而去为衰,逢时而开,过时而阖。临床诊疗时,根据十二经气血的盛衰流注规律,因时因病治宜,因势利导,往往能取得较好的疗效。

关于用厌食贴治疗小儿厌食症的用药方法,我从整体观念出发,把用药时间和针灸理论结合起来,借助传统的"子午流注"理论,把贴敷时间定在上午7时至下午3时(即辰时至未时)。因为脾胃为后天之本,主纳化水谷,辰时胃经旺,巳时脾经旺,该时脾胃经气血充盛,有利于饮食药物的吸收运化;心为君主之官,主一身之血脉,午时心经旺,心气充沛,脉道通调,有利于促进周身血液循环,激发经气,且心火生胃土有利于消化;小肠主受盛化物,分清泌浊,吸收精微,下传糟粕,未时小肠经旺,有利于吸收营养。在脏腑经气旺盛的时候用药,有利于激发经气,更好地治疗本脏腑的疾病。

三、方证传真

（一）寒饮咳喘方治疗寒饮伏肺证

寒饮伏肺证:咳嗽,痰多色白,质地清稀而易咯,胸闷,气喘,或喉间有痰鸣

声,舌质淡胖,苔白滑,脉濡。多见于急慢性支气管炎、支气管哮喘等咳喘性疾病而见痰液清稀者。

寒饮咳喘方:茯苓、炙甘草、干姜、细辛、五味子、陈皮、半夏、杏仁。兼风寒表证恶寒、发热者加麻黄、桂枝;腹泻便溏者加薏苡仁、车前子;咳嗽较重者加紫菀、款冬花、炙百部;喷嚏、流涕者加荆芥、辛夷;痰多难咯者加冬瓜子、紫苏子、白芥子。

【病案举例】

潘某,女,1 岁 3 个月,2011 年 12 月 23 日初诊。主诉咳嗽 1 个月余。1 个月前出现咳嗽,有痰难咯,流涕,在外院诊断为支气管炎,查血象不高,支原体抗体阴性,曾服阿莫西林、头孢克洛、小儿清肺止咳糖浆、川贝枇杷膏等药,虽咳嗽次数减少,但喉中痰声辘辘不除,纳食欠佳,大便日 2~3 次,质稀软量较多,小便调。患儿生后 7 天曾患"新生儿肺炎"住院 10 天后病愈出院,1 岁左右断奶。观其面白虚胖,面部见少许湿疹,咽淡红,心(—),双肺呼吸音粗,闻及痰鸣音,舌质淡胖,苔白滑,指纹淡红在风关。中医诊断:咳嗽(寒饮内停)。西医诊断:慢性支气管炎。法当温肺化饮,寒饮咳喘方加减:茯苓 12g,炙甘草 6g,干姜 3g,细辛 3g,五味子 3g,橘红 6g,法半夏 3g,杏仁 3g,生薏苡仁 9g,紫菀 6g,款冬花 6g。3 剂,水煎服。

12 月 27 日复诊:偶咳,痰量明显减少,纳食欠佳;二便调。双肺呼吸音粗,可闻及少许痰鸣音,舌质淡红苔白,指纹红。此为肺寒得温,痰湿未化,宜燥湿化痰、健脾和中,以二陈汤合参苓白术散加味:陈皮 6g,半夏 3g,太子参 9g,茯苓 12g,白术 9g,炒薏苡仁 9g,白扁豆 9g,芦根 9g,冬瓜仁 9g,炙甘草 6g,神曲 9g,取 3 剂。

12 月 30 日三诊时无咳嗽,喉中有少量痰液,食欲有所好转,双肺呼吸音略粗,未闻及啰音,舌质淡红苔薄白,指纹红。为痰湿将尽,脾虚未复,上方去冬瓜仁,加山药 9g,炒麦芽 9g,健脾化食,又取 5 剂而愈。

按:此儿冬令发病,寒邪外袭,阻滞肺卫,经治日久,表邪已解,寒从中生,又患儿面白虚胖,面见湿疹,纳食欠佳,大便稀软证其为素体脾阳不足、痰湿内蕴,以上皆影响了脾为胃游溢精气的功能,致水湿代谢异常,寒饮内停,而生咳嗽痰鸣之疾。治疗此类寒饮内停之咳嗽,当遵仲师"病痰饮者,当以温药和之"的治疗大法,予寒饮咳喘方加减温肺化饮而取效。寒饮咳喘方由苓甘五味姜辛汤及二陈汤合方而成,用干姜、细辛以温肺散寒化饮;茯苓、薏苡仁健脾渗湿,以杜其生痰之源;杏仁、橘红、半夏、紫菀、款冬花化痰止咳,五味子收敛肺气,使散不伤正,标本兼顾,诸药同用,温化寒饮效佳。复诊时肺寒得温,痰湿未化,宜燥湿化痰、健脾和中,以二陈汤合参苓白术散加味收功。小儿体属纯阳,应用温肺化饮法的机会较少,但临证但见是证,便用此方,中病即止,常获良效。

(二)食积咳嗽方治疗食积咳嗽证

食积咳嗽证:咳嗽与饮食有关,频频咳嗽,夜间为重,痰多,常兼有脘闷、纳呆、腹胀等症,舌苔白腻或黄厚腻,脉沉滑。

食积咳嗽方:陈皮、清半夏、竹茹、炒莱菔子、焦神曲、炒麦芽、炒杏仁、枇杷叶、生甘草。大便溏薄加茯苓、薏苡仁;大便干结加枳实、厚朴;咽部红肿加桔梗、牛蒡子、僵蚕,咳嗽声重加桑叶、桑白皮、炙百部、贝母。

【病案举例】

马某,女,4岁半,2015年4月16日初诊。主诉:咳嗽3天。3天前出现咳嗽,咳甚则吐,夜咳重,有痰,时有腹痛,腹胀,纳食不香,大便偏稀,小便可。有伤食史。查体:精神可,咽充血,心肺(一),腹部无压痛,舌质红,苔白厚,脉滑数。中医诊断:咳嗽(食积咳嗽)。西医诊断:①急性咽炎,②胃肠功能紊乱。治以消积化痰利咽止咳。食积咳嗽方加减:陈皮6g,清半夏6g,竹茹6g,炒莱菔子12g,焦山楂9g,焦神曲9g,炒麦芽9g,桑白皮9g,桑叶9g,炒杏仁6g,炒牛蒡子6g,僵蚕9g,浙贝母9g,枇杷叶9g,生甘草6g。3剂,水煎服。4月19日复诊:偶咳,口臭,时有腹胀,纳食好,大便第一日稀溏,近二日无便稀,舌红苔白略腻。继以消食化积为治则,上方去竹茹、桑白皮、枇杷叶、牛蒡子,加连翘9g,藿香9g继进4剂而愈。

按:食积咳嗽多因小儿素体脾胃虚弱,又饮食不节,食积内停,生湿酿痰,蕴久化热,痰热交结,气机不畅,上逆于肺,出现咳嗽、咳痰或遇外感,内外合邪,作用于肺而致。本案四诊合参为食积生湿、痰热蕴肺之食积咳嗽,宜消积理脾。食积咳嗽方为保和丸加减,以二陈行气化滞和胃,枇杷叶、桑叶、桑白皮、浙贝母清肺化痰,炒杏仁降气止咳,牛蒡子清热利咽,僵蚕解痉止咳,焦山楂、六神曲、炒麦芽消食化积,莱菔子消食化痰,竹茹化痰止呕。药后食积渐消,痰热渐清,去竹茹、桑白皮、枇杷叶、牛蒡子,加连翘清热解郁、藿香化湿。

（三）乳蛾方治疗脓乳蛾证

热毒上攻肉腐成脓证：发热、咽痛、口渴、乳蛾成脓、舌红苔黄、脉滑数。

乳蛾方：金银花、连翘、黄芩、板蓝根、牛蒡子、桔梗、白芷、赤芍、浙贝母、天花粉、皂角刺。

表证未清加薄荷、荆芥；高热炽盛口渴引饮加生石膏、知母；喉核明显红肿加芙蓉叶、玄参、射干、牡丹皮；大便干结加大黄、玄明粉；舌苔厚腻加枳壳、厚朴、藿香。

【病案举例】

李某，男，10岁，2013年10月14日初诊。主诉：发热、咽痛2天。患儿平素喜食肉、鱼虾等油腻之品，体型偏胖，2天前突然出现发热，咽痛，纳食可，大便干，两日一行，小便调。查体：体温38.5℃，咽充血，扁桃体Ⅱ°肿大，有脓性物附着，心肺（一），舌质红，舌苔黄厚腻，脉滑数。血常规：WBC $12.3 \times 10^9/L$，N 0.756，L 0.194。中医诊断：乳蛾（热毒上攻，肉腐成脓）。西医诊断：化脓性扁桃体炎。治以清热解毒利咽、消痈排脓止痛，方选乳蛾方加减：金银花15g，连翘9g，黄芩9g，板蓝根15g，白芷9g，薄荷9g，赤芍9g，牡丹皮6g，浙贝母9g，天花粉12g，芙蓉叶9g，皂角刺9g，牛蒡子6g，射干9g，甘草6g。3剂，水煎服。

17日复诊，热退，咽痛消失，纳食减少，二便调。咽部充血减轻，扁桃体已无脓性物，舌质红，舌苔黄腻。上方去芙蓉叶、皂角刺、白芷，加茯苓12g，焦山楂12g，陈皮9g健脾和胃消食，又服3剂而愈。

按：化脓性扁桃体炎属中医乳蛾范畴，乳蛾成脓，类似疮疡阳证，辨治可仿外科疮疡治法，可将本病分为炎症期、成脓期、消散期三期。疮疡本为火毒之邪而成，火为阳邪，阳盛则发热，阻塞则肿胀，血凝则疼痛，热盛则肉腐，肉腐化为脓。本案患儿平素娇惯有加，进食辛辣刺激食物过多，湿热内生，上攻咽喉，热盛肉腐，肉腐则为脓，临床表现为咽痛、发热、扁桃体有脓性物附着，属成脓期，仿疮疡论治，治以清热解毒、透脓消肿、活血止痛，方选乳蛾方加减。乳蛾方为仙方活命饮加减，方中金银花、连翘、黄芩清热解毒；板蓝根、牛蒡子、射干清热解毒利咽，均为治咽喉肿痛之良品，白芷、薄荷疏散外邪，使热毒从外透解；赤芍、牡丹皮活血散瘀，以消肿止痛；浙贝母、天花粉清热散结；芙蓉叶、皂角刺透脓溃坚；全方共奏清热解毒，消肿利咽，活血止痛之功。

（四）复感Ⅰ号方治疗表虚内热型复感儿

表虚内热证：多汗、面赤唇红，或有口臭、手足心热、大便干结或臭，舌质红、苔薄黄或黄厚、脉滑、指纹紫滞。

复感Ⅰ号方：黄芪、白术、防风、蝉蜕、僵蚕、姜黄、大黄、枳壳、陈皮、焦神曲。

唇红口臭加连翘、生石膏，动物蛋白过敏去蝉蜕、僵蚕，饮食积滞重加焦山楂、炒麦芽、鸡内金，腹胀加莱菔子、厚朴，汗多表虚重加浮小麦、煅牡蛎，便溏加茯苓。

【病案举例】

冯某，男，4岁，2015年5月8日初诊。主诉：反复感冒半年余。患儿半年来反复发热、咳嗽，时有鼻塞、流涕等症状，每月均作，每次3~4天，甚则6~7天，曾在外院诊为"上呼吸道感染""支气管炎"，经治疗后症状消失，但常反复发作，家长甚为苦恼。来诊时，无发热，无咳嗽，但见口臭，大便干，2~3日一行，汗多。体重21kg。唇红，咽红，心肺（一），手足心热，舌质红、苔黄略厚，脉滑。中医诊断：表虚内热证。西医诊断：反复呼吸道感染。治以固表益肺，清热导滞。方拟复感Ⅰ号加减：黄芪12g，白术9g，防风6g，蝉蜕9g，僵蚕9g，姜黄6g，大黄3g，桔梗9g，枳壳9g，陈皮9g，连翘9g，焦神曲9g。5剂，水煎服。

第六天复诊，口臭减轻，大便通畅，日1行，仍有汗出。查：唇红，咽红减轻，手足心热，舌质红、苔薄白，脉平。上药去桔梗，加煅牡蛎15g，浮小麦12g。连进半月，停药观察，随访3个月未再发热、咳嗽。

按：该患儿有口臭、唇红、手足心热、大便干等胃肠积热表现，又有反复外感、多汗之表虚证状。此类小儿多有良好的生活条件或父母的溺爱，饮食上过食肥甘厚味，肠胃积热内生，正气消谷于内，则表卫空虚，一遇外邪，内外合邪，感而即发；或保护过度，衣着过暖汗出而表虚，动辄外感；或因小儿感冒易挟食滞，治疗之后，食积未得尽清，深伏于里，遇感则发。治宜固表益肺、清热导滞，以复感Ⅰ号方加减。方中黄芪、白术、防风为玉屏风散组成，可益气固表；蝉蜕、僵蚕、姜黄、大黄为升降散，僵蚕、蝉蜕散风热、宣肺气，大黄、姜黄荡积导滞、清邪热，两两相伍，一升一降，可使内外通和；枳壳、陈皮行气以导滞，连翘清解郁热，焦神曲健脾消积，桔梗清热利咽，与枳壳配伍调畅气机。服药后口臭减轻，大便通畅，仍有汗出，为内热减轻、表虚未解，予上方加煅牡蛎、浮小麦以敛汗。表虚内热型复感儿在临床中甚为多见，治疗用药要随舌脉症状的变化而变化；

治疗过程中要叮嘱家长不可过食肥甘厚味,防止食复;平时生活中家长也要密切观察患儿症状和舌苔,患儿饮食要五味调和、穿着要冷暖适中。

(五)清金平木方治疗支原体肺炎肝火犯肺痉咳证

支原体肺炎肝火犯肺痉咳证:咳嗽阵作,呈刺激性、痉挛性咳嗽,咳痰黄稠,甚则痰中夹有血丝,胸胁痛、性急易怒,心烦口苦,头晕目赤,大便干结,小便短赤,舌边红,苔薄黄,脉弦数。肺炎支原体抗体:阳性。

清金平木方:桑白皮、黄芩、麻黄、杏仁、白花蛇舌草、金银花、炙百部、蝉蜕、僵蚕、虎杖等组成。

肝火旺加夏枯草、钩藤;肺热重加鱼腥草、地骨皮;痰多加浙贝母、瓜蒌、葶苈子;咳嗽日久加桃仁、当归。

【病案举例】

杨某,男,11岁,2013年3月10日初诊。主诉:咳嗽10天,加重4天。患儿10天前出现咳嗽,咽痛,自服蒲地蓝消炎口服液,咽痛减轻,咳嗽逐渐加重,近4天昼夜均咳,咳嗽阵作,呈刺激性、痉挛性咳嗽,影响睡眠,时有黄黏痰咳出,纳可,睡眠不安,大便干,小便黄。查其咽充血,双肺呼吸音粗,未闻及啰音,舌质红,苔薄黄,脉弦数。辅助检查:血常规:WBC 12.6×10^9/L,N 0.169,L 0.734,胸片:右肺下部见云雾状浸润影,提示右下肺炎。肺炎支原体抗体:阳性。中医诊断:肺炎喘嗽(肝火犯肺痉咳证)。西医诊断:支原体肺炎。治以清肺平肝、解痉止咳。清金平木方加减:桑白皮9g,黄芩9g,麻黄5g,杏仁9g,白花蛇舌草12g,金银花15g,炙百部9g,蝉蜕9g,僵蚕9g,虎杖12g,川贝母5g。3剂,水煎服。

3月13日复诊:咳嗽明显好转,夜间不咳,白天偶有咳嗽,痰量增多,无明显咽痛,纳可,二便调,眠安。上方去蝉蜕、僵蚕,加瓜蒌15g,大贝12g。继进4剂而愈。

按:小儿肝常有余,外感引动肝风、木叩金鸣而表现为顽固性剧烈咳嗽,甚至阵发性痉挛性咳嗽;风为百病之长,善行而数变,本病既有外感风邪,又有肝风内动,故肺部阴影、肺部听诊具有多变性;且大量临床观察发现感染肺炎支原体后许多患儿出现了哮喘样发作,表现为气道高反应性,故现代医学认为,支气管平滑肌痉挛是支原体肺炎的病理机制之一。所以,支原体肺炎宜从"肝风"论治,此乃不同于其他类型肺炎的显著特点。清金平肝方中桑白皮、麻黄宣泻并用以宣肺清肺止咳化痰,僵蚕、蝉蜕平肝祛风解痉,杏仁、炙百部降气止咳化痰,黄芩、金银花、白花蛇舌草、虎杖皆可清热解毒,虎杖又能活血化瘀,体现了清肺祛痰、平肝祛风解痉、解毒、活血化瘀四法合用,用于治疗小儿支原体肺炎痉咳重者甚效。

(六)厌食贴治疗脾胃气虚证

脾胃气虚证:厌食或拒食,面色萎黄,精神稍差,肌肉松软,或形体消瘦,大便不成形或夹不消化食物。舌质淡,苔白,脉无力。

厌食贴:白术、甘松、茯苓、丁香、鸡内金、大黄。用法:用厌食贴1贴敷贴于神阙穴,于上午7时至下午3时持续敷贴8小时,每日换药1次。7天为1个疗程,连用2个疗程。

【病案举例】

王某,男,3岁6月,2005年5月29日初诊。不思饮食3个月。3个月前因过食蛋糕、排骨等引起吐泻、腹痛、发热,此后便不思饮食、食量减少,家长恐其营养不良,遂强喂海参、鱼肉等食物,反而更不思饮食,以后食欲逐渐下降,一餐进食原有饭量的1/4甚或拒而不食,仅靠食少量甜食或饮料维持,每到吃饭即皱眉头。曾服多种中西药物。现体重不增,容易出汗。大便日2～3次,饭后易便,内有不消化食物。诊见患儿面色萎黄,神疲体倦,毛发不泽,腹部稍胀满,舌淡苔白,脉弱无力。查血常规:RBC 4.77×10^{12}/L,HGB 132g/L,WBC 5.8×10^9/L,尿－D木糖排泄率28.8%。诊断:厌食症(脾胃气虚证)。因其拒用口服药物,要求外治,遂予厌食贴敷脐治疗,并嘱禁食肥甘生冷之物。

1个疗程后,每餐可自动索食,食量已接近正常量的3/4,面色好转,神情活泼,大便日1～2次,其中未再夹杂不消化食物。

2个疗程后,食欲大增,已如同龄儿,面色转红润,大便成形,无腹胀,无明显汗出,复查血常规:RBC 4.95×10^{12}/L,HGB 139g/L,WBC 6.7×10^9/L,尿－D木糖排泄率37.2%。

按:小儿脾常不足,若喂养不当,病后失调,先天不足,情志失调,均可影响脾胃的正常功能,导致"脾主磨"的功能失调,产生"脾困胃呆"的病机。我认为脾胃气虚非纯虚,都以脾困胃呆的病机贯彻始终,或多或少存在着气虚气滞、饮食不化的病理变化。脾胃气虚、脾困胃呆是小儿厌食症的重要病机,故以"健脾益气、醒脾开胃、磨积化食"为法,以厌食贴外敷。方中炒白术苦甘温,归脾胃经,补气健脾,为治疗脾胃虚弱的要药。甘松,辛甘温,芳香开郁醒脾,为醒脾开困之要药。二药相配,刚柔相济,补醒结合,补而不滞,共奏补脾益气、芳香醒脾之功,共为君药。茯苓健脾补中,助白术以增强健脾之效。丁香,辛温,温中降逆、温胃助阳,可助甘松芳香解郁,理气醒脾。二药相伍,可以助君药健脾开胃、芳香醒脾,共为臣药。鸡内金,健脾消食磨积,用于米面薯芋肉食等各种食滞症,用在此处,有磨积化食之功,以增强"脾主磨"的功能。气虚者气滞,故于方中少佐大黄,调中化食、荡涤肠胃、推陈致新,起到画龙点睛的作用。鸡内金、大黄合用,有磨积消食、推陈致新之功,共为佐使之药。

(七)清化湿热方治疗湿热并重证

湿热并重证:发热,肢酸困倦,胸闷腹胀,无汗而烦,或有汗而热不退,尿赤便秘,或泻而不畅,有热臭气,或咽痛颐肿,舌苔黄腻或厚腻。

清化湿热方:藿香、滑石、石菖蒲、金银花、连翘、黄芩、青蒿、射干、桔梗、杏仁、生甘草。

表闭无汗加香薷、薄荷;胃热炽盛加生石膏、黄连;湿重加豆蔻、佩兰;咽痛重加板蓝根、牛蒡子、僵蚕;恶心、呕吐加半夏、竹茹、生姜;食欲不振加陈皮、焦三仙;精神好转去菖蒲;身目发黄重用茵陈。

【病案举例】

李某,女,6岁半,2015年2月26日初诊。主诉:发热6天,咳嗽2天。曾服美林、羚羊粉、儿感清口服液、解毒消炎胶囊、抗病毒口服液等,自用艾叶生姜泡脚,喝红糖姜水等,又静点头孢呋辛、喜炎平2天,均效果欠佳,用退热药可热退4~6小时,旋即又起,热势以高热为主,最高体温41℃,近两日又出现咳嗽阵作。曾验血常规:WBC 7.2×10⁹/L,N 0.325,L 0.545。来诊时高热,无汗,疲乏,咳嗽有痰,呈阵发性,以白天为主,纳呆,大便偏干,1次/3日,小便黄。查其精神欠佳,咽充血,双扁桃体Ⅰ°,心音有力,律齐,双肺呼吸音粗,未闻及啰音,舌质红,苔黄腻,脉滑数。胸片示:支气管炎。中医诊断:①发热(湿热蕴毒);②咳嗽(湿热犯肺)。西医诊断:①咽炎;②支气管炎。此病为湿热蕴毒,熏蒸气分,宜清化湿热,解毒利咽。清化湿热方加减:藿香9g,滑石15g,石菖蒲9g,黄芩9g,连翘9g,射干9g,金银花15g,青蒿18g,桔梗9g,枳壳9g,黄连3g,香薷6g,炙桑叶9g,前胡9g,杏仁9g,焦六曲12g,僵蚕9g,生甘草6g。3剂免煎颗粒,水冲服,1剂分4次服用。另观其神志精神欠佳,恐其内闭心包,宜先安未受邪之地,加芳香透络开窍法,以安宫牛黄丸中病即止:安宫牛黄丸3g,下午先服1.5g,如神志转佳,停后服;否则,晚临睡前再服1.5g随时观察疾病变化。

3月1日复诊,服中药1剂即汗出热退身凉,现偶咳,有汗,后背痒,不思饮食,大便日一次,质中,小便调。查其神志清,精神可,咽充血,双扁桃体Ⅰ°,心(一),双肺呼吸音略粗,舌质红,苔黄白相兼而腻,脉濡滑。乃湿热渐化,脾胃不和,食积不化。继以清化湿热,醒脾消导,化食和中,雷氏芳香化浊法合保和丸加减:藿香9g,佩兰9g,厚朴6g,炙桑叶9g,杏仁9g,桔梗9g,射干9g,僵蚕9g,陈皮6g,清半夏6g,茯苓15g,连翘9g,焦山楂12g,焦六曲12g,炒麦芽12g,甘草6g。4剂服后,诸症皆愈。

按:四诊合参辨为湿热并重,熏蒸肺胃气分之证,宜清化湿热,解毒利咽为主,以清化湿热方加减。方中以藿香、香薷、青蒿、菖蒲辛温宣透、芳香化湿;黄连、黄芩苦寒清热燥湿;茯苓、滑石淡渗利湿,使湿从小便而出。从不同途径分消湿邪,驱邪外出。以桔梗、枳壳调理气机,以杏仁开宣肺气合桑叶、前胡、甘草又能止咳化痰,以银花、连翘清热解毒又轻清宣上,射干、桔梗、僵蚕利咽解毒,焦六曲醒胃消食。全方宣上、畅中、渗下,给湿邪以出路,达到湿祛热清之目的,合用理气止咳解毒利咽之药,以顾及全面,有甘露消毒丹及黄连香薷饮之意,然非其原方也。个人对香薷有所体会,该药,辛微温而芳香,归肺、脾、胃经,有解表化湿之功,《本草纲目》云:"香薷乃夏月解表之药,如冬月之用麻黄。"而我亦常用于其他时令,只要有湿邪为患,具表闭之征,表现为发热无汗舌苔黄腻或白腻者,用之皆效。二诊,药证相应,故汗出热退,湿热郁表故有汗而后背痒,湿热犯肺故偶咳,湿阻中焦故不思饮食,属湿热渐化、脾胃不和、食积不化之证,治以清化湿热,醒脾消导,化食和中,雷氏芳香化浊法合保和丸加减而愈。

边宁学术特色临证验方选录

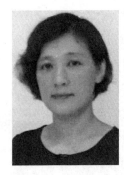

边宁,女,1967 年 9 月生,山东济南人。1991 年本科毕业于山东中医药大学中医专业,在济南市中医医院参加工作,已从事中医儿科二十余年,曾师从全国名老中医孟宪兰主任中医师,获益颇深。2007 年被评为济南市优秀中医人才,现为副主任医师,副教授,擅长诊疗防治小儿发热,咳嗽,肺炎,哮喘,婴幼儿腹泻,厌食,心肌炎,遗尿等病症。

发表学术论文十余篇,"宣肺饮的临床与实验研究"曾获济南市科技进步三等奖,参编《小儿常见病实用方》等。

一、从医经历

中医学是一个伟大的宝库,有我们取之不尽的财富。在二十余年的工作中,向古人学习,向同事们学习,向各位前辈学习,兢兢业业、诚惶诚恐,也得到了各位同事各位老师的厚爱和大力帮助,深表感谢。

从医过程中的两件小事令我印象深刻,至今难忘。

一件事是刚工作不久,值夜班时,有一家人领着一个 5 岁的小女孩来看病。小女孩是个普通的感冒发烧,拿了药一家人走了。但是这个孩子的爸爸一直满脸是泪,其他的家人倒很淡定,一直用眼神和动作安慰这个孩子爸爸,我一直不解,一个普通的感冒发热至于哭成这样? 我甚至觉得有点好笑。很多年过去了,回想这件事却有了不同的认识。也许这个孩子爸爸刚刚经历了生活中的痛苦,也许是孩子曾因发烧出现过高热惊厥,让他感到可怕。如果我当时再多问几句就好了,现在竟有些自责。作为一个医生,理解关心是非常重要的。

还有一件事,记得有一年秋天,我值夜班。坐了很久的车才到单位,浑身冻透了,有一位老太太带着孙子等我看病。刚进门她就握住了我的手,她粗糙的温暖的手握住了我冰凉的手,一种温暖瞬间传递过来,我被感动了! 正是这种温暖鼓励着我们广大儿科医生从事着这一项既辛苦又伟大的工作。看当下的媒体充斥着各种各样的医患纠纷,发生了各种匪夷所思、令人痛心疾首的事情,不管医学怎样发展,总是先有疾病才有医学,不管医生们怎样努力,总有一些伤心和无奈。希望医生给病人更多的关爱,也希望病人有更多的理性,让医患关系朝更健康的方向发展。

二、学术特色

（一）因人制宜

不同的小儿个体体质有很大的差异,主要受先天禀赋、母体孕期的营养状况以及后天喂养、生活环境的影响,致使相同年龄的孩子在体质上有很大的不同,对同种疾病的易感性和病变类型的倾向性也就不同,同样的疾病在体质不同的患儿身上会有不同的特点,同时不同的体质对药物的耐受性也不同。因此在治疗上就有不同的治疗特点,用药用量都要顾及这些不同,才能收到好的疗效,临床上要分清阳热体质、阴虚内热体质、疹湿体质等的不同,因人施治。

（二）辨证与辨病相结合

辨证论治是中医治疗疾病的一大发明和根本,八纲辨证、脏腑辨证、卫气营血辨证、六经辨证、三焦辨证、气血津液辨证以及病因辨证是中医儿科常用的辨证方法,尤其是病因辨证、脏腑辨证等在儿科最为常用。先贤在辨证论治方面给我们留下了丰富的理论经验,但单纯辨证而忽视了"病"的个性及发展变化规律会有很大的局限性,如"喘"会见于肺炎和支气管哮喘,治疗上有差异、有侧重;"发热"见于感冒、各种传染病、川崎病等等疾病。辨证与辨病相结合,抓住主要矛盾才能有的放矢、切中要害,提高治疗水平。

（三）顾护脾胃

明代儿科医家万全就提出了"小儿肝常有余,脾常不足……"的论点。小儿生长发育旺盛,脾胃功能相对就弱,因此告诫家长要合理喂养子女,在饮食的种类和量上要合理。最重要的是在临床用药上顾护脾胃,凡大苦、大寒、大热、有毒、攻伐之品应审慎使用,注意剂量和使用的时机、法度。

（四）多种疗法相结合

医学发展到今天,不应把中医和西医割裂开来,要跟上时代发展的节奏。

只要是临床有效的、方便的、经济实用的都可用,如雾化吸入疗法,通过吸入药物直接作用于呼吸道局部,对于咽喉炎、咳喘等有很好的疗效;药物透皮吸收法,对于遗尿、肺部炎症的吸收等疗效明显;推拿疗法常用于婴幼儿腹泻、消化不良、便秘等。这些疗法安全性高,易于为患儿接受。

三、验方选录

（一）止泻汤治疗婴幼儿腹泻脾虚寒湿证

止泻汤:苍术3g,紫苏叶3g,白芷3g,陈皮3g,制半夏3g,炒麦芽10g,炒神曲6g。水煎,少量频服。

婴幼儿腹泻脾虚寒湿证:大便次数增多、有泡沫或夹不消化奶块,或流涕喷嚏,舌质淡红、苔白腻。

婴幼儿腹泻是临床常见病,由于小儿脾常不足、运化能力差,乳食不知自节,调护失宜、喂养不当,加上脏腑薄弱、卫外不固、易受外邪侵袭而致泄泻。方以紫苏叶、白芷解表散风,苍术、陈皮、制半夏燥湿止泻,炒麦芽、炒神曲助运止泻。

（二）泻白散治疗小儿咳嗽

泻白散出自《外台秘要》,原方由地骨皮、桑白皮、甘草组成,主治小儿肺热咳嗽。临床应用泻白散加味治疗小儿多种类型的咳嗽。

1.肺热外感咳嗽　素体肺热内燥,复感风邪,症见咳嗽、痰少、夜间咳重,伴流涕、咽痛、舌质薄黄、脉浮数。

组方:桑白皮、地骨皮、甘草、金银花、连翘、桑叶、薄荷、前胡、桔梗、贝母。方中:金银花、连翘、桑叶、薄荷、桔梗、前胡解表利咽,桑白皮、地骨皮、贝母清肺祛痰,热重还可加黄芩。

2.肺炎后期余热未清　肺炎后期,发热已退、咳嗽、咳痰减轻,仍咳嗽、咳吐少量黏痰。

常用药:桑白皮、地骨皮、川贝母、冬瓜仁、桃仁、薏苡仁、鱼腥草、天花粉、沙参、麦冬、甘草。方中:桑白皮、地骨皮、天花粉清解未尽之余热,川贝母润肺化痰,冬瓜仁、桃仁、薏苡仁祛瘀排痰,沙参、麦冬养阴润肺。

3.痰浊阻肺咳嗽　痰浊阻肺,咳嗽日久不愈,咳吐黄痰量多,舌质红、苔黄腻、脉滑数。治以清肺排痰,药用:桑白皮、地骨皮、紫苏子、白芥子、制半夏、冬瓜仁、薏苡仁、桃仁。素体痰浊体质,感邪之后热与痰互结,致痰浊阻肺,病情缠绵,方中以桑白皮、地骨皮清肺热,紫苏子、白芥子、制半夏祛痰浊止咳喘,冬瓜仁、薏苡仁、桃仁通瘀排痰。

【病案举例】

张某,男,7岁。1993年4月2日初诊,咳嗽2个月余,外院诊为肺炎住院治疗,现仍咳嗽、咳吐黄痰,夜间微喘,纳呆、大便干。舌质红,苔黄腻中有剥脱,脉滑数。两肺闻及痰鸣音。证属痰湿与邪热互结致痰浊阻肺。治宜清肺排痰。处方:桑白皮9g,地骨皮9g,射干6g,紫苏子10g,葶苈子10g,制半夏9g,冬瓜仁15g,薏苡仁15g,桃仁9g,炒地龙6g,鱼腥草5g,黄芩9g,炙甘草3g。

三剂药后,咳嗽减轻,纳食增加。上方加姜黄3g,行气活血通络。又三剂药后不喘、痰少、晨咳,再予五剂调理而愈。

4.肝火犯肺咳嗽　肝火犯肺,肺气上逆。症见咳嗽气急,咳时面赤,咽干痰少而黏,咳之难出,咳嗽胸胁引痛。舌质红、苔薄黄、脉弦数。治以清肺平肝,顺气降火。药用:桑白皮、地骨皮、黄芩、知母、桔梗、青皮、陈皮、青黛、海蛤壳、炙杷叶、川贝母、沙参、麦冬。

【病案举例】

刘某,女,12岁,1995年3月20日初诊。咳嗽10余天。咳嗽气急,痰少难咯,咳时胸痛,夜重,心烦急躁,咽干不适。咽充血、两肺呼吸音粗,舌质红、苔薄黄、脉弦数。证属肝火犯肺,肺失宣降。治宜清肺平肝,顺气降火。

处方:桑白皮10g,地骨皮10g,知母9g,桔梗9g,青皮9g,枳壳10g;青黛6g,海蛤壳6g,天竺黄9g,川贝母6g,沙参12g。水煎服,日1剂。3剂药后,咳嗽大减,又予5剂加减而愈。

(三)黄连上清汤治疗单纯疱疹外感邪热、肺脾积热证

黄连上清汤:黄芩、栀子各6g,黄连、大黄各3g,赤芍、麦冬、荆芥、防风各9g,金银花、野菊花、蒲公英各15g。水煎服,日1剂。

单纯疱疹外感邪热、肺脾积热证:口唇疱疹,伴见口气热臭、大便干、小便黄。

黄连上清汤仿黄连上清丸之意,方中黄芩、黄连、栀子、野菊花清热解毒,荆芥、防风、金银花疏散郁火,大黄通腑泻热,麦冬、赤芍养阴凉血。

【病案举例】

患者,女,5岁。口唇肿痛5天、右侧口角及鼻翼部见成簇小水疱,有黄色

渗出物,阻塞右侧鼻孔,水疱基底皮肤红肿疼痛,大便干,舌质红苔黄腻,脉滑。诊为外感邪热,肺脾积热,内外合邪,表里皆热。治宜两解,予黄连上清汤加减:黄芩、栀子各6g,黄连、大黄、炙甘草各3g,赤芍、麦冬、桔梗、连翘各9g,金银花、野菊花、蒲公英各15g。水煎服,日1剂。服3剂,口唇疱疹完全消退,唯局部皮肤微红,又予两剂调理而愈。

(四)黄连导赤银翘汤治疗外感邪热伤阴证

黄连导赤银翘汤:黄芩、栀子、竹叶、桔梗各6g,黄连、黄柏、木通各3g,生地、葛根、麦冬、连翘、太子参各9g,板蓝根、金银花各15g。水煎服,日1剂。

外感邪热伤阴证:发热、口渴、多饮、纳少、大便干、尿黄、舌质红、少苔。

黄连解毒汤出自《外台秘要》,主治一切实热火毒、三焦热盛之证,临床应用广泛,本方加味可用于外感发热。

黄连导赤银翘汤由黄连解毒汤、导赤散、银翘麦冬汤加减而成。本方以黄芩、黄连、栀子、黄柏、竹叶、木通清泻三焦之热,以桔梗、板蓝根、金银花、连翘、葛根、清热解毒疏散外邪,以太子参、麦冬、生地养阴生津。主治外感邪热、弥漫三焦、热伤阴分之证。

【病案举例】

某,男,1岁,发热三天,体温37.3℃,不咳嗽、不流涕、无腹痛、腹泻、不吐,口渴、多饮、纳少、大便干、尿黄、舌质红、少苔、咽部充血,外阴红赤。静点先锋霉素V 3天,静点前WBC 11.2×10^9/L,现WBC 13.1×10^9/L。此证系外感邪热,三焦热盛而阴分已伤,治宜清泻三焦之火兼以养阴。

方药:黄芩、栀子、竹叶、桔梗各6g,黄连、黄柏、木通各3g,生地、葛根、麦冬、连翘、太子参各9g,板蓝根、金银花各15g,水煎服,日1剂,浓煎,少量多次服。服三剂而热退,又予六剂加减而愈。

按:本方为苦寒之品,应辨证准确,方可大胆应用。

(五)凉血解毒化斑汤治疗小儿过敏性紫癜热毒血瘀证

凉血解毒化斑汤:生地15g,牡丹皮10g,赤芍10g,黄芩9g,栀子6g,大黄3g,三七6g,炒蒲黄6g,生甘草6g。

过敏性紫癜热毒血瘀证:双下肢膝关节至臀部对称性大小不一出血点,色紫红,大便干,咽红,舌质红,苔黄厚,脉滑或数。

过敏性紫癜属于中医血证的范畴,多因外感风热或内伤饮食而发,热毒内蕴,郁蒸肌肤、与气血相搏,损络动血、血溢脉外,渗于皮下形成紫癜。

凉血解毒化斑汤方中生地、牡丹皮、赤芍凉血,黄芩、栀子、大黄清脏腑积热,三七、蒲黄化瘀止血,甘草解毒。

热重加生石膏、知母;咽红、咽痛加大青叶、玄参;便干难下加枳壳;有表证者加金银花、薄荷;便稀者去大黄。

不可过用表散药,以免动热生风,使病情反复,全方主旨为凉血、清热、化瘀止血。

【病案举例】

某,男,12岁,反复双下肢出血点10余天。10余天前双下肢出现血点,住院治疗,予西医疗法出血点消退出院,3天后双下肢又现出血点。症见双下肢膝关节至臀部对称性大小不一出血点,色紫红,无腹痛,饮食尚可,大便偏干,咽红,舌质红,苔黄厚,脉数滑。证属脏腑积热,迫血外行。治以清热解毒,凉血止血。方药:生地15g,牡丹皮10g,赤芍10g,黄芩9g,栀子6g,知母6g,大青叶15g,玄参10g,大黄3g,三七6g,炒蒲黄6g,生甘草6g。

二诊述服药至第4剂,出血点已消退,又予10余剂加减,调理而愈。

按:此例内伤饮食而发,热毒内蕴,郁蒸肌肤,与气血相搏,损络动血以至血溢脉外,渗于皮下形成紫癜。属脾胃积热血瘀证,故用凉血解毒化斑汤。

(六)定喘辛龙熟地汤治疗小儿哮喘寒热错杂证

定喘辛龙熟地汤:炙麻黄5g,炒杏仁6g,射干9g,僵蚕9g,大青叶12g,制半夏6g,紫苏子9g,细辛3g,炒地龙15g,旋覆花(包煎)6g,枳壳6g,黄芩9g,鱼腥草15g,熟地黄20g。

哮喘寒热错杂证:咳喘反复发作,痰黏,流清涕,鼻塞,舌质红、苔白或微黄,脉浮滑。

方中麻黄宣肺平喘,旋覆花、枳壳降火止喘,僵蚕、地龙解痉平喘,制半夏、细辛化痰通窍,黄芩、鱼腥草、大青叶清热解毒,射干、紫苏子、杏仁利咽祛痰,病久反复发作,故以熟地黄补肾扶正以杜生痰之源。

【病案举例】

某,女,8岁,咳喘1天就诊,患哮喘已3年。今日受凉又引起发作,咳喘,喉间喘鸣声响,白痰质黏,喷嚏鼻塞流清涕,纳差,二便调。咽红,双肺满布喘鸣音,舌质红苔白,脉浮滑。因喘重建议暂用止喘较快的吸入药物,家长坚决不同意,只同意用中药。遂以扶正祛痰、解表清肺、降气定喘为法,定喘辛龙熟地汤加减:炙麻黄5g,炒杏仁6g,射干9g,僵蚕9g,大青叶12g,苏子9g,葶苈子9g,浙贝母9g,制半夏6g,海蛤壳15g,细辛3g,炒地龙15g,旋覆花(包煎)6g,枳壳6g,黄芩9g,生石膏15g,鱼腥草15g,荆芥6g,熟地黄20g。

药后,咳喘大减,又予上方去杏仁,加桃仁6g。3剂药后,咳喘止。

按:哮喘是小儿常见的肺系疾病,近年发病率存在上升的趋势。素体肺脾肾不足痰饮留伏,复感外邪诱发而致哮喘反复发作。临床应用扶正祛痰、解表清肺、降气定喘之定喘汤辛龙熟地汤治疗小儿哮喘发作期寒热错杂证,收效良好。

(七)泻热止血汤治疗小儿鼻衄肺胃热盛证

泻热止血汤方:生地18g,牡丹皮9g,白茅根15g,小蓟15g,桑白皮9g,黄芩9g,生石膏20g,知母6g,沙参15g,麦冬9g,三七6g,炒蒲黄6g,蝉蜕6g,僵蚕9g,炒地龙9g。水煎服,日1剂。

鼻衄肺胃热盛证:鼻出血,口渴心烦,大便干,舌质红、苔黄,脉滑数。

泻热止血汤方中:生地、牡丹皮、白茅根、小蓟凉血止血,桑白皮、黄芩、生石膏、知母清泻肺胃之热,三七、蒲黄活血止血,鼻腔干燥,故不用白芷之类而用蝉蜕、僵蚕、炒地龙解痉止嚏,病情反复发作加沙参、麦冬扶助正气。

【病案举例】

某,女,7岁。反复鼻出血20余天,有时2~3天1次,有时1天1次,出血量多,晨起喷嚏,时口渴心烦,纳尚可,大便干,过敏性鼻炎史2年,鼻黏膜干燥,有糜烂面,舌质红苔薄黄,脉滑数,证属肺胃热盛,迫血妄行。予泻热止血汤:生地18g,牡丹皮9g,芦根18g,白茅根15g,小蓟15g,桑白皮9g,黄芩9g,生石膏20g,知母6g,沙参15g,麦冬9g,三七6g,炒蒲黄6g,蝉蜕6g,僵蚕9g,炒地龙9g。6剂,水煎服。

药后出血止,又予沙参10g,麦冬10g,三七3g,蝉蜕6g,僵蚕10g,炒地龙10g,黄芩6g。3剂,服药后未再出血。

按:鼻衄在儿科临床常见,常见于高热,一些全身疾病,鼻黏膜干燥,鼻腔局部炎症等。反复发作的鼻出血给患儿和家长造成很大的困扰。对于小儿肺胃热盛,鼻黏膜干燥伴过敏性鼻炎引起的鼻衄,用泻热止血汤治疗,收效显著。

宋春霞临证体会验方选录

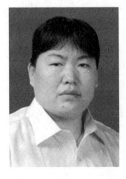

宋春霞,女,1968年出生,1990年7月毕业于山东中医药大学中医系,医学学士,毕业后分配到济南市中医医院,一直从事儿科临床、教学、科研,工作至今。现为济南市中医医院儿科副主任中医师,山东中医药大学兼职副教授。1996年在齐鲁医院儿科进修学习一年,对临床工作有很大帮助。2007年被评为济南市优秀中医人才。

擅长治疗儿童咳嗽、发热、肺炎、哮喘、厌食、积滞、腹泻、鼻炎、咽炎、尿频、遗尿、肠系膜淋巴结炎、紫癜、荨麻疹等病症。

从事中医儿科25年,工作中善于学习,勤于临床。临证之余,笔耕不辍,继承和发扬前辈的学术经验,结合临证体会,形成了自己的思辨方式。先后在国家及省级医刊发表学术论文15篇。积极参加科研工作,参研两项,其中"宣肺饮的临床与实验研究"(第3位)获济南市科技进步三等奖,"甘寒除毒法治疗儿童心肌炎的研究"(第6位)获济南市科技进步三等奖。主研"参连正心片治疗小儿心肌炎的临床研究"项目已通过鉴定,达国内领先水平。已出版《小儿常见病实用方》(编者)、《孟宪兰儿科经验集》(副主编)、《现代儿科学》(主编)、《现代儿科诊断治疗学》(主编)四部著作。

一、临证体会

(一)诊治疾病,顾护脾胃为要

脾胃为后天之本,气血生化之源,故调理脾胃在儿科尤为重要。

如果喂养不当、饮食不节、过食肥甘厚味及生冷之品等超越了脾胃的耐受能力,或先天禀赋不足、后天失养,或所欲不遂、情志失调等,均能影响脾胃运化、受纳、腐熟功能,发生病变,出现恶心、呕吐、腹胀、腹痛、厌食、泄泻、便秘等症状。

迁延不愈者,可引起营养不良,成为疳证;病程日久,脾虚及肺,肺气亦虚,卫外不固,虚邪贼风,乘虚而入,引起外感之疾;脾虚水液不能运化敷布,水泛为湿,溢于肌肤,则生水肿;湿痰内生,上贮于肺,则生咳喘、痰饮;脾气虚弱,不能统摄血液,则出现紫癜、便血、尿血等。

李东垣《脾胃论·脾胃盛衰论》:"百病皆由脾胃衰而生也。"张景岳《景岳全书·杂证谟·脾胃》:"凡欲察病者,必须先察胃气,凡欲治病者,必须常顾胃气。胃气无损,诸可无虑。"万全《幼科发挥·原病论》:"胃者主受纳,脾者主运化,脾胃壮实,四肢安宁;脾胃虚弱,百病蜂起。故调理脾胃者,医中之王道也。节戒饮食者,却病之良方也。"

受此启发,我重视调理脾胃,保护胃气,并将之贯穿疾病治疗的始终,在治疗疾病时,用药以"中和"为贵,偏寒、偏热之剂中病即止,使脾胃无伤,根本常固。顾护脾胃常用茯苓、山药、百合、麦冬、莲子、六神曲、山楂、麦芽、扁豆、薏苡仁等药,并针对病情指导患儿忌口。

(二)小儿胃脘痛证治心得

小儿胃脘痛一证为儿科常见病,笔者根据其临床表现进行辨证论治,其效果较好,现介绍如下。

1. 食滞气壅　小儿脾胃娇嫩,运化力弱,饮食无度或过食肥甘生冷及难以消化的食物后,食物停滞胃中,胃络受阻,气机不通,食滞气壅,则胃脘作痛。此型的临床特点为病程短,有明显的伤食史,胃痛伴有呕吐,嗳气吞酸,痛而拒按,吐出食物后可缓解,舌质红,苔白厚或垢苔。治当以消食导滞,宣畅气机为法,常用四消饮加味,用焦山楂6g,神曲9g,麦芽9g,枳实6g,白术6g,莱菔子12g,厚朴6g,藿香6g,苏梗6g。由于病程短,食滞于胃,正气未伤,以消导为主,使积食去,气壅自平。所以只用少量质轻宣化之品,可宣畅气机,胃安则痛止。

2. 湿热中阻　随着生活水平的提高,部分小儿进食热量及蛋白过多。因小儿脾胃消化功能没有完全发育成熟,运化力弱,胃的腐熟水谷能力差,过量高能的食物超出其运化能力,使运化失司,阻于中焦,生热助湿,湿热互结致胃之脉络闭塞不通则胃脘痛。此型临床表现为胃痛灼热,嘈杂恶心,食不香,渴不欲饮,腹胀,大便不爽,夜卧不安,嘴嚼磨牙,舌质红,苔黄腻,脉弦滑。治当清化湿热,宣通气机。但由于湿热是食滞所致,故当佐以消食导滞之品。常用葛根芩连温胆汤加味:葛根 6g,黄芩 6g,黄连 5g,白蔻仁 6g,陈皮 6g,半夏 6g,藿香 6g,云苓 10g,枳壳 6g,莱菔子 12g,川朴 9g。因病属湿热蕴结,甘寒凉润之品忌用;苦寒清热之品量不可过大,恐伤及中阳;芳化之品不可少用,湿去则热势孤。温胆汤本意在宣气化湿,调达枢机,和胃消导。全方清热化湿,导滞宣畅,恰对病机。

3. 阳虚气滞　小儿稚阴稚阳之体,不耐寒冷克伐,而独生子女多受长辈溺爱,夏季每纵其所喜,大量食用冷饮瓜果,致寒邪凝聚于胃,久之损其胃阳。中阳不振,气机凝滞而失于调达,则胃脘作痛。临床表现为胃脘部阵阵作痛,得温则减,食用冷饮后疼痛加重,泛吐清水,食少纳呆,四肢欠温,衣着喜暖,面色无华,唇淡,舌质淡,苔白薄或白滑。治当温补中阳,调达气机。方用理中汤加味:党参 10g,白术 9g,附子 6g,干姜 5g,云苓 10g,陈皮 6g,香附 10g,木香 3g,枳壳 6g,厚朴 6g,甘草 3g。以理中汤温中阳治本,加陈皮、香附、木香、枳壳、厚朴调气机治标,必须标本同治、因果兼顾,二者才能相辅相成。

4. 阴虚胃燥　脾与胃同居中属土,二者一阴一阳,一升一降,互相为用,脾喜燥恶湿,胃喜润恶燥。小儿纯阳之体,阳常有余,阴常不足。如患儿素体胃阴不足,或热病后伤阴,或经常食用辛辣炙煿食物消烁胃阴,均可导致胃阴虚。胃燥失去柔润条达之性,胃络失养,燥急则痛。此型临床表现为胃脘阵阵作痛,空腹时痛甚,消瘦乏力,食少纳呆,口干不欲多饮,大便干结,手心热,盗汗,舌质红,苔少或花剥,脉细无力。治以滋养胃阴为主,宣化气机为辅。方用沙参麦冬汤加味:沙参 9g,太子参 10g,麦冬 6g,石斛 10g,玉竹 9g,扁豆 12g,山药 12g,云苓 10g,白芍 9g,甘草 3g,苏梗 6g,砂仁 6g,白豆蔻 6g。方中沙参、太子参、麦冬、石斛、玉竹、扁豆、山药、云苓、白芍为一组甘寒性平的滋养胃阴药;白芍、甘草酸甘化阴而兼有止痛之功;配伍苏梗、砂仁、白豆蔻芳香宣化之品宣畅气机,和胃止痛。

5. 肝气犯胃　小儿多娇生惯养,稍不遂心意即又哭又闹,或饱食后哭闹,故可能导致肝气犯胃,气机受阻。主要临床特点为胃痛胀满,有时连及胁下,胃中嘈杂,吐酸水,心烦易怒,舌质红,苔白厚,脉弦滑。治以疏肝和胃,消导理气。从其病理机制上看,本病有一定情志因素,但也有饮食不当因素,故立法上不同于成年人的治肝以安胃,而应肝胃同治。方用温胆汤加味:陈皮 6g,半夏 6g,云苓 10g,柴胡 6g,郁金 6g,白芍 9g,砂仁 9g,佛手 6g,焦白术 6g,香附 9g,竹茹 6g,

枳壳6g。

[体会]胃居中焦为水谷之海,与脾相表里,喜润恶燥,其气以降为顺,以通为用。若饮食不当,胃失和降,胃络阻滞,不通则痛。故治疗胃脘痛以通降为主旨,食滞者消而通之,湿热中阻者清化而通之,虚寒者温补而通之,阴虚者滋养而通之,肝气犯胃者疏而通之。无论消食导滞、清热化湿、温阳和中,滋阴润燥,疏肝和胃之法均与行气导滞、宣畅调达之品并用,使病因去,气机畅则胃痛止。决不可一见痛就一味理气止痛,药不切病机,非其治也。从另一方面要充分认识到小儿与成人体质的差异,小儿脏腑娇嫩,不耐克伐,用药不宜过多,量不宜过重,消不宜峻猛,温不用大辛大热,补不用味厚滋腻,清不用寒凉质重之品。小儿脏器清灵,随拨随应,用药中病即止,久用消导理气之品也能克伐脏腑正气。总之,小儿胃脘痛一证的临床治疗必须辨证准确,用药恰当。应注重病因治疗为本,理气宣通为辅,标本兼顾才能收到事半功倍的效果。

(三)从毒伤气阴辨治小儿心肌炎

心肌炎是小儿常见的心脏疾患之一,近年来发病有增加的趋势,严重威胁小儿的健康。心肌炎即心脏肌层的炎症病变,是指各种病因引起心肌局限性或弥漫性的急性、亚急性或慢性炎症病变,心肌纤维发生退行性改变或坏死。

心肌炎属中医学胸痹、心悸、怔忡的范畴。其发病是体质、环境、邪毒、社会因素等综合作用的结果。基本病因是邪毒(包括各种病原微生物),邪毒侵袭人体,与环境、社会因素密切相关。邪毒侵心有三条基本途径:①犯肺侵心,常继发于呼吸道疾病之后,发病之初,患儿多有发热、咳嗽、咽痛等症状;②犯脾胃侵心,常继发于肠道疾病之后,发病之初,患儿多有发热、恶心、呕吐、腹痛、腹泻等症状;③犯血脉侵心,常无呼吸道疾病或肠道疾病的症状,直接出现心脏证候,太息、胸闷、心悸、乏力等。结合多年的临床经验,认为邪毒侵心,耗气伤阴,瘀阻心络,造成心体受损,心用失常是小儿心肌炎发病的基本病理。心体受损即心脏形态结构改变,如心肌细胞肿胀、细胞膜通透性增加,可有心肌酶及心肌肌钙蛋白的渗漏增多;心脏瓣膜的肿胀,可有心脏杂音、心脏扩大等。心用失常即心脏的功能失常,主要表现为血液循环不足和心脏传导系统失常。儿童体属纯阳,感受邪毒后易于化热,易于伤阴。邪毒侵心,伤及气阴,鼓动无力,血行不畅,失其濡养全身的功能,表现为乏力,食欲不振,恶心呕吐,头痛头晕,眠差,烦躁,手足凉,面色苍白,口唇发绀,肌痛,多汗,胸闷,太息,心慌,胸痛等。以扶正祛邪、益气养阴、凉血解毒为治则,不断筛选药物,制成纯中药制剂参连正心片。参连正心片由西洋参、黄连、紫草、甘松组成。方中西洋参补气养阴,清火生津,扶正护心为君药;黄连、紫草凉血解毒、祛邪宁心为臣药;甘松温而不热,甘而不滞,香而不燥,能舒畅气机,有开郁醒脾、行气止痛之功,为佐使。全方相配,补而不燥,无助火动血之弊,清热凉血而不伤脾胃,有扶正祛邪之功效,恰合小儿体属纯阳、感受邪毒后易化热伤阴、虚而有火和脾常不足的病理生理特点,是其治疗小儿心肌炎毒伤气阴证获效的主要机制。

现代药理证实,西洋参能明显提高人体的免疫功能,对大脑有镇静作用;黄连中的小檗碱、黄连碱能抗微生物(如病毒、细菌),能兴奋心脏,增加冠状动脉血流量;紫草对心脏有明显的兴奋作用,有利于促进外周血液循环,促使毒素较快排泄,还有抗病毒作用;甘松有中枢镇静作用,能抗心律失常,缓解平滑肌痉挛。

2006 年 3 月至 9 月,我们委托山东省中医药研究院对参连正心片进行了急性毒性和药效学研究,实验表明:参连正心片可以明显降低血清 CK、GOT 含量,改善心肌组织学结构,能拮抗阿霉素所致的小鼠中毒性心肌炎,逆转阿霉素所致的心肌损伤;对抗氯仿诱发的快速心律失常,提高小鼠常压耐缺氧能力和非特异性免疫能力,但对免疫器官的重量影响不大。参连正心片口服给药未发现急性毒性。

(四)小儿尿频证治体会

尿频是小儿常见的一种泌尿道的疾病,临床以尿频、尿急为特征,以泌尿系中常见的尿路感染、神经性尿频为主。属于"淋证"的范畴。可从湿热下注,湿热未尽、气阴两伤,脾肾气虚论治。

由于小儿神经系统发育不完善,心胆气怯,每因惊吓、精神紧张出现尿频、尿急,一般无尿痛,尿色多正常,无发热,无恶心呕吐,无腹痛,尿常规检查无异常,这种情况多为神经性尿频。

尿路感染除尿频、尿急外,多伴有尿痛,腹痛,发热,恶心呕吐,腰痛不适,尿色异常(或黄,或红,或呈浓茶色)等症状。

1. 湿热下注 《丹溪心法·淋》:"淋者,小便淋沥,欲去不去,不去又来,皆属于热也。"由于内伏湿热,或小儿久坐湿地,以致湿热邪毒下注,郁积膀胱,使膀胱气化失常,水道不利,临床出现小便频数短赤。湿热化火,则尿道灼热疼痛,尿液淋沥混浊。腰为肾之府,腑病及脏,肾受其累,故腰部酸痛。膀胱湿热内蕴,肝失疏泄,气滞不行,故小腹坠胀或疼痛。婴儿不能诉说,故常啼哭不安。多见于发病初起,起病较急,湿热郁蒸,营卫失和,或中焦受困,胃失和降,故常伴有发热,烦躁口渴,头痛身痛,恶心呕吐等症状。舌质红,舌苔黄腻,脉数有力或滑数。治以清热利湿通淋为主,佐以凉血解毒。方以八正散加减,药用:萹蓄、瞿麦各9g,车前子、甘草、栀子、竹叶各6g,滑石、白茅根、金银花、蒲公英各15g。

2. 湿热未尽,气阴两伤　在淋证病变过程中,邪正相争,湿热未尽,又耗伤气阴。因湿热之邪犹存,故仍有小便频数,但尿痛、尿急减轻。气阴耗伤,则出现乏力,纳呆,唇干,或低热等症状。舌红少苔或腻苔,脉细数。治疗除清热利湿外,还要补脾益肾,标本兼顾。药用:萹蓄、瞿麦各9g,滑石15g,车前子、甘草梢各6g,蒲公英15g,土茯苓12g,丹参、枸杞子各10g,白茅根15g,太子参、白术各12g,黄柏6g。

3. 脾肾气虚　多见于病程日久,病情迁延,或素体虚弱者。脾肾气虚,气不化水,故小便频数,淋沥不尽。脾气不足,健运失司,故精神倦怠,面色苍黄或苍白,食欲不振。肾阳不足,则畏寒怕冷,手足不温。舌质淡或边有齿痕,脉细无力。治宜益气补肾,缩泉丸加减,药用:山药、乌药、益智仁各10g,茯苓15g,白术10g,党参15g,巴戟天6g,补骨脂9g,山药15g,山茱萸10g,益母草9g,丹参15g。

[体会]在临床上小儿尿频以湿热下注型最常见,虚实夹杂次之,脾肾气虚型少见。小儿属"纯阳之体",感邪后易于热化;"脾常不足",易于酿生湿浊;或小儿不懂卫生,坐潮湿之地嬉戏,致湿热互结,诱发本病。可以用八正散为基本方,随证加减治疗。同时,也可结合尿常规的情况,加用清热解毒、凉血止血化瘀之品,可起到以轻举重,点石成金的作用。若尿常规中有红细胞、白细胞、脓细胞,可加用金银花、蒲公英、土茯苓、赤芍、牡丹皮、白茅根、大蓟、小蓟等药。临床体会,中药治疗泌尿道感染效果明显,但对尿常规检查红细胞长时间不消失,患儿无临床症状者,需加益母草、泽兰、三七粉、丹参等活血化瘀止血之品。除发挥中医中药的优势与特长,辨证和辨病相结合外,同时也应注意生活上的调护,如多饮水、清淡饮食等,即俗话说的三分治,七分养。

（五）咳嗽证治体会

《素问·咳论》："五脏六腑皆令人咳，非独肺也。"儿童咳嗽多由上呼吸道感染、下呼吸道感染以及过敏因素引起。

上呼吸道感染引起的咳嗽主要由感冒、咽炎、喉炎、鼻炎等引起。

下呼吸道感染引起的咳嗽主要包括气管炎、支气管炎、肺炎。

哮喘、过敏性咳嗽主要见于具有特异性体质的患儿，遇到诱发因素（如遇冷、进食甜食、鱼虾等）而出现的咳嗽。

所以遇到以咳嗽为主诉来就诊的患儿，需要考虑全面，正确诊断，进行有效治疗。

小儿肌肤娇嫩，藩篱不固，易受邪侵。"肺为华盖""肺为娇脏"，肺外合皮毛，开窍于鼻，外邪侵袭人体，多从皮毛、口鼻而入，肺首当其冲。一旦遭受邪侵，肺气郁闭不宣，清肃之令不行，则出现咳嗽。

由于感邪的不同，可表现为风寒犯肺、风热犯肺、燥邪伤肺、寒热错杂等，随着病程的进展、病情的变化、体质的不同，还可出现痰热壅肺、痰湿阻肺、肺阴不足、肺脾气虚等证。证变则法变方亦变，机圆方活，有的放矢，才能收到好的疗效。

1.寒热错杂　风为阳邪，化热最速，故小儿的风寒咳嗽，大多为时短暂，很快入里化热，成寒热错杂证。症见咳嗽、有痰、咽痛、口渴、鼻塞流涕、发热恶寒、舌苔黄或腻，治宜散寒宣肺，清热止咳，药用旋覆花、荆芥、前胡、半夏、橘红、杏仁、紫苏叶、桔梗、甘草、金银花、连翘、黄芩。此型多见于感冒、鼻炎、气管炎、肺炎、毛细支气管炎、哮喘等病的早期。临床中单纯的风寒犯肺很少见。

2.风热犯肺　临床最常见。风热轻证表现为咳嗽，痰黄黏稠，鼻流浊涕，发热，微汗出，口渴咽痛，舌质红，舌苔薄黄，脉浮数。治法：疏风清热，宣肺止咳。桑菊饮加减，药用桑叶、菊花、桔梗、杏仁、连翘、芦根、薄荷、甘草、金银花、板蓝根、牛蒡子、黄芩、紫苏子、百部。风热重证，表现为发热不退，咳嗽频繁，喉中痰鸣，口渴，面赤，大便干，小便黄。需辛凉重剂，化痰定喘，麻杏石甘汤加减，药用麻黄、杏仁、生石膏、甘草、川贝母、瓜蒌、桑白皮、天竺黄、鱼腥草、栀子、板蓝根、葶苈子。风热犯肺型多见于感冒、气管炎、支气管炎、肺炎、鼻炎、咽炎、喉炎、毛细支气管炎等病的早期。

3.痰热壅肺　随着病程的进展，外感之邪化火入里，或素体内热炽盛，灼津成痰,痰随气逆,上乘于肺,出现痰热壅肺证。症见:咳嗽,痰多,黏稠难咯,发热面赤,便干,小便黄,舌红苔黄,脉浮滑数。治宜清肺化痰止咳,清宁散合麻杏石甘汤加减,药用:桑白皮、葶苈子、茯苓、车前子、麻黄、杏仁、生石膏、黄芩、海浮石、胆南星、浙贝母、枳壳、鱼腥草、金银花、板蓝根、枇杷叶。临床多见于气管炎、支气管炎、肺炎、哮喘等。

4.痰湿咳嗽 此型多见于以下几种情况:①婴儿咳嗽的早期,喉中痰鸣,咳嗽不重,痰动则咳,饮食如常,舌苔白厚腻,双肺听诊可闻及痰鸣音。②患毛细支气管炎的婴幼儿,咳嗽,喘憋,喉中哮鸣,痰多,双肺听诊可闻及较多的痰鸣音、哮鸣音。③支气管炎、肺炎、哮喘等经过治疗后,咳嗽明显减轻,痰由初期的量少,痰黏难咯或黄稠,变为痰多、质稀,病机由初期的或风热或痰热,变为痰湿为主。④素体脾胃薄弱的小儿,被饮食、生冷、外邪所伤,脾失健运,水湿内盛,酿成痰浊,上贮于肺,壅塞气道,致使肺气不得宣通,出现咳嗽,痰多,色白质稀,神疲困倦,纳食呆滞,苔腻脉滑。

治法:健脾燥湿,化痰止咳。方宜二陈汤合三子养亲汤加减,药用:陈皮、半夏、茯苓、甘草、薏苡仁、六神曲、山楂、苏子、莱菔子、白芥子。

5.阴虚燥咳 此型多见于以下几种情况:①温热久羁,灼伤阴液,阴虚生燥;②燥邪伤肺,伤及肺阴;③疾病后期,病由实转虚。症见咳嗽,干咳无痰,或痰少而黏,口渴咽干,手足心热,舌红苔少,脉细数。治法:滋阴润燥,方宜沙参麦冬汤加减,药用沙参、麦冬、玉竹、天花粉、甘草、枇杷叶、川贝母、地骨皮。

6.肺虚久咳 此型多见于疾病后期,或病程日久,患儿基本不咳,或咳声无力,但剧烈活动、大声嬉戏后出现咳嗽,无痰,或痰少,动则耗气,是肺气虚的表现。多见于肺炎、哮喘、支气管炎的恢复期。治法:健脾益气,方宜六君子汤加减,药用:太子参、茯苓、白术、甘草、陈皮、半夏、生姜、大枣、五味子、紫菀、桔梗、百部。

7.过敏性咳嗽 这种患儿咳嗽时间较长,症状时轻时重,早、晚咳嗽重,遇有诱发因素,如:吃点凉的、甜的食物,进食鱼虾,或吸入冷空气等,咳嗽就加重。风性善行数变,风胜则痒,对过敏性咳嗽,多从风论治,在以上辨证的基础上,加散寒祛风的药,细辛、干姜、白蒺藜、浮萍、防风、蝉蜕、乌梅、僵蚕、钩藤、地龙。

除辨证外,结合辨病治疗,可收到事半功倍的效果。如:

(1)鼻炎性咳嗽:除咳嗽外,鼻塞,流涕严重,查咽部有鼻涕附着。在以上辨证的基础上,加宣通鼻窍的药物,辛夷、苍耳子、蜂房、路路通,流清涕者,加白芷、苏叶、防风,流黏涕、黄涕者,加白芷、薄荷、芦根。

(2)咽炎性咳嗽:除咳嗽外,咽部的症状明显,时有清嗓,咽部不适,或干、或痒,或痛,查咽部充血,咽后壁滤泡增生。在以上辨证的基础上,加清利咽喉的药物,牛蒡子、射干、青果、马勃、胖大海、木蝴蝶、玄参、赤芍等。

(3)喉炎性咳嗽:咳嗽呈犬吠样,音哑声嘶,咽喉部阻塞感,严重者出现窒息,需急救。在以上辨证的基础上,加清利咽喉,解除喉头痉挛的药物,牛蒡子、射干、青果、蝉蜕、地龙、僵蚕。

(六)石菖蒲儿科临床应用体会

石菖蒲为天南星科多年生草本植物石菖蒲的根茎,性味辛温,归心、胃经,具有开窍醒神、化湿和胃之功效。在儿科临床中应用广泛,适当配伍可治疗多种病症,介绍如下。

1.痰湿咳嗽 "脾为生痰之源""肺为贮痰之器"。小儿"脾常不足",每因感受外邪、饮食不节及其他系统疾病影响而损伤脾胃功能,导致脾失健运,酿湿生痰,上渍于肺而作咳。其临床表现为咳嗽,痰多色白,胸脘满闷,纳呆,口淡不渴,舌苔白腻。治以健脾利湿,止咳化痰。《本草正义》称:"石菖蒲味辛气温……治咳逆上气者,以寒饮、湿痰之壅塞膈上,气窒不通者言之。辛能开泄,温胜寒湿,凡停痰积饮,湿浊蒙蔽……非此芬芳利窍,不能疏通。"《本经逢原》中称石菖蒲"治咳逆上气者,痰湿壅滞之喘咳……善通心脾痰湿可知"。可见石菖蒲具有豁痰疏壅之功,能宣通肺气以利窍、温化寒湿以健脾,善治痰湿咳嗽,可与陈皮、半夏、茯苓、桔梗、杏仁、白芥子、莱菔子、紫苏子等配伍应用。

2.音哑 咽喉为肺胃之门户,肺为华盖,感邪之后,肺先受之,肺失宣发肃降,出现音哑、咽痛、咳嗽等症。《本草从新》称石菖蒲"辛苦而温,芳香而散,开心孔,利九窍,明耳目,发声音"。可见石菖蒲芳香通窍,有清利咽喉,启声发音之功。治疗音哑,可与桔梗、蝉蜕、薄荷、金银花、牛蒡子、胖大海、木蝴蝶等药配伍,疗效颇著。

3.暑湿感冒 夏令冒暑,风邪夹暑湿之邪侵袭卫表,卫表失宣,湿困中焦。加之小儿脾常不足,感邪后更易损伤脾胃,致脾主运化水谷功能失司,水湿停聚,五谷不化,内外合邪,脾胃失于和降。症见高热无汗,头痛,身重困倦,鼻塞流涕,胸闷泛恶,食欲不振,甚至呕吐,腹泻,舌苔薄白或腻,舌质红,脉滑数。治以清暑解表,化湿和胃。石菖蒲既能化湿和胃,又能宁心安神,芳香开窍,治疗暑湿感冒,可与郁金、厚朴、半夏、香薷、金银花、连翘、竹叶、芦根、黄连等配伍应用。

4.乳食积滞 小儿运化功能尚未健全,脾弱胃强,而生长发育所需的水谷精气较成人更为迫切。如果乳食不节,喂养不当,或较大儿童过食厚味生冷之品,均可损伤脾胃,以致受纳运化失职,升降失调,出现乳食停滞。症见食欲不振,呕吐酸馊乳食,腹部胀满,或时有疼痛,大便酸臭或溏薄,舌红苔厚腻,脉滑数。治以消食导滞,开胃健脾。《本草从新》称石菖蒲"辛苦而温,芳香而散……去湿除风,逐痰消积,开胃宽中,疗噤口毒痢"。石菖蒲性味温和,有芳香化湿,开胃进食之功。治疗乳食停滞可与炒谷芽、炒麦芽、焦山楂、鸡内金、茯苓、扁豆、莱菔子、枳实、槟榔等配伍应用。

二、验方选录

(一)小儿调胃散治疗厌食症

小儿调胃散:炒山药15g,炒扁豆10g,茯苓10g,炒六曲10g,半夏6g,藿香10g,苍术6g,陈皮6g,炒麦芽10g。

加减:伴有口干多饮,大便干燥,舌苔花剥或舌苔少津,舌质红等胃阴不足的情况,上方加石斛10g,玉竹10g,麦冬10g,白芍15g,甘草6g,酸甘化阴,养胃生津。

伴有面色萎黄,大便异常,或次数多,或大便稀,或大便中夹有不消化残渣等脾胃气虚的情况,上方加太子参10g,白术10g,益气健脾;砂仁6g,和胃醒脾,理气宽中。

由饮食失节、暴饮暴食引起的厌食,上方加鸡内金10g,山楂10g,连翘10g,莱菔子6g,消食导滞。

方中茯苓、山药、扁豆补气健脾利湿,补而不滞;藿香芳香化浊,醒脾开胃;苍术运脾燥湿,通阳泄浊;陈皮、半夏理气健脾,燥湿化痰;麦芽、六曲消食导滞,和胃助消化。全方共奏益气健脾、和胃消食之功。

厌食是指小儿较长时期见食不贪,食欲不振,甚则拒食的一种常见病证。厌食患儿一般精神状态均较正常,除厌食、面色少华、形体略瘦外,无大便不调、脾气急躁、精神萎靡和腹鼓作胀等症状。脾与胃互为表里,脾主运化,胃主受纳、腐熟,脾胃协同完成饮食物的摄入、消化、吸收。故饮食失调,必伤脾胃,胃阴伤则不思进食,脾阳伤则运化失职。脾为"后天之本",脾气通于口,脾不和则口不能知五味,出现食欲不振。气血生化不足,不能上营于面,故面色少华,形体消瘦。治疗厌食症多采用运脾养胃、健脾益气、消食导滞等治法。

叶天士认为"纳食主胃,运化主脾",治疗小儿厌食症应以健脾和胃为要,脾健则能运化食物,胃强则能腐熟消化食物。

治疗小儿厌食,除药物调治外,还应遵循"胃以喜为补"的原则,首先从患儿喜爱的饮食来诱导开胃,待其食欲增进后,再按需要补给,往往收到很好的效果。

在日常生活中,纠正不良的偏食习惯,禁止饭前吃零食,定时进食等是预防治疗小儿厌食症的重要措施。

(二)连翘活血散结方治疗肠系膜淋巴结炎毒壅气滞血瘀证

连翘活血散结方:连翘10g,蒲公英15g,夏枯草10g,赤芍10g,甘草6g,没药5g,牡蛎15g,延胡索6g,半夏6g,浙贝母10g,白芷9g,陈皮3g,橘核6g。

加减:由饮冷、腹部中寒引起者,加苏梗10g,炮姜3g,砂仁6g。由暴饮暴食引起者,加焦三仙各10g,茯苓10g。

肠系膜淋巴结炎毒壅气滞血瘀证:腹痛,部位不固定,有的在脐周围、上腹部,还有的在右下腹;腹痛的性质不一,有的隐隐痛,很快缓解,有的疼痛剧烈,或伴有呕吐、恶心、发热等。

随着现代技术的发展,科学的进步,彩超的广泛应用,对肠系膜淋巴结炎可以明确诊断。

肠系膜淋巴结是在小肠系膜内,沿肠系膜上动脉分支排列的一些淋巴结,有100~200个。淋巴结能产生淋巴细胞,具有防卫功能,有感染时,吞噬病毒、细菌等病原微生物,反应性增大,引起疼痛。伤食饮冷、腹部中寒、呼吸道感染是最常见的诱发因素。由于小儿脏腑娇嫩、形气未充、卫外不固,加之饮食不知自节,所以肠系膜淋巴结炎容易反复发作。

《素问·阴阳应象大论》:"热胜则肿。"凡表现为红、肿、热、痛的症状,均与热毒有关,热毒深入气血,血行凝滞,局部气机不通,不通则痛。治疗以清热解毒为主,佐以活血化瘀,理气止痛。

方中连翘味苦辛,性寒,是常用的清热解毒药,有清热散结、解毒排脓的作用,常用于由毒热结聚引起的各种疮毒、痈疖,前人认为它是"疮家要药";蒲公英清热解毒、消痈散结;夏枯草舒肝郁、泻肝火、散结消痰核;赤芍凉血活血、散瘀消肿而止痛;白芷消毒排脓、止痛;没药活血化瘀止痛;延胡索辛温善走,活血行气,善理一身内外上下各种疼痛,但行血之中,兼行血中气滞;牡蛎、橘核软坚散结;浙贝母、半夏软坚散结、化痰核;"气为血之帅,血为气之母",加入陈皮理气,促进血行,促进痈肿消散;甘草解毒,调和诸药。诸药合用,共奏清热解毒、活血化瘀、理气止痛、消痈散结之功。

由于本病常反复发作,所以日常护理尤为重要,节制饮食,增加抵抗力,预防感冒等,可减少本病发作。

(三)止咳定喘方治疗哮喘急性期

止咳定喘方:麻黄3g,紫苏子10g,黄芩10g,葶苈子10g,桑白皮10g,厚朴6g,地龙15g,蝉蜕10g,金银花15g,射干6g,杏仁6g,白果6g,胆南星6g。

加减:寒性哮喘,表现为咳嗽,气促,咳痰清稀色白,或成泡沫,舌苔白或白腻,上方加细辛3g,干姜5g,半夏6g,茯苓10g,温肺健脾化痰。

热性哮喘,表现为咳嗽喘促,痰稠色黄,发热,大便干,小便黄,舌苔薄黄或黄腻,脉滑数,上方加石膏15g,鱼腥草15g,瓜蒌15g,芦根15g,清肺热化痰。

对于突然发作,先感鼻喉作痒,喷嚏,呼吸不畅,继而咳喘发作明显,由过敏引发者,上方加防风9g,荆芥9g,蒺藜15g,徐长卿15g,祛风止痒、抗过敏。

哮喘是小儿时期常见的一种以发作性的哮鸣气促,呼气延长为特征的肺部疾患,近十余年来我国儿童哮喘的患病率有明显上升,严重影响儿童的身心健康,也给家庭带来沉重的精神和经济负担。本病常反复发作,每因气候骤变、寒温失调、接触异物、过食生冷咸酸等而诱发,是发病的重要条件,是诱因。肺、脾、肾三脏不足,痰饮留伏,是发病的内在因素,是内因。哮喘的发病是外来因素作用于内在因素的结果,痰饮久伏,遇到诱因,一触即发,发作时,痰随气升,气因痰阻,相互搏结,阻塞气道,气机升降不利,出现呼吸困难,气息喘促。急性发作期,常见寒性哮喘、热性哮喘、寒热错杂三型,分别治以温肺化痰定喘,清肺化痰定喘,寒热并用、祛痰定喘。丹溪曾说:"未发以扶正气为主,既发以攻邪气为急。"

方中麻黄辛温发汗,解表散寒,宣肺平喘。不论是外邪而致肺气不得宣通的喘咳,还是表邪已解,但仍喘咳的,都可用麻黄治疗。麻黄宣通肺气以平喘止咳,杏仁降气化痰以平喘止咳,麻黄性刚烈,杏仁性柔润,两药合用,可以增强平喘止咳的效果,所以临床上有"麻黄以杏仁为臂助"的说法。紫苏子、桑白皮、葶苈子降肺气,止咳化痰定喘。黄芩清肺热。厚朴宽胸理气,除胸闷腹胀。地龙息风止痉,止咳平喘,现代药理研究认为,本品有扩张支气管的作用;有解热作用、抗组胺作用。蝉蜕疏风解表,祛风止抽、缓解痉挛。金银花清热解毒。射干祛痰利咽。白果敛肺定喘、祛痰,和麻黄相配伍,一散一收,既加强平喘之功,又可防麻黄耗散肺气。胆南星祛痰解痉。诸药配伍,宣肺平喘,止咳化痰。

（四）桃仁膏外用治疗唇风

桃仁膏:桃仁10g,研细末。锅内炼猪大油,取油汁20毫升,趁热纳入桃仁细末,搅匀,放冷成膏,用时涂患处,每日3次。

唇风,相当于西医的唇炎,多因过食辛辣厚味,脾胃湿热内生,复受风邪外袭,以致风热相搏,引动湿热之邪循经上蒸,结于唇部,气血凝滞而成。临床表现为唇周干裂、痒痛不适、色红、患儿不时舔唇。

治疗重点应祛除引动湿热之风邪。治风先治血,血行风自灭。桃仁苦平,具有活血祛瘀,润肠通便之功。猪油作为赋形剂,具有润滑及软化皮肤的作用,其黏稠度适宜,与药粉调成软膏有良好的涂展性,易吸收。现代药理研究证实,桃仁含有脂肪油,桃仁醇提取物有抗凝血作用。故用桃仁研末合猪油外敷于唇部,经皮肤吸收、渗透,可促进病变部位的血液循环,加快血流速度,血行气亦行,气血凝滞得以缓解,唇风自愈。临床观察,部分患儿发作有季节性,多为秋季或秋冬之交,有的每年发作,反复数年。唇风的患儿日常调护很重要,饮食宜清淡,多饮水,忌辛辣油腻之品。

【病案举例】

某,女,6岁半,因唇部干燥、痒痛1周就诊。就诊时患儿不时用舌头舔唇部,自述口唇干燥,痒甚,略痛,大便干。查体:患儿唇部红肿,舌质红,苔黄腻,脉滑数。诊为唇风,用桃仁制膏外涂治疗3天而愈。

徐鑫儿科临证方药选录

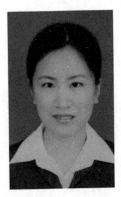

徐鑫,女,1969年9月生于潍坊青州,祖籍淄博张店。1993年7月山东中医药大学中医专业毕业,在济南市中医医院儿科、妇科、保健中心历任住院中医师、主治中医师、副主任中医师,院级师承老师为陈家骅主任中药师、教授,山东省五级中医药师承教育指导老师为崔文成主任中医师、教授,现任保健中心副主任。

擅长预防保健治未病,对肺病、胃肠疾患、月经病等有丰富的诊疗经验。有多篇论文发表,参编《陈教授谈养生》《亚健康与中医药》等著作,科研项目"肌舒喷剂治疗软组织损伤(寒湿阻络证)的临床与实验研究"获济南市科学技术奖励(2004年度)二等奖(第5位)。

一、方药选录

(一)车前草儿科临床应用举隅

车前草,味甘、淡,性寒,入肝、肾、膀胱、肺经,既能利尿通淋、渗湿止泻、清肝明目,又能镇咳化痰,凉血解毒。笔者通过多年的临床观察,以车前草为主药治疗小儿迁延性肺炎、尿血、胃肠性感冒等儿科病症,收到了满意的疗效,现试举例如下。

案1.迁延性肺炎

红某,男,8岁,学生。1996年2月6日初诊。3个月前,患儿因感受风寒而咳嗽、痰少、流涕、发热。曾到某西医医院就诊,诊断为"肺炎",注射5天抗生素后,诸症减轻,因功课繁忙,便停止了治疗,而后咳嗽又反复发作,遂来我院就诊。现患儿咳嗽,有痰,反复发作,昼轻夜重,常感胸痛,舌质红、苔微黄,脉细数。听诊两肺可闻及干湿性啰音,胸透示肺纹理增强,紊乱,点片状阴影。西医诊断为迁延性肺炎,中医诊断为肺炎喘嗽,证属阴虚肺热。治以养阴清热,止咳祛痰。以车前草为主药,自拟参麦百黄汤加减。处方:车前草、沙参、麦冬、黄芩、橘红、桔梗各10g,瓜蒌15g,百部、重楼各9g,甘草6g。水煎服,1天2次,温服,1日1剂。服药4天后,咳嗽减轻,听诊未闻及干湿性啰音。随证加减,继服2天,诸症痊愈。2个月后随访未复发。

按:本病失治迁延日久,正虚邪恋,久热久咳,耗伤肺阴,而余热留恋不去。方用沙参、麦冬养阴清肺,百部、黄芩清肺经之热,橘红、瓜蒌祛痰止咳,桔梗载药入肺经,重楼镇痉止咳平喘,甘草调和诸药。主药车前草能清肺祛痰,现代研究车前草利尿以排除组织过多的水分,兼有祛痰镇咳的功能,又可恢复气管黏膜上皮细胞功能,减少上皮细胞脱落,使肺部啰音逐渐消失,协同他药,达到治愈的目的。

案2. 尿血

金某,女,5岁,儿童。1995年6月12日初诊。3天前因感受风邪而发热,恶风、咳嗽、尿血,曾到某西医院接受治疗,注射抗生素3天,症状减轻,遂来我院就诊,患儿现尿血,小便少,尿时不畅,舌苔薄黄,脉浮数。血常规Hb 109g/L,WBC 10.0×10^9/L,N 0.6,L 0.4。尿常规示红细胞++。处方:鲜车前草150~250g,洗净捣烂绞汁,每服30~50mL,炖温空腹服,1天2次,平日可用车前草煎汤代茶饮,患儿服3天后,尿血已基本控制,查尿常规示红细胞少许,嘱再服2日,以巩固疗效。三诊时患儿痊愈。

按:本患儿尿血为风邪挟有暑夏湿热,蕴于下焦膀胱,血络受损之象。车前草生长于山野、路旁、花圃、菜圃及池塘河边等阴湿地,全国各地均产,能渗湿清热,利尿通淋,凉血解毒,以之治疗尿血之属实证者,确是一味良药。

案3. 胃肠性感冒

岳某,女,10岁,学生。1994年7月21日初诊。患儿2天前因感受外邪而头痛,恶心,呕吐,流涕,咳嗽,纳少,小便黄少,舌质红,舌苔薄白,脉浮数。病属:感冒(湿热型)。治以芳香化湿,祛风清热。处方:车前草15g,桑叶、菊花、蝉蜕、白芷、藿香、桔梗各10g,薄荷6g。水煎服,2剂,1日1剂。7月23日复诊,患儿自述不头痛,无恶心,呕吐,流涕,咳嗽减轻,小便增多。上方继服2剂,病愈。

按:夏令冒暑,风邪夹湿热之邪上扰,卫表失宣,故头痛。风邪客肺,肺失宣肃,则见流涕,咳嗽。湿困中焦,脾胃失于和降,症见恶心,呕吐,纳少。湿热蕴结于膀胱,故见小便黄少。本方重用车前草,利尿渗湿通淋,意在使上、中、下三焦的湿热之邪从小便而出;藿香芳香化湿,和中止呕,行气止痛,以助车前草渗湿之功;白芷、细辛祛风止痛;桑菊、蝉蜕、薄荷祛风清热;桔梗宣肺止咳。全方芳化渗湿,清热祛风,共奏良效。

(二)蝉蜕在儿科临床中的应用

蝉蜕性味甘寒。具有散风热,透疹,退翳,解痉之功效。在儿科中应用广泛。曾跟孟宪兰主任中医师临证,若配伍得当可获平中见奇,以轻胜重之效。

1.疏风清热,平肝解痉治高热惊厥 小儿"稚阴稚阳""纯阳"之体,且"肝常有余,脾常不足"。外感风热或热毒之邪极易入里化热化火,热极生风而出现抽风。蝉蜕以疏风清热,平肝解痉,配钩藤、薄荷、僵蚕、连翘、金银花、栀子、荆芥等以轻胜重。

2.疏风解表,治喉痒频咳 小儿感受风热之邪,风热上受而出现咽干喉痒,频频作咳。可用蝉蜕疏风解表,喉风除则咳自止。蝉蜕和牛蒡子、薄荷、连翘、桔梗、杏仁、紫苏叶、桑叶、荆芥、前胡、射干配伍应用。

3.解表透发,医各种疹疾 小儿麻疹、猩红热、风疹均属风温病范畴。早期若疹出不畅或疹期作痒均可用蝉蜕配葛根、薄荷、连翘、金银花、荆芥等,临床收效甚佳。

4.解除平滑肌痉挛,治哮喘 小儿不论何因引起的哮喘都存在支气管平滑肌痉挛的病理机制。临床常用蝉蜕、地龙、胆星等解除平滑肌痉挛的药物,配伍麻杏石甘汤或小青龙汤加减治疗哮喘病。

5.取类比象,治疗腹泻 儿科名老中医侯汉忱在世时,常用蝉蜕治疗婴幼儿腹泻,孟宪兰医师问其故,曰蝉饮风吸露,只进不出。临床见脾虚腹泻,大便稀溏带沫者,常用蝉蜕配伍苍术、茯苓、生薏苡仁、扁豆、山药、炒谷芽服之甚效,平中见奇。分析认为该药含有大量蛋白质、氨基酸、有机酸,有利于改善肠黏膜的吸收作用。

6.除风消肿,疗水疝 小儿水疝即睾丸鞘膜积液。小儿"肝常有余",多因哭闹,惊恐致肝气逆乱,疏泄失常,气机郁滞,三焦气化失司,水湿停聚,循肝经积于阴部而发病。常用蝉蜕30g水煎外洗热敷,一般外用3日可痊愈。

（三）月经迟发

某,女,15 岁。因月事不来曾到外院就诊。B 超示:子宫偏小,发育不良,卵巢未见显示。用注射黄体酮周期疗法,尚能来月经,停药后月事仍不来,遂于2002 年 7 月 31 日来我院就诊。患者行动、谈吐、理解能力等均比同龄人显得幼稚,乳房未发育,无白带,乏力,纳可,眠安,大便微干,小便调。舌红苔薄白,脉细。四诊合参,病属肾虚血瘀。治以滋阴补肾、活血化瘀。

方用免煎颗粒:菟丝子 1 包,生山药 1 包,肉苁蓉 1 包,当归 1 包,赤芍 1 包,川芎 1 包,生地黄 1 包,茺蔚子 1 包,柏子仁 1 包,玄参 1 包,女贞子 1 包,炙龟板 1 包,桃仁 1 包,淫羊藿 1 包。冲服,日 1 剂。配用紫河车胶囊每次 2 粒日 3 次。

8 月 15 日二诊:服 15 剂,自觉乳房发育加快,白带开始出现并渐增多,纳可,眠安,大便稀,伴有轻微腹痛。上方减玄参,加干姜、香附、肉桂。

8 月 23 日三诊:上方又服 7 剂,今日月经至,量适中,色黯红,无块,经前乳房胀痛,经来腰痛,纳可,眠安,大便日 1～2 次,成形,腹痛消失,小便调。治以舒肝理气、活血通经,佐以补肾健脾。处方:益母草 30g,柴胡 10g,郁金 10g,香附 10g,桃仁 10g,红花 10g,当归 10g,川芎 10g,赤芍 10g,菟丝子 30g,续断 15g,淫羊藿 10g,党参 30g,麦冬 10g,生甘草 10g。水煎服,日 1 剂。共 7 剂。

经后按一诊处方继服 20 剂。后随访至今,患者月经基本正常。

按:肾藏精为先天之本,主生长发育与生殖。《素问·上古天真论》云:"女子二七而天癸至,任脉通,太冲脉盛,月事以时下,故有子……" 如果先天不足,天癸当至不至,肾气未充,冲任气血不足,血海不能满溢,遂致月经不至。患者15 岁,月经应至而不至,乳房未发育、无白带,言语行动较同龄人幼稚。为先天肾气不足所致。由于月经的来潮离不开血液的滋养,所以,胞宫还与脾化生气血,肝藏血、主疏泄等生理活动有密切关系。若肝、脾功能异常,亦会影响胞宫的生理功能。如肝失疏泄,气滞血瘀,肝血不足;或脾气虚弱,运化无权,血液生化无源而血虚,均可使冲任空虚,导致月经不至。本例一诊立法以滋肾阴(女贞子、炙龟板、生地黄、玄参)、补肾阳(菟丝子、淫羊藿、肉苁蓉)、养血活血化瘀调经(赤芍、当归、川芎、桃仁、茺蔚子)为主,佐以生山药补脾滋生化之源,柏子仁养心安神,紫河车温肾补精,益气养血。二诊巩固治疗。三诊患者月经来潮,出现气滞血瘀之象,故患者乳房胀痛、经血黯红,治疗以舒肝理气、活血通经为主,兼用补肾健脾之品。

张慧敏从医感悟学术特色

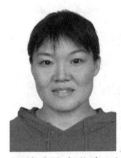

张慧敏，女，1972年生，江苏徐州人。1995年7月毕业于山东中医药大学少年班，中医儿科硕士学位，硕士导师是李燕宁教授，山东省首批中医临床骨干，山东省首批五级师承学员，院级师承刘谟梧儿科主任、省级师承杨献春主任中医师。现任济南市中医医院儿科副主任、副主任中医师，副教授，中共临床二支部副书记，济南中医药学会儿科委员会秘书，山东中医药学会儿科专业委员会委员，山东中医药大学兼职副教授，是孟宪兰全国名老中医药专家传承工作室、刘清贞全国名老中医药专家传承工作室骨干人员。

擅长治疗小儿发热、咳嗽、肺炎、哮喘、婴幼儿腹泻、厌食、心肌炎、遗尿、腹痛、反复呼吸道感染、抽动症等。2007年起主持实施"三九贴""三伏贴"等贴敷疗法。

发表学术论文18篇，参编《儿科病调养与护理》《儿科病》《名医经验荟萃》等著作，参研科研课题三项，获济南市科技进步三等奖，山东中医药科学技术三等奖。目前主研课题1项，参研课题1项。

一、从医感悟

中医药学是一门实践性、经验性极强的学科，中医的发展过程是传承与创新相伴随而生的，师徒传授是中医传承的主要方式之一。我国先秦诸子中的荀子早已指出"学莫便近乎其人，学之径莫速乎好其人"，教者言传身教，传道、授业、解惑，学者侍诊于师，耳濡目染，潜移默化。

通过多年的跟师学习，我最深刻的体会是，中医的出路，在坚持中医特有的思维，坚持中医特色。

我的硕士导师李燕宁教授、院级师承导师刘谟梧儿科主任、省级师承导师杨献春主任中医师都在平凡的日常工作中,立足本职工作,以优质的服务,高尚的医德赢得了大批病人的信赖。

刘谟梧老师无论寒暑,无论风霜雨雪,总是早早来到医院,准备好应诊。在诊疗过程中,坚持中医特色,不轻易动摇信念。体谅病人之苦,而不滥用药物。老师坚持按照中医"十问"的内容问诊,切脉,看指纹,坚持中医的辨证论治,同时将现代医学的东西为我所用。杨献春主任在诊病过程中,老师对待每一位患者和家长都和蔼可亲,从不敷衍,对病人的询问总是不厌其烦地回答,仔细交待煎药方法,服药注意事项。

刘谟梧老师虽然退休,但仍然坚持阅读中医古籍,活到老学到老,在临床辨证时胸有成竹,在应用方剂时得心应手。所用药物都亲自品尝过,知道苦不苦,苦到什么程度,可能出现什么反应,所以,对开出的中药充满信心。从不为了经济利益而开大方,从不用贵重药,从不滥用抗生素。

老师们医术精湛且医德高尚,导师李燕宁教授,作为山东省中医儿科领军人物,兼容历代儿科医家之长,师古而承泥石,创新而不叛道,始终坚持从事中医儿科医、教、研工作。我在老师们的身上看到了"医者,仁术也"。

我深深感受到老师们扎实深厚的中医功底和令人敬佩的人格魅力。老师们不仅在医术上给我很多指点,教会了我在继承的基础上创新,在医德上以身作则,更重要的是,老师常常教导我做人之道,要求我不要太过计较个人得失,为人处事应当宽容、厚道、淡泊名利、谦虚谨慎、博采众长。正所谓"宠辱不惊,闲看庭前花开花落;去留无意,漫随天外云卷云舒"。

老师们的言传身教使我深深体会到,平凡并不意味着平庸,每天用平常心,甘做平凡事,立足本职工作,爱岗敬业,品味工作的乐趣,真诚对待病人,才能真正实现自我价值。

二、学术特色

(一)重视小儿体质学说

体质决定易感性,发生疾病的倾向性,对治疗的敏感性,疾病的预后转归等,在儿科病治疗中应特别重视体质的影响。

1. 体质与发病 《素问·刺法论》云:"正气存内,邪不可干。"《素问·评热病论》云:"邪之所凑,其气必虚。"病邪侵袭时,机体发病与否,不仅与邪气的性质、轻重有关,更重要的是与机体的体质强弱相关。体质的差异就决定了不同的机体对某些致病因子的易感性,以及感邪后发病与否及疾病治疗的预后。

《灵枢·逆顺肥瘦》云:"婴儿者,其肉脆、血少、气弱。"小儿御邪能力较弱,寒暖不知自调、乳食不知自节,若护理喂养失宜,则外易感六淫,内易伤饮食,以及胎产禀赋等原因,故小儿易于感触,容易发病,年龄越小,发病率越高,且有迅速传变的特点。肺为娇脏,外合皮毛,小儿肺常不足,藩篱不固,故易感受外邪。六淫之邪,不论是从口鼻而入,还是从皮毛而受,均先犯肺,故有"形寒饮冷则伤肺""温邪上受,首先犯肺"之说。小儿时期肺常不足的体质特点决定了小儿时期容易患感冒、咳嗽、肺炎喘嗽、哮喘等肺系病证,使肺系疾病成为儿科发病率最高的一类疾病。

小儿"脾常不足"。小儿脾胃的功能状态与小儿快速生长发育的需求常常不相适应,故而因乳食失节、食物不洁、脾运失健等因素导致的呕吐、泄泻、腹痛、积滞、厌食等脾系病证较为常见,其发病率在儿科仅次于肺系病证而居第二位。

小儿"肾常虚"。肾藏精,主骨,为先天之本。肾的这种功能对身形尚未长大、多种生理功能尚未成熟的小儿更为重要,它直接关系到小儿骨、脑、发、耳、齿的功能及形态,关系到生长发育和性功能成熟。因而临床多见到肾精失充、骨骼改变的肾系疾病,如五迟、五软、解颅、遗尿、水肿等。

小儿形气未充,抗御外邪的能力较弱,易于感受各种时邪疫毒。邪从鼻入,肺卫受邪,形成麻疹、风疹、水痘等传染病;邪从口入,脾胃受邪,导致痢疾、手足口病、肝炎等传染病。传染病一旦发生,又易于在儿童中相互染易,造成流行。小儿生理上心神怯弱、肝气未盛,病理上易感外邪,各种外邪均易从火化,因此,易见火热伤心生惊、伤肝动风的证候。

2.体质与疾病证候表现及传变　同一种疾病具有不同的证候表现,不同的人患同一种病,其证型也不同,其原因主要与患病者的体质状态密切相关。《灵枢·五变》云:"一时遇风,同时得病,其病各异。"《灵枢·论痛》云:"同时而伤,其身多热者易已,多寒者难已。"小儿的体质特点主要表现在患病后寒热虚实的迅速转化方面较成人尤为突出,也即易寒易热,易虚易实。

小儿的易寒易热常与易实易虚交错出现,在病机转化上形成寒证、热证迅速转化为夹虚夹实。如小儿风寒外束的(表)寒实证,易转化为外寒里热,甚至邪热入里的实热证,失治或误治也易转变成阳气虚衰的虚寒证,或阴伤内热的虚热证。

寒热是指疾病病理表现两种不同性质的证候属性。"易寒易热"是在疾病过程中,由于小儿"稚阴未长",故易见阴伤阳亢,表现为热证;又由于小儿"稚阳未充",故易见阳气虚衰,表现为寒证。

虚实是指小儿机体正气的强弱与导致疾病的邪气盛衰状况而言。如《素问·通评虚实论》言:"邪气盛则实,精气夺则虚。"

易虚易实指小儿一旦患病,则邪气易实,正气易虚,实证可迅速转化为虚证,虚证也可转化为实证,或虚实并见之证。

3. 体质与疾病预后 《灵枢·寿夭刚柔》曰:"必明乎此,立形定气,而后以临病人,决死生。"小儿体禀纯阳,生机蓬勃,脏器清灵,活力充沛,对各种治疗反应灵敏;小儿宿疾较少,病因相对单纯,疾病过程中情志因素的干扰和影响相对较少。《景岳全书·小儿则·总论》中说:"小儿之病,……其脏气清灵,随拨随应,但能确得其本而撮取之,则一药可愈,非若男妇损伤、积痼痴顽者之比。"

(1)小儿体质特点与肺系疾病:五脏之中,小儿肺脏尤娇,小儿体质的"纯阳""稚阴稚阳"与肺系疾病病机演变的多热性、易变性、泛传性、易闭性、易衰性等一般规律的关系甚为密切。小儿的"纯阳"体质决定了小儿肺系外感疾病最易感于风热、温热之邪,入秋常感于燥热之邪。如小儿感受风寒湿等其他病邪,为时短暂,多趋向从热而化。小儿肺系疾病热证最多,典型的风寒、寒湿等证则较少见。

哮喘发生的主要原因是体内有伏痰,而伏痰产生的主要原因是素体肺、脾、肾功能不足,先天决定的肺、脾、肾功能不足的这种体质状态是哮喘发生的主要基础。大多数哮喘患儿有特异性疾病史和家族史,提示患儿的体质状态影响着哮喘的发生和发展。哮喘发作的病机是痰气交阻,难于根治有:伏痰难去、外邪难防、过敏因素难明等多方面因素,而这些因素又与素体肺脾肾不足的体质状态密切相关。哮喘反复发作难于根治的原因正是先天的这种体质状态(即素体)难于调理。

复感儿的体质对病证的形成有趋向性,复感儿发病时的证候可作为复感儿体质分类的依据。江育仁提出复感儿的病机为"不在邪多,而在正虚",正气的强弱和肺、脾、肾三脏密切相关。

肺卫气虚质:咳嗽无力,日久不愈,痰白质稀,时流清涕,畏风畏寒,气短懒言,自汗动则尤甚,语声低微,面色无华或苍白,舌淡苔白,脉弱无力。

营卫不调质:反复外感,病程迁延,鼻塞流涕,发热恶风,自汗盗汗,常汗湿衣衫而不温,纳呆食少,体倦乏力,舌淡红,苔白,脉细弱。

肺脾两虚质:咳嗽乏力,喉中痰鸣,日久不消,面黄少华,脘腹胀满,纳呆厌食,肌肉松软,动则有汗,便溏,或见睡时露睛,蜷缩而卧。

肾阳虚质:气短懒言,神倦乏力,面色苍白,发质干枯,形寒肢冷,遇寒频发,小便清长或尿少、尿频,久泻便稀,舌质淡胖或有齿痕,苔薄白,脉细弱。

肾阴虚质:面色无华,形体消瘦,神倦乏力,呛咳痰粘,口渴欲饮,头晕目眩,面颊潮红,潮热盗汗,五心烦热,夜卧不安,便干溲黄,舌红苔少或地图舌,脉细数。

气虚血瘀质:反复发病,面部及眼周发青,爪甲紫气,或有鼻衄、齿衄、尿血、便血,舌暗或有瘀点瘀斑,脉细涩,指纹紫滞。

少阳枢机不利质:通过六经辨证发现复感发病表邪未尽而正气已虚,枢机失利,病在少阳,兼及太阳。多见反复感冒、咳嗽、痰喘、哮鸣,病情时缓时著,寒热并见,虚实并存。

(2)小儿体质特点与脾系疾病:《素问·至真要大论》"劳者温之,损者益之"为气虚体质的治疗确立了总的原则。李东垣(1180—1251年)创立甘温除大热之法及补中益气之方。张介宾(1563—1640年)《景岳全书·脾胃·论脾胃》说:"凡胃气之关于人者无所不至,即脏腑、声、色、脉候、形体,无不皆有胃气。胃气若失,便是凶候。"

很多慢性疑难病症疗效不佳或疗效不持久的,只要从调补后天入手,改善其虚损体质,大多能收到满意疗效。

4.体质与治疗 小儿的"纯阳"及"稚阴稚阳"之体,由小儿至青少年,体质由弱变强,体质禀于先天,定型于后天。体质的形成是先后天因素长期共同作用的结果。体质既相对稳定,又动态可变。先天禀赋决定了体质的相对稳定性和多样性,后天因素又决定了体质具有可变性,这使体质具有可调性。

小儿脏气清灵,随拨随应,因此,在治疗时处方用药应力求精炼。要根据病儿的年龄大小、体质强弱、病情轻重和服药难易等情况灵活掌握,以"药味少、剂量轻、疗效高"为儿科处方原则。不得妄用攻伐,应中病即止,或衰其大半而止,不可过剂,以免耗伤正气。应重视小儿脾胃的特点,处处顾及脾胃之气。

小儿发病容易,传变迅速,故应见微知著,先证而治,挫病势于萌芽之时,挽病机于欲成未成之际。不可滥用补益之剂。

同一邪气致病,在不同的人身上可以表现出不同症状,甚至是相反的症状。体质不仅与疾病的发生有密切的关系,而且对疾病的传变和转归也起决定性的作用。

小儿脏腑娇嫩、易虚易实,用药不当极易引起小儿体质的改变。《温病条辨·解儿难》说:"其用药也,稍呆则滞,稍重则伤,稍不对症则莫知其乡。"若用药过于温燥,则易伤稚阴,形成阴虚内热的体质;若用药过于苦寒,则易伤稚阳,形成阳虚内寒的体质。

小儿"纯阳"与"稚阴稚阳"体质学说,是随着中医儿科医疗实践的发展而逐步形成的。"稚阴稚阳"是对"纯阳"学说的完善与补充,从阴阳学说的基本理论出发,从阴阳消长角度说明小儿体质阴阳虽未成熟完善,但呈现出一种以"阳生"为主导趋势的状态。

明代著名儿科医家万全提出小儿五脏特点是肺脾肾不足、心肝有余。小儿五脏的有余与不足是"纯阳"与"稚阴稚阳"之体在五脏生理特性中的对应。小儿时期以肺、脾、肾系疾病最为多见。

(二)从肝论治小儿支原体肺炎

支原体肺炎,是由肺炎支原体感染引起的小儿常见呼吸道感染性疾病。由于实验室检查结果相对缓慢,诊断及治疗相对滞后,初期多予普通抗生素治疗,目前治疗该病的第一、二代大环内酯类药物能抑制肺炎支原体,对改善支原体肺炎的症状和体征效果明显,疗效确切;但不能消除对机体已经形成的损伤和免疫紊乱,因此不能彻底地消除临床症状,且对胃肠道刺激性大,有时可引起转氨酶升高,患儿耐受性差,并有耐药菌株产生。临床发现中医药辨证治疗本病无上述不良反应,临床已取得了良好疗效,且能增强大环内酯类药物能力,发挥协同作用,良好的改善患儿症状。因此,从中医药角度治疗肺炎支原体肺炎有一定特色和优势。

目前,中医界治疗小儿支原体肺炎,多从"肺炎咳嗽"辨证论治,治疗上多数医家认为小儿支原体肺炎的主要病机为肺气郁闭,早期以祛邪为主,常用清肺化痰,中后期注重活血化瘀,迁延期宜补虚散邪。亦有一些医家从肝论治。

支原体肺炎常以咳嗽为首发症状，且日趋加重，在尚未出现气急、喘息等症状之前，可归属为"咳嗽"范畴；出现气急、喘息等症状，具备肺气郁闭的特点时，可归属为"肺炎喘嗽"范畴；因感受时令风温邪毒，还可归属温病范畴。

支原体肺炎属温病风温的依据：①支原体感染具一定的流行性和传染性，经呼吸道飞沫传播，符合温病"病邪从口鼻而入"的发病途径。②好发于冬春季节，与风温好发季节相同。③支原体肺炎临床以发热、咳嗽为主要表现，与风温病以身热、咳嗽为主症一致。④支原体肺炎病程进展中易出现化燥伤阴的征象，与温病相似。最后，其肺外并发症如脑炎、皮疹、心肌炎、胃肠炎、血小板减少等，与温病的卫气营血传变规律也有相似之处。

《素问·咳论》云："五脏六腑皆令人咳，非独肺也。"五脏之中肝主疏泄，调畅气机，其疏泄失常则可致肺失宣肃而为咳。

肝位居下焦，为阴中之阳脏，其经脉由下而上贯膈注于肺，其气升发。肺位居上焦，为阳中之阴脏，其气肃降。在生理状态下，肝升肺降以维持气机正常运行。

小儿"阳常有余，阴常不足，肝常有余，肺常不足"，在病理状态下，肺受邪易郁而化热化火，引起肝火热炽；肝火热炽反致木火刑金，循经犯肺，灼伤肺阴而致咳逆上气，胸胁胀痛，咯血等症；肝之升发太过，肝气横逆，影响脾胃气机，致脾胃运化失常，胃气上逆，故在咳嗽的同时，可伴见胸胁胀闷、头晕、咳逆呕吐等症；气机逆乱，则津液运行紊乱，气郁化火，津凝为痰，痰火相结，引动肝风，风、痰、火搏击气道，故痉咳阵作，痰黏难咳。故其感在肺，其病在肝；其咳在肺，其治在肝。

我认为小儿支原体肺炎主要病机是肺气郁闭，木叩金鸣，据此立清肺泻肝、祛风化痰的治法，在麻杏石甘汤基础上加清肺热之黄芩，泻肺之葶苈子，泻肝热之板蓝根，祛风之炒地龙、蝉蜕，镇咳之百部，化痰之浙贝母、海蛤粉等，研制出抗支解毒颗粒。

支原体肺炎具有热重和痉挛性咳嗽的两大特点，痉挛性咳嗽从肝从风论治，因"风"存在于支原体肺炎的整个病理过程中。初期，外风袭肺是主要致病因素；中后期，内风始于肺气郁闭，肺金不能制肝，外风内风相互影响，使本病迁延不愈，反复发作，故祛风和泻肝尤为重要。祛风药多有解痉、抗过敏、调节免疫功能的作用，对缓解支气管痉挛有显著效果；可促进肺气的宣发，助调肺气、化水饮、祛痰浊;还可畅行血脉,调和气血,改善支原体肺炎病程中气血不利、络脉瘀阻。

(三)治疗小儿咳喘重视风、痰

1. 小儿咳嗽

(1)病位在肺,兼涉五脏:咳嗽为肺气上逆,迸发作声而成,故必为肺脏之病。临证必先辨其外感、内伤、病属何脏。

肺为五脏之华盖,主一身之气及呼吸之气,其性主肃降,喜润恶燥,畏火恶寒,其外合一身之皮毛,开窍于鼻,故外邪侵犯人体,不论从口鼻或皮毛而入,肺卫首当其冲,极易导致肺失肃降,肺气上逆而为咳。小儿阴阳稚弱,肺常不足,卫外未固,更易为外邪所伤而致咳嗽;肺脏本身功能失调,如痰浊内阻、肺气虚弱、阴虚内燥,可致内伤咳嗽。

肺为娇脏,易为五脏不正之气所影响而致咳,其中以脾胃的影响最大。小儿脾胃不足,对水谷的需求也相对迫切,而自身又饮食不知自节,常致饮食不化,积食成痰,上储于肺而咳嗽。此外,肾虚水泛,酿湿成痰;或肝气亢盛,木火上炎;或心经蕴热、火邪刑金,亦可致肺失肃降而为咳。

(2)小儿咳嗽,外感多因风,内伤多因痰:清·程国鹏《医学心悟·咳嗽》:"肺体属金,譬若钟然,钟非叩不鸣。风寒暑湿燥火六淫之邪,自外击之则鸣;劳倦情志饮食炙煿之火,自内攻之则亦鸣。医者不去其鸣钟之具,而日磨锉其钟,将钟损声嘶而鸣之者如故也。"

外感咳嗽之因,虽有风、寒、暑、湿、燥、火之别,但多以风为主。外感咳喘患儿,多表现为咳嗽阵发性发作,而不咳时则呼吸气息无明显改变,甚至安静如常人,此为风邪致病的显著特点。风性主动,风动而扰于肺经,则肺失宣肃,气逆而咳。而肺炎喘嗽及咳喘患儿则不咳时亦出现持续性之气息喘促,此为症状明显相异之处。风为百病之长,必加邪致病,初病首犯肺卫(在经而未入脏),致肺络壅遏,气机不宣,肃降失司,则肺气上逆而咳嗽阵发。风夹热(火、暑)为病,表现为风热咳嗽;夹寒为病,表现为风寒咳嗽;夹痰(外湿或湿浊内外合邪,凝聚为痰)为病,表现为风痰咳嗽;夹燥为病,表现为风燥咳嗽。外感咳嗽临床上多见于急性咽炎、扁桃体炎、喉炎及急性支气管炎初期。其他疾病若兼见咳嗽较多,且有外感见证,亦可参照外感咳嗽论治。

内伤咳嗽虽可由五脏功能失调所致,但最终必影响于肺脏而发病,其中直接致病之因,多为痰浊(阴虚燥咳者除外)。小儿内伤生冷饮食,脾失健运,水谷酿生痰浊,上储于肺,或感寒久而入里,寒痰壅阻气道而咳,此为寒痰咳嗽;痰浊郁而化热或木火上炎,心经蕴热,均可炼液为痰,痰热内迫于肺,亦可气逆而咳,此为痰热咳嗽;若脾胃气虚,甚则脾肾阳虚,则湿泛成痰,肺失肃降而咳,此为气虚痰咳;若肺胃阴虚,甚或肺肾阴虚,则虚火上炎,上灼肺金,而肺为娇脏,喜润恶燥,燥则宣降失调而咳,此为阴虚燥咳。内伤咳嗽多可见于急慢性支气管炎,支气管肺炎恢复期,或多种疾病兼见咳嗽较多而无外感见证者。

(3)外感咳嗽证治:外感咳嗽病因病机以风为主,病位在肺经,故治疗原则以祛风宣肺为主。另据其兼夹热、寒、痰、燥之异而灵活施治。体虚明显者可兼治其虚。

风热咳嗽

发病特点:此类患儿平时体质多较壮实,或喜进食煎炸辛香之品,感邪易从热化。风热合邪,肺气失宣而咳,以实热证为主。

辨证要点:起病较急,咳嗽不爽或咳声重浊,痰稠黄难咯,微恶风寒,涕浊稠黄,咽红作痒,舌红,苔薄白或薄黄,脉浮数。

治法:疏风清热,宣肺止咳。

方药:用自拟"风热咳嗽方":防风、炒杏仁、桔梗、胆南星、僵蚕、金银花、连翘、甘草。

加减:发热、唇舌俱红者,为热盛之征,加青蒿(后下)、大青叶、柴胡。热象不甚者,慎用石膏、黄连、黄芩之类,以免冰遏邪伏。痰黄难咯者,选加天竺黄、天花粉、冬瓜仁、瓜蒌皮。大便秘结者,选加胖大海、牛蒡子、玄参,以清化热痰,润肠通便。咽痒咳频而痰少者,加百部、僵蚕。若痰多则不宜过用此类止咳、镇咳之品。兼见咳声嘶哑,舌干剥苔等阴伤见证者,选加麦冬、海蛤粉、川贝母。

风寒咳嗽

发病特点:多发于冬、春易受风、寒之季节,但若暑夏使用空调不当,或过食冰冻、寒凉之物,亦可因"形寒饮冷则伤肺"而发病。以寒实证为主,亦可兼肺脾气虚见证。

辨证要点:起病较急,咳嗽声重,痰稀白或有泡,恶寒,鼻塞涕清,咽痒,舌淡红,苔薄白,脉浮紧。

治法:疏风散寒,宣肺止咳。

方药:用自拟"风寒咳嗽方":紫苏叶、防风、炒杏仁、清半夏、枳壳、紫菀、僵蚕、款冬花、甘草。

加减:咽痒咳频而痰少者,为风盛致咳之征,可加制南星、百部。痰多者,重用祛痰之品,加陈皮、紫苏子。恶寒、鼻塞重者,选加散寒通窍之苍耳子、辛夷花。面色苍白,平素多汗,舌淡脉弱者,为肺脾气虚之象,临床常见此虚实夹杂之证,可酌加太子参以护其正。兼食滞腹胀便溏者,加莱菔子、神曲以消滞除痰。

风痰咳嗽

发病特点:患儿平素脾肺偏虚,常蕴痰浊,感受风邪发病,风痰互结,肺失宣肃而咳。邪实为主,可见气虚。

辨证要点:咳嗽阵作,痰鸣辘辘,痰稠白或稀白,无明显发热恶寒,咽不红,舌淡红,苔白滑或白腻,脉浮滑。

治法:疏风宣肺化痰。

方药:用自拟"风痰咳嗽方":防风、炒杏仁、制南星、僵蚕、紫苏子、清半夏、陈皮、茯苓、甘草。

加减:兼见面色无华,多汗而脉来无力者,多见于脾肺素虚者,脾运不健,滋生痰湿,遇外邪(风邪)所伤而痰浊益多,此类患儿颇多为见,宜酌加白术以健脾固表。防风之类用量宜轻。便溏、腹胀、纳呆者,加莱菔子、枳壳以利气消滞。鼻塞、涕多者,加苍耳子、辛夷花。气息较急、唇周偏暗者,易演变为肺炎咳嗽,应及时加麻黄、桃仁以宣肺通络,令其血和气顺,此为防止病情恶化之关键。

风燥咳嗽

发病特点:多发于秋季,患儿以平素阴虚津乏者多见。肺失濡润,宣降失司而咳。实证为主,可兼阴虚或气阴不足见证。

辨证特点:咳嗽阵发,咳而不爽,咳时无痰,或痰少而黏,喉痒声嘶,鼻咽干燥,大便干结,舌淡红而干,苔少或剥苔。

治法:疏风润燥止咳。

方药:用自拟"风燥咳嗽方":防风、炒杏仁、僵蚕、川贝母、天花粉、麦冬、天冬、瓜蒌皮、款冬花、桔梗、甘草。

加减:燥而偏热者,症见唇舌红干,咽红咽痛,加青黛、蛤壳。声嘶咽干者,加木蝴蝶、麦冬。自汗盗汗者,加沙参、山萸肉。大便干结者,加玄参、冬瓜仁。

(4)内伤咳嗽证治：内伤咳嗽病位在肺，可兼涉五脏。不管何脏腑之病变致病，必通过影响肺之气机宣降失常而发病，其中以痰阻气道为最常见之病机，故总的治则以宣肺化痰为主。久咳者多虚，常用益气化痰或润燥止咳法。然气阴之虚往往难以截然分开。气虚为主者，用药宜温而勿燥；阴虚为主者，可用攻补兼施法。纲举而目张，可无误治之虞。

痰热咳嗽

发病特点：多发于形体素盛者，因外感风热，咳嗽不愈，久则邪热入于肺脏，炼液为痰；或乳食内伤，酿成痰浊，郁而化热，痰热互结，壅阻气道，气逆而咳。以实热证为主。

辨证要点：发热而不恶寒，咳嗽气粗，痰黏稠黄，烦躁口渴，面唇红赤，或纳呆便结，舌红苔黄干或黄腻，脉滑数。

治法：宣肺清热化痰。

方药：用自拟"痰热咳嗽方"：金银花、贯众、大青叶、麻黄、炒杏仁、浙贝母、瓜蒌、桔梗、甘草。

加减：发热、红赤、苔黄干者，为热象偏盛，选加黄芩、连翘；壮热气粗者加石膏；痰稠黄难咳者，加海蛤粉、天竺黄；痰稀黄量多者，加葶苈子、海浮石；大便干结者，另加牛蒡子、枳实。

阴虚燥咳

发病特点：多发于素体阴虚或嗜食燥热食物患者。燥热之物最伤阴，若本属肺胃阴虚或肺肾阴虚者，更易致虚火上炎，上灼肺金，肺燥则宣降失调，气逆而咳。病程可长可短，以阴虚为主，或兼气虚。

辨证要点：干咳无痰或痰黏难咯，午后或夜间为甚，咽干作痒，口干声嘶，或夜间盗汗，午后潮热颧红，舌嫩红而干，苔少或剥苔，脉象细数。

治法：养阴润肺止咳。

方药：用自拟"阴虚燥咳方"：青黛、海蛤粉、沙参、麦冬、五味子、炒杏仁、百部、知母、天花粉、甘草。

加减：咽红、舌红者，为虚火上炎之征，加黄柏，若兼痰中带血者，加白茅根10~15g以清肺止血。唇红而面白、四肢不温者，为气阴两虚之象，临床甚为多见，宜加太子参益气以养阴。大便干结者，加胖大海、玄参以润肠通便。午后潮热、手足心热者，加白薇、地骨皮。肝热烦躁易怒者，加白芍、山栀子。

2.刘谟梧老师治疗哮喘经验

（1）治疗强调调畅气机与祛痰：对哮喘的病因，刘谟梧老师素来推崇《证治汇补》的三因论："内有壅塞之气，外有非时之感，膈有胶固之痰，三者相合，闭拒气道，搏击有声，发为哮证。"认为哮有夙根的含意有二：一为体内有痰饮内伏，二为肺、脾、肾禀赋不足。肺虚卫外不固，脾虚湿痰内生，肾虚不能温化水湿，所以易受外邪引动，内生伏痰易现。气郁、气逆为病机之关键，伏痰无气不动，风火无气不煽。治疗哮喘时不能截然将发作期与缓解期分开，应根据本虚与标实的主次关系有所侧重，抓住病机关键，始终贯穿理气祛痰的原则。

（2）重视脏腑辨证，强调肺病治肝：刘谟梧老师从多年的临证经验及金水相生、木金相恶、气血相依等理论中得到启发，总结出"治哮从肺，动则治肝，静则治脾，根治在肾"。即哮喘发作期从肝肺论治，缓解期以脾肺论治，根治哮喘从肺肾论治。

认为外风受于肺，内风伏于脾，外风引动内伏风痰而致气道拘挛，痰涎阻滞，气机升降失司，气痰相搏，喉中哮鸣有声。治疗上祛外风，息内风，调气机，化痰浊。强调肺病治肝，注意灵活运用疏肝解郁，平肝息风，柔肝缓急三法。疏肝解郁常用柴胡、茵陈、郁金、槟榔、夏枯草等；平肝息风多用蝉蜕、僵蚕、地龙、代赭石；柔肝缓急多选白芍、五味子、山萸肉。

临证时擅用几组对药，如枳壳、桔梗相配调和肝肺气机；麻黄与白芍柔肝缓急，宣肺平喘；五味子与炙甘草收敛耗散之津；旋覆花、代赭石调畅气机。

哮喘发作期常以三拗汤合止嗽散加平肝息风的蝉蜕、僵蚕、地龙、生牡蛎；哮喘缓解后、瘥后处理常以太极丸去大黄加石菖蒲合六君子汤。

（3）强调缓解期预防用药：为根治肾虚，宜每年行2次预防治疗，上半年在5月1日前半个月，下半年在10月1日前半个月开始治疗，疗程1个月。根据《内经》"春夏养阳，秋冬养阴"的原则，分别配制用于上半年和下半年补肾阴肾阳的散剂。补肾阴以金水六君煎为基础，补肾阳以青蛾丸为基础。通过大量临床病例观察发现，通过每年2次的预防用药，可以延长小儿哮喘发作的间隔时间，并可以减少哮喘发作次数。

（4）提倡中西合参，用药提倡清补：现代医学重视气道的慢性炎症及气道高反应性在哮喘发病中的地位。临证注意从药理研究证明有抗炎，扩张支气管等作用的中药中选药，如麻黄、细辛、射干、牛蒡子等药。

对于寒哮常用苏沉九宝汤、三拗汤合止嗽散加减;热哮用定喘汤、麻杏石甘汤、苏葶丸加减;痰哮用苏子降气汤、二陈汤合三子养亲汤加减。

蛤粉、胎盘有类似激素的作用,治疗哮喘有较好的疗效,但要注意不可长期应用,以防性早熟。小儿为稚阴稚阳之体,处于生长发育时期,在缓解期补肾的选药上,提倡药用平和之品,提倡清补。补肾阳常用补骨脂、巴戟天、淫羊藿等补而不泻,温而不燥之品;滋补肾阴多选枸杞、女贞子、墨旱莲、桑椹、山萸肉等补而不腻之品。

值得一提的是,平肝息风的虫类药(如蝉蜕、僵蚕、地龙、蜈蚣、全蝎)佐以养肝和血药(如当归、白芍)的平喘作用不可忽视。

夏立红临证验方选录

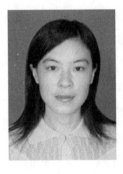

夏立红,女,1975 年出生,1995 年山东中医药大学毕业后任济南市中医医院儿科医师,2002 年考取山东中医药大学中医儿科学硕士研究生,师从王明香教授。现已从事儿科临床 21 年,任山东省中医院儿科副主任医师,山东省医师协会新生儿分会青年委员。

擅长小儿发热、咳嗽、哮喘、肺炎、反复呼吸道感染、厌食、腹泻等疾病,尤其擅长新生儿疾病的诊治如早产儿、新生儿肺炎、新生儿黄疸等。

积极研读四大经典等医籍,擅于从体质辨证诊治小儿疾病,对反复呼吸道感染、久病之咳痰喘,主张以益气活血法治之。重视过敏性疾病,从体质辨证治疗小儿过敏性疾病。对新生儿疾病有丰富的治疗经验,尤其擅长治疗新生儿黄疸及早产儿疾病,重视母胎医学,发扬中医优势治疗新生儿疾病。

积极参加科研工作,临证之余,笔耕不辍,先后在国家及省级医刊发表学术论文十余篇,主编(第 3 位)《临床新生儿诊疗与护理精要》由天津科学技术出版社出版。

一、临证验方

(一)清肝泻肺方治疗小儿夜间咳嗽肝火犯肺证

咳嗽为肺系疾病常见证候,临床以小儿最为常见。小儿夜间咳嗽,多因咳嗽日久,或治疗不当,肺中伏火,而致肺热气逆。病久殃及他脏,引动肝火,木火偏亢,又乘机犯肺,木火刑金,肝火、肺热共致肺失肃降,上逆作咳,肝主痉,故临床多见小儿夜间阵发性咳嗽。

肝火犯肺证:咳嗽患儿均以夜间为甚,咳逆阵作,或宿夜作咳,不能平卧,喉中痰鸣,或咳吐黄痰,咽干,颧红,舌红苔薄黄或黄厚,脉弦、数,或兼见。

清肝泻肺方组成:青黛、生甘草各3g,代赭石、桑白皮、地骨皮、炙把叶、黄芩、连翘、桔梗各9g,川贝母6g,瓜蒌、芦根各15g。

发热加青蒿15g;呕吐加竹茹、半夏各9g;胸胁痛加郁金、枳壳各9g;痰黏难咯酌加海蛤壳;咽燥口干甚者,酌加沙参、麦冬、天花粉等。

日1剂,水煎服。服3剂一复诊,并随症变化加减。9剂为1个疗程。

【病案举例】

李某,男,4岁。因发热、咳嗽半月于1996年12月6日初诊。半月前发热,每于午后低热,体温在37~37.5℃。手足心热,烦躁不宁,纳呆,大便干,小便黄,夜间咳嗽尤为明显,甚则不能平卧、呕吐痰涎。查体:T 37.6℃,面、唇红,咽部充血,扁桃体Ⅰ°肿大,双肺呼吸音粗,可闻及少许痰鸣音,心(—),舌红苔黄略厚,脉数。予服用本方加青蒿15g,竹茹9g,海蛤壳15g。服3剂后复诊,夜间无咳嗽,日间偶可闻及咳声,痰少。又服3剂而愈。

方中重用青黛,性咸寒而入肝肺经,善解肝经郁热,又能清金泻火;代赭石平肝重镇降逆而止咳;桑白皮性寒而辛,寒以清热,辛以泻肺;地骨皮质轻而性寒,轻以祛实,寒以清热;并佐以黄芩、连翘清热解毒,川贝母、枇杷叶、桔梗、芦根化痰止咳。诸药相伍,使肝火平而肺热消,咳嗽自止。

(二)黄芪当归屏风方治疗小儿反复呼吸道感染气虚血瘀证

黄芪当归屏风方:黄芪15g,太子参12g,白术9g,防风6g,茯苓9g,焦山楂15g,赤芍6g,当归6g,菟丝子10g,甘草3g。日1剂,浓煎为150~200mL,分2~3次服。疗程1个月。

小儿反复呼吸道感染气虚血瘀证:反复易感,形体消瘦,面色萎黄少华,食欲不振,大便不调,汗多,指纹紫暗,甲皱微循环异常等。

反复呼吸道感染患儿,正气不足,尤以肺脾气虚更为多见,根据中医学"久病入络为血瘀"的理论和长期临床实践,认为肺脾气虚而致血瘀是本病发病的关键所在。

黄芪当归屏风方以黄芪、太子参、白术、防风益气固本;菟丝子性平,补肾阳而助脾阳;茯苓甘平淡渗,有助脾运;赤芍、当归活血养血,有活血之功,可寓通于补,使补而不滞;焦山楂消食祛滞,另有活血之功。诸药合用,健脾补肺,益气活血,补中有通,寓通于补,虚实并治,标本兼顾,共奏益气固表活血之功,使得肺、脾健旺,瘀血尽祛,自不受邪。

（三）清肺通络方治疗支原体肺炎痰热闭肺证

清肺通络方:生麻黄10g,生石膏30g,杏仁10g,紫苏子10g,地龙10g,鱼腥草15g,生甘草10g。上述药物水煎服,早晚各服用1次,100mL/次,连续服用7天。治疗期间,除患儿高热使用退热药物外,均不使用其他中药及西药。

支原体肺炎痰热闭肺证:胸片诊断为肺炎,肺炎支原体抗体IgM > 1∶80,发热烦躁,咳嗽喘促,呼吸困难,气急鼻煽,喉间痰鸣,口唇发绀,面赤口渴,胸闷胀满,泛吐痰涎,舌质红,舌苔黄,脉象弦滑。

支原体肺炎的病因病机,属外邪侵袭肺卫,肺气郁阻,炼液成痰,闭阻肺络。清肺通络方以生麻黄宣肺气以平喘,开腠解表以散邪;麻杏石甘汤辛凉宣泄,清肺平喘;紫苏子降气消痰平喘;地龙清热、平喘、通络;鱼腥草清热解毒、疏风通络。全方具有清肺通络、止咳平喘之功效。

儿科方证流派特色院内自制制剂(16个品种)

序号	品名	主治功效	注册文号
1	乳蛾合剂	清热解毒,利咽。用于风热乳蛾(扁桃体炎症),见发热咽痛等	鲁药制字再Z01080123
2	鼻渊合剂	解表通窍,解毒排脓,活血止痛。用于鼻窦炎急性发作期、鼻塞、流黄鼻涕、头痛等	鲁药制字再Z01080124
3	退热合剂	清热解毒,利湿。用于上呼吸道感染、扁桃体炎、气管炎、肺炎等所引起的发热、咳嗽、流涕、咽痛、食滞等证	鲁药制字再Z01080125
4	利咽合剂	滋阴、凉血、化瘀、水肿。用于各种类型的急慢性咽炎	鲁药制字再Z01080127
5	参龙丸	益阴润燥,清咽化痰。用于咽炎、喉炎,症见咽干、咽痒、咳嗽	鲁药制字再Z01080140
6	健脾强体茶	益气固表,健脾消食。用于多汗易感,食少体弱,口疮,鼻衄间歇期	鲁药制字再Z01080192
7	消炎膏	消炎、消肿。用于未破溃疮疡	鲁药制字再Z01080194
8	小儿调胃散	健脾和胃,理气消食。用于脾胃虚弱,食欲不振,呕吐,腹泻,腹胀	鲁药制字再Z01080195
9	宣肺合剂	宣肺清热,化痰、平喘。用于风热蕴肺引起的肺炎、支气管炎,见发热、咳嗽、痰喘等症	鲁药制字再Z01080196
10	感冒合剂	辛凉解表,清热解毒。用于风热感冒引起的发热、头痛、咽干咽红、四肢无力、全身酸痛、咽部红肿、干咳无痰	鲁药制字再Z01080204
11	黄连膏	清热解毒,润燥敛疮,生肌止痛。用于皮肤裂口、疮疡作痛等症	鲁药制字再Z01080206
12	黄连油	泄火消肿,凉血润燥。用于各型鼻炎、鼻出血等	鲁药制字再Z01080207

序号	品名	主治功效	注册文号
13	复方蒺藜丸	养血润燥，散风止痒。用于湿疹、皮炎、荨麻疹、瘙痒症等	鲁药制字再Z01080209
14	清肺止咳合剂	清热止咳，化痰平喘。用于风热、肺热、痰热引起的支气管炎、肺炎	鲁药制字再Z01080217
15	泻肺止咳合剂	泻火祛痰，润肺止咳，理气消积。用于痰热蕴肺型支气管炎，肺炎及咽喉炎。见咳嗽，痰鸣，食欲不振等	鲁药制字再Z01080221
16	清胃健脾丸	清胃健脾，化食开胃。用于胃热脾虚型小儿厌食，脾胃不和，消化不良，不思饮食等症	鲁药制字再Z01080447

图书在版编目（CIP）数据

方证相应:济南中医儿科方证流派传承辑要／崔文成,孙娟,张若维主编. —济南:山东科学技术出版社,2017.7(2021.1重印)

ISBN 978-7-5331-8934-1

Ⅰ.①方… Ⅱ.①崔… ②孙… ③张… Ⅲ.①中医儿科学—中医流派—研究 Ⅳ.①R272

中国版本图书馆 CIP 数据核字(2017)第 135132 号

方证相应——济南中医儿科方证流派传承辑要

崔文成　孙　娟　张若维　主编

主管单位：山东出版传媒股份有限公司
出 版 者：山东科学技术出版社
　　　　　地址：济南市玉函路16号
　　　　　邮编：250002　电话：(0531) 82098088
　　　　　网址：www.lkj.com.cn
　　　　　电子邮件：sdkj@sdpress.com.cn
发 行 者：山东科学技术出版社
　　　　　地址：济南市玉函路16号
　　　　　邮编：250002　电话：(0531) 82098071
印 刷 者：北京时尚印佳彩色印刷有限公司
　　　　　地址：北京市丰台区杨树庄103号乙
　　　　　邮编：100070　电话：(010) 68812775

规格：16 开 (710mm×1000mm)
印张：17　彩页：8　字数：277 千
版次：2021 年 1 月第 1 版 第 2 次印刷
定价：68.00 元